Überleben Glücksache

Sibylle Herbert

Überleben Glücksache

Was Sie als Krebspatient
in unserem Gesundheitswesen
erwartet

Scherz

Für meine Töchter

www.fischerverlage.de

Erschienen bei Scherz, ein Verlag
der S. Fischer Verlag GmbH, Frankfurt am Main

Satz: H & G Herstellung, Hamburg
Druck und Bindung: Ebner & Spiegel GmbH, Ulm
Printed in Germany

ISBN 3-502-14002-2

Inhalt

Prolog

Einem Arzt vertraut und? Reingefallen
Drei Jahre zuvor…

Die Patientin, 46, verheiratet, zwei Kinder

»Geben Sie mir die Hand darauf und versprechen Sie mir: Bevor Sie erneut von irgendeinem Gynäkologen oder Chirurgen Ihre Brust operieren lassen, fragen Sie erst mich, ob das wirklich nötig ist.« Das verspreche ich meinem Radiologen gerne, gehe nun, nachdem die kleine gutartige Geschwulst aus meiner Brust entfernt wurde, in kurzen Abständen in seine Praxis und bin beruhigt. Ich habe die Verantwortung für die Überwachung meiner ***Mastopathie****, meiner angeblich gutartigen Veränderungen im Brustdrüsengewebe, an meinen Radiologen abgegeben. Was für ein verhängnisvoller Fehler!

* Halbfett gedruckte Begriffe werden im Glossar erklärt.

1. Patho positiv – der Tumor ist bösartig

»Jetzt brauchen Sie Glück«

Beratung durch die Frauenärztin

Die Patientin

Der Broccoli liegt auf der Arbeitsplatte in der Küche. Brustkrebs. Eva und Johanna kommen gleich aus der Schule. Hat ihre Mutter einen bösartigen ***Tumor***? Das Telefon klingelt. Der Installateur will wissen, wann er die Gasetagenheizung überprüfen kann. »Ich habe vielleicht Brustkrebs«, möchte ich in das Telefon hineinschreien. Was interessiert mich die Gasetagenheizung? Stattdessen bitte ich ihn, am nächsten Tag vorbeizukommen. Alltag trotz Brustkrebs. Ein Wort mit zehn Buchstaben. Was ist Wirklichkeit? Der Broccoli oder der Brustkrebs? Es rattert in meinem Kopf. Es kann nicht sein. 500 g Kartoffeln, 1000 g Broccoli. Die Kinder haben Hunger, wenn sie aus der Schule kommen. Brustkrebs. Die Bedeutung des Wortes ist für mich nicht fassbar. Nächsten Mittwoch soll ich mich operieren lassen. 200 g Gruyère, 200 ml Schlagsahne, ein Bund Petersilie. Was ist Wirklichkeit? Aus lauter Sorge um diesen Knoten, den ich spüre, bin ich heute Morgen wieder einmal zu meinem Radiologen gefahren. Seit der harmlosen Operation vor gut vier Jahren war immer diese Verhärtung zu tasten. Narbengewebe soll es sein. Aber irgendetwas stimmt nicht. Meinem Mann, meinen Kindern, meinen Freunden – allen bin ich auf die Nerven gegangen. »Da ist nichts. Du warst doch gerade erst bei der Untersuchung.« Entwickele ich mich zum Hypochonder? In zehn Monaten hätte ich erst wieder den nächsten Untersuchungstermin gehabt. Trotzdem holte ich mir einen Überweisungsschein von Dr. Hanke, meiner Frauenärztin.

Der Radiologe, Dr. Kerber, schaut mich verwundert an, als ich wieder bei ihm auftauche: »Schon wieder hier?« Als er mit dem

Ultraschallkopf über meine Brust fährt, wird er hektisch. Einmal, zweimal sieht er sich das verdächtige Gebiet, die so genannte »*Resistenz* bei zwölf Uhr« an: »Sie müssen ins Krankenhaus, abklären lassen, was da ist. Ich bin unsicher.« Er ist unsicher und ich bin elektrisiert. »Es könnte bösartig sein.« Das Wort »Krebs« fällt nicht. »Wie sicher sind Sie sich?« »Fünfzig zu fünfzig. Ich mache Ihnen einen Termin bei Professor Jensen. Das ist ein erfahrener Operateur.« Dr. Kerber verlässt das Untersuchungszimmer, telefoniert, kommt zurück und drückt mir einen Zettel in die Hand: »Kommenden Mittwoch haben Sie einen Termin. Den sollten Sie unbedingt wahrnehmen. Lassen Sie keine Zeit verstreichen. Unnötige Warterei halten Sie nicht aus.« Weg ist er. Kein Gespräch, keine Aufklärung. Ich bin allein.

Das war heute Vormittag. Den Auflauf 45 Minuten bei 160 Grad garen. Ich rufe meine Frauenärztin an. Erzähle ihr, welches Damoklesschwert über mir hängt. Ich bin völlig hektisch, fühle wie mein Herz rast. Weine. »Schon nächsten Mittwoch werde ich operiert!« »Nehmen Sie den Fuß vom Gaspedal«, sagt sie. »Es gibt keinen Zeitdruck.« Ich verstehe nicht. B-r-u-s-t-k-r-e-b-s hämmert es in meinem Kopf. Ich spüre Zeitdruck, ungeheuer großen Zeitdruck! »Nehmen Sie den Fuß vom Gaspedal«, wiederholt sie »Brauchen Sie Beratung?« Beratung? Ich will kein Haus kaufen, keine Lebensversicherung abschließen, brauche weder ein neues Auto noch einen Leasingvertrag. Wozu Beratung? Brustkrebs – das heißt für mich operieren, behandeln, fertig! Sie fragt noch einmal: »Brauchen Sie Beratung?« Ich sage »Ja«, weiß aber eigentlich nicht, wozu das gut sein soll.

Der Auflauf ist fertig. Keiner hat Hunger. Die Kinder glauben es nicht. »Da ist nichts. Du warst doch immer bei den Untersuchungen«, trösten sie. Als wenn Untersuchungen Krebs verhindern könnten. Krankheit steht nicht auf der Tagesordnung dieser Familie, schon gar nicht Krebs, stattdessen das Abitur der 19-jährigen, der Auslandsaufenthalt der 16-jährigen Tochter. Brustkrebs. Rudolf, mein Mann, glaubt es auch nicht. »Lass dich nicht verrückt machen. Das wird sich in Luft auflösen«, meint er. Brustkrebs in Luft aufgelöst – ob das geht? Egal, es wäre schön.

Am Abend sind mein Mann und ich pünktlich in der Praxis der Frauenärztin. Der Verdacht »Brustkrebs« reicht, um als ***Kassenpatient***in eine bevorzugte Behandlung zu bekommen. Keine anderen Patienten sind mehr da. Frau Dr. Hanke nimmt sich Zeit, strahlt Ruhe und Gelassenheit aus.

»Überlegen Sie genau, was Sie nun tun wollen«, sagt sie. »Den Termin kommenden Mittwoch vergessen Sie erst einmal. Dr. Kerber war sich immer sicher, dass die Verdickung nicht bösartig ist. Und jetzt auf einmal? Lassen Sie ein ***MRT*** machen. Dann weiß man mehr!« MRT? ***Magnetresonanztomographie.***

»Diese Methode«, erklärt sie, »eignet sich gut, um verdächtige Strukturen aufzufinden, sie gibt Auskunft über die Bösartigkeit. Allerdings müssen Sie eine solche Untersuchung genehmigen lassen. Das MRT ist sehr teuer. Die Krankenkassen übernehmen die Kosten nur in begründeten Einzelfällen. Ich halte die Untersuchung aber für wünschenswert.« MRT – drei Buchstaben, die Hoffnung geben. MRT – als Schlussbild dieses unwirklichen Filmes. MRT – das lässt den Brustkrebs in den Hintergrund treten. Brustkrebs – »April, April«. Ich sehe die Operation in weite Ferne rücken, den Krebs auch. Frau Dr. Hanke holt mich zurück in meine neue Wirklichkeit: »Wenn sich der Verdacht bestätigt, müssen Sie sich entscheiden, welches Krankenhaus für Sie das richtige ist, welche Form der Behandlung Sie wünschen.«

Ich bin betäubt von all den Fragen, all den Entscheidungen, die anstehen. Frau Dr. Hanke: »Sie haben eine kleine Brust, der Knoten sitzt weit oben. Wenn es Brustkrebs ist, werden Sie hinterher nicht mehr so aussehen wie jetzt. Wollen Sie einen ***Brustaufbau***? Aus Silikon? Oder wollen Sie den ***Latissimuslappen***, den Rückenmuskel, für eine ***Rekonstruktion*** nutzen? Wenn brusterhaltend operiert werden kann, wird man den Defekt kaum aus ***Eigengewebe*** decken können. Dafür haben Sie zu wenig Fett.« Brustkrebs und schlank sein, lerne ich – das passt schlecht zusammen. Mir wird schwindelig von all den Informationen, ich fühle mich völlig überfordert. Die Basis jeder Entscheidung ist Wissen. Und ich weiß nichts. Sie könnte auch chinesisch mit mir reden. Ich würde nicht weniger begreifen.

»Überlegen Sie im gegebenen Falle genau, wo Sie hingehen. In Düsseldorf operiert man sehr gut. Dort macht man fast immer einen Brustaufbau und konstruiert schöne neue Brüste.« Schöne neue Brüste – das klingt nach »Schöne Neue Welt«. Huxley einmal anders. Schöne neue Brüste – ein Produkt der Medizinfabrik. Mir ist leider nicht zum Lachen zu Mute. »... manchmal sind Bewegungseinschränkungen die Folge.« Ein Satz nach dem anderen, einer schlimmer und bedrohlicher als der vorhergehende. Schön aussehen, aber sich nicht mehr bewegen können – was für eine Alternative! Ich entscheide spontan. Das kommt für mich nicht in Frage. Mir ist wichtiger, mich bewegen zu können, als eine schöne Brust zu haben. Frau sein, schön sein – Kategorien, denen ich bald nicht mehr entspreche? Verdammt, ich will meine Brust behalten und muss trotzdem entscheiden, großer oder kleiner Defekt, Brust ganz ab oder Brustaufbau, eine künstliche Brust. Wie würde sie sich anfühlen? Wäre sie ein Teil von mir? Für philosophische Fragen ist aber kein Platz, konkrete Entscheidungen stehen an.

»Über Professor Jensen und seine Behandlungsmethoden weiß ich wenig. Im Henrietten-Krankenhaus [Name geändert] operiert eine Frau«, erklärt Dr. Hanke. Eine Frau – das klingt nach Sensibilität und Verständnis. »Und die Uniklinik wiederum hat ein neues Konzept. Der Oberarzt versteht sein Geschäft.« Uniklinik – nein danke. Bloß nicht einem solchen Apparat ausgeliefert sein. Und dann auch noch ein Mann. Das Einfühlungsvermögen von Männern in diesem Beruf hat seine Grenzen.

Vier Krankenhäuser stehen jetzt zur Debatte. Brustkrebs, Latissimuslappen, Rekonstruktion, Eigengewebe, ***brusterhaltende Operation*** – ich befinde mich wieder im Alarmzustand. Ich bin nicht zu beruhigen. Meine Nerven agieren, sind nicht zu steuern. Mein Gehirn begreift nicht. Noch nicht. Mir wird klar, ich brauche Informationen, ich brauche Zeit zum Überlegen, ich muss um die

Alternativen wissen, bevor ich mich entscheide. Ich nehme den Fuß vom Gaspedal. Es war eine erfolgreiche Beratung.

An der Tür wünscht mir meine Frauenärztin Glück. »Das brauchen Sie jetzt.« Glück? Ich will mich nach neuesten wissenschaftlichen Erkenntnissen behandeln lassen. Medizinisches Wissen gegen Krebs. Wozu brauche ich da Glück?

Dr. Bettina Hanke, 50 Jahre alt, verheiratet, zwei Kinder, seit siebzehn Jahren niedergelassene Frauenärztin

Die Patientin hatte diese Verhärtung, seit ich sie kannte. Sie war die Folge einer Operation und seit Jahren spürbar. Der Befund galt als harmlos und war als gutartig definiert worden. Deshalb bestand meiner Meinung nach kein Handlungsbedarf. Meine gynäkologische Praxis hat keinen onkologischen Schwerpunkt. Die Abklärung des Tastbefundes habe ich an den Radiologen, zu dem die Patientin großes Vertrauen hatte, delegiert. Er hat stets die Untersuchungen gemacht und die Gutartigkeit bestätigt. Manches Mal habe ich gedacht: »Mutiger Kollege ...« Kurz bevor die Verdachtsdiagnose auf einen bösartigen Tumor gestellt wurde, hatte ich aber den Eindruck, es hatte sich etwas verändert. Damals habe ich zu der Patientin gesagt: »Jetzt fühlt es sich verdächtig an, da kann Dr. Kerber sagen, was er will.« Natürlich habe ich mich im Nachhinein gefragt, ob ich früher etwas hätte machen sollen? Fragen muss man sich das schon, aber ich meine, ich hätte nichts anders machen können.

Ich weiß nicht mehr, wie ich von der Diagnose erfahren habe, aber normalerweise biete ich bei solchen Befunden, die die Patientinnen aus der Bahn werfen, ein Gespräch an. Meistens bestelle ich die Patienten am Ende der Sprechstunde ein, weil ich schwer abschätzen kann, wie das Gespräch verläuft. Am Ende der Sprechstunde ist es einfach ruhiger und die Beratungssituation besser.

Die Reaktion der Patientin auf den Verdacht war typisch. Sie wirkte nervös, aber ich habe nicht festgestellt, dass sie in Panik geraten ist. Ich glaube allerdings, dass sich die Patientin in ihrer gesamten Persönlichkeit auch nicht von mir erfassen lässt. Ich habe die Situation als nicht dramatisch erlebt.

Die Brustkrebsdiagnose ist heute kein Todesurteil mehr wie früher. Es gibt eine Reihe von guten Verläufen, auch in meiner Praxis. Und aus diesem Grunde halte ich mich, wenn ich von einer solche Krebsdiagnose erfahre, erst einmal bedeckt. Früher hat mich eine solche Diagnose aufgeregt und ist mir unter die Haut gegangen, aber mittlerweile gibt es erfreulicherweise viele günstige Tumorverläufe.

Ich habe während der Sprechstunde nicht die Zeit und Muße, über die Patientinnen oder über die Diagnose nachzudenken. Das tue ich in Ruhe, wenn ich nach Abschluss der Sprechstunde die eingegangenen Befunde durchlese. Wie ich mit den Patientinnen spreche und was ich empfehle, das ergibt sich spontan, wenn sie zur Tür hereinkommen. Ich lasse die Frauen auf mich wirken und überlege mir, in welchem Krankenhaus sie sich am wohlsten fühlen würden. Man geht ja nicht in irgendein Krankenhaus, sondern man geht zu einem Arzt. Man hat es mit konkreten Menschen zu tun, mit denen man zurechtkommt oder eben auch nicht.

Bei dieser Patientin habe ich Dr. Stricker und Dr. Warm ins Spiel gebracht. Beide haben einen guten Ruf und gelten als seriös. Wir haben auch über ein Krankenhaus in Düsseldorf diskutiert. Ich habe an vielen Fortbildungsveranstaltungen teilgenommen, wo die Vertreter dieses Krankenhauses beeindruckende Vorträge gehalten haben, aber inzwischen bin ich der Überzeugung, auch dort wird nur mit Wasser gekocht.

Ich würde niemanden in ein kleines Krankenhaus schicken, bloß weil es klein ist, sondern entscheidend ist für mich, ob dort ein guter Chef ist. Bei Privatversicherten ist die Wahrscheinlichkeit groß, dass sie an den Chef geraten, aber ob das immer das Beste ist? In manchen Krankenhäusern ist der eine Oberarzt sehr umgänglich und der andere ein Trampeltier. Ich habe also keine Standardempfehlung, sondern mache das von den einzelnen Patientinnen und den Gegebenheiten abhängig. Manche Frauen möchten zum

Beispiel in einem Krankenhaus in der Nähe ihres Wohnortes behandelt werden, andere kennen jemanden in der Klinik – das sind alles Aspekte, die berücksichtigt werden müssen.

Seit die ***Brustzentren*** aufgebaut werden, hat sich die Situation insofern verändert, als jetzt weniger Krankenhäuser zur Auswahl stehen und ich die Frauen häufig nur in diese so genannten Brustzentren schicken kann. So gut das Konzept auch sein mag, ich als niedergelassene Ärztin weiß gar nicht mehr, welche Rolle ich eigentlich noch spiele. Diese Zentren übernehmen alles, ich gebe die Patientinnen dorthin ab. Ich habe nur noch die Aufgabe, Überweisungen auszustellen und frage mich, ob eine Beratung durch die niedergelassene Ärztin noch gewünscht wird.

Damals jedenfalls haben wir über die Krankenhäuser und Chefärzte gesprochen, aber auch über das weitere Vorgehen. Ich habe eine MRT-Aufnahme zur Abklärung empfohlen.

Früher habe ich mich ans Telefon gehängt und für die Patientinnen Termine gemacht. Inzwischen unterlasse ich das. Ich bekomme diese Termine auch nicht immer hin; beispielsweise sagt ein Oberarzt, er habe Zeit und dann gerät die Frau doch an jemand anderen. Ich kann nicht garantieren, dass ich schneller zum Zuge komme. Bei der Magnetresonanztomographie beispielsweise hat sich die Situation aufgrund der ***Budgetierung*** erheblich verschlechtert. Außerdem bin ich mir nicht mehr sicher, ob die Patientinnen wirklich wollen, dass ich eingreife. Entmündigen möchte ich sie nicht. Manchmal habe ich in der Vergangenheit etwas arrangiert, und dann sind die Patientinnen doch nicht hingegangen. Aus all diesen Gründen mache ich für niemanden mehr Termine!

In dem Gespräch mit der Patientin ging es auch um OP-Techniken. Bei jedem ***Karzinom*** taucht die Frage auf: »Verliere ich meine Brust?« Ich halte mich bei dieser Frage am liebsten zurück.

Es ist für mich immer eine Frage, ob ich auf die Probleme, die sich durch eine Operation ergeben können, hinweisen soll. Diese Patientin hatte wenig Fett, das macht Operationen schwieriger. Ich habe sie darauf aufmerksam gemacht, welche Risiken zum Beispiel bei einer ***Latissimus-dorsi-Plastik*** zu beachten sind. Wenn man

Teile des Rückenmuskels für einen Brustaufbau nutzt, dann sind häufig Bewegungseinschränkungen die Folge. Der ***TRAM-Lappen*** ist eine andere OP-Technik. Dabei nutzt man Gewebe vom Bauch für einen Brustaufbau.

Kurz vorher hatte ich bei einer Fortbildung Fotos schlecht verheilter ***Verschiebeplastiken*** gesehen. Ich möchte deshalb nicht Reklame machen nach dem Motto: »Sie bekommen mit so einer Plastik eine schöne neue Brust.« Und hinterher hat die Frau alles – nur keine neue Brust, sondern einen verstümmelten Bauch und eine verunstaltete Brust. Sicherlich haben Operateure zu diesen Operationen eine andere Einstellung und preisen sie vielleicht auch sogar an. Sie müssen davon überzeugt sein, weil sie ja operieren, ich hingegen kann mir Zweifel erlauben. Ich habe die Patientin meine Skepsis sicher spüren lassen, ganz abgesehen davon eignete sich diese Methode nicht für die Patientin, weil gar nicht genügend Gewebe dafür vorhanden war. Ich wollte, dass sie sich auf keinen Fall etwas aufschwatzen lässt.

Nicht nur ihr – allen Frauen empfehle ich, nachzudenken, sich verschiedene Konzepte anzuschauen und sich Zeit zu lassen. Dieser Rat fiel bei der Patientin – so war mein Eindruck – auf fruchtbaren Boden. Sie sagte jedenfalls: »Ich überlege mir noch, wo ich hingehe«, und ich glaube, sie war darin sehr konsequent. So schätze ich sie jedenfalls ein. Ich fand sie angemessen kritisch, sie ist nicht der Frauentyp, dem man sagen kann: »Nun gehen Sie dort und dort hin.« Viele Frauen sind in Panik und wollen schon morgen operiert werden. Und sie wollen, dass ich ihnen die Entscheidung abnehme: »Sagen Sie mir, wo ich hingehen soll.« Dann muss ich Stellung beziehen, obwohl ich das eigentlich nicht möchte. Man kann niemanden zum Nachdenken zwingen, obwohl es immer besser wäre, den zeitlichen Druck herauszunehmen. Ich habe schon manche prominente Frau im Fernsehen sagen hören: »Ich habe sofort einen Termin für eine Operation bekommen.« Sie sind ganz stolz darauf, und ich frage mich dann, ob das so von Vorteil war, denn Zeit zum Überlegen sollte man sich immer nehmen. Auch wenn man Krebs hat.

Bitte ruhig liegen bleiben und weiteratmen

Kernspinuntersuchung

Die Patientin

»Ich hätte gerne einen Termin für ein MRT in Ihrer Praxis.« – »Sind Sie schon Patientin bei uns?« – »Nein!« Soll ich der Arzthelferin erklären, dass die gewünschte Kernspinaufnahme die erste in meinem Leben sein wird? »Sind Sie Kassenpatientin?« – »Ja, freiwillig versichert!« – »Ich kann Ihnen erst in sechs Wochen einen Termin geben.« Das darf nicht wahr sein. Wie soll ich mit diesem Verdacht noch sechs Wochen lang auf eine solche Untersuchung warten? Gibt es in Deutschland eine Zweiklassenmedizin? Von der Arzthelferin bekomme ich auf diese Frage keine Antwort. Ich weiß nicht mehr, wo oben und wo unten ist. Meine Nerven sind zum Zerreißen gespannt und dennoch muss ich die Nerven behalten. Ich muss meine eigene Behandlung managen, Termine vereinbaren, Anträge bei der Krankenkasse stellen. Ich fühle mich völlig überfordert. Immerhin, die Krankenkasse genehmigt die Kernspinuntersuchung. Doch einen Termin bei einem Radiologen – den habe ich damit immer noch nicht. ICH BRAUCHE HILFE und verbringe den Tag am Telefon: Nach dem zweiten erfolglosen Versuch, auf normalem Weg einen Kernspintermin zu vereinbaren, schalte ich meine Freundin Sarah ein. Ihre Segelfreundin, Monika Heffinger, ist Radiologin. Sarah spricht mit ihr und rettet mich damit aus schwerer Not. Innerhalb von fünf Tagen bekomme ich einen Termin – fünf Tage Warten. Auch Andrea rufe ich an. Sie ist nicht nur meine Freundin, sondern auch Ärztin: »Du sollst Krebs haben? Das glaube ich nicht. Nie und nimmer. Das passt nicht zu dir!« Gibt es passende und unpassende Erkrankungen? Bekommen nur bestimmte Menschen bestimmte Krankheiten?

Andrea erklärt mir, was Psychologen unter einer Krebspersönlichkeit verstehen. »Das sind Menschen, die gehemmt und wenig spontan sind, die weder ihre Gefühle noch ihre Wünsche ausdrücken können.« Das macht Mut. Denn wenn diese Charaktereigenschaften die Bedingung für Krebs sind, dann habe ich keinen. Da bin ich mir sicher. Die Kernspinuntersuchung wird den Beweis erbringen. Fünf Tage Warten …

Andrea verspricht mir, sich zu kümmern. Für alle Fälle. Sie will mit Freunden und Kollegen sprechen, herausfinden, welche Kliniken und welche Ärzte einen guten Ruf haben, welche Behandlungs- und Operationsmethoden dem aktuellen Stand der Wissenschaft entsprechen. Auch sie rät, den Fuß vom Gaspedal zu nehmen, auf keinen Fall sofort zu operieren.

Fünf Tage Warten.

Ich suche im Internet nach Informationen, die mir Hoffnung geben. ***Risikofaktoren für Brustkrebs.*** Es gibt zehn. »Über fünfzig« – bin ich nicht. »Familiäre Vorbelastung« – hab ich nicht. »Kinderlosigkeit« – ich habe zwei Kinder. »Frühe Regelblutung« – ich war Spätzünder. »Übergewicht« – ich bin sehr schlank … Alles Fehlanzeige. Bis auf Mastopathie – die hab' ich. Aber ein Risikofaktor von zehn? Ich klammere mich an die restlichen neun!

Sarah und ich fahren die fünfzig Kilometer zum MRT der Segelfreundin. Das Gerät steht in einem Krankenhaus, ihre Praxis liegt zehn Autominuten davon entfernt. Im Krankenhaus erteilt die Radiologieassistentin Anweisung: »Machen Sie den Oberkörper frei.« Ich bin seltsam ruhig. Der Apparat wird mir meine Freiheit wiedergeben, mich erlösen von Ärzten und Untersuchungsterminen – ich vertraue auf ihn. »Die Untersuchung dauert dreißig Minuten. Sie sollten ruhig liegen bleiben, sich nicht bewegen«, werde ich belehrt. Ruhig liegen – das macht mir keine Sorgen. Damit es nicht nach zwei Minuten hier kitzelt und da kitzelt, werde ich mich ablenken und in Gedanken Ski fahren, einmal den Skizirkus im Aletschgebiet in der Schweiz von Ost nach West abfahren. Das erfordert Konzentration, lenkt ab. In meine linke Hand wird eine Infusionsnadel gelegt. »Nach etwa zehn Minuten wird ein Kontrastmittel gespritzt. Das ist etwas kühl.« Ich lege mich bäuchlings auf die Liege, meine Brust findet Platz in einer

Aussparung. Ich werde in die Röhre hineingefahren. Eingeschlossen. Weggesperrt. Ich schließe die Augen. Ein lautes rhythmisches Klopfen beginnt. »Wir beginnen jetzt mit den Messungen.« Ich entfliehe der realen Welt und fahre Ski. Ich kenne die Abfahrtsstrecken im Aletschgebiet gut. Von einem Ort zum anderen – das dauert bestimmt eine halbe Stunde. Hoch geht's mit der Gondel zum Moosfluh. Blauer Himmel, viel Schnee, die weiten Pisten hinunter zur Bettmeralp. Ski fahren ... Vergnügen ...

Über den Lautsprecher höre ich die Stimme aus einer anderen Welt: »Wir spritzen jetzt das Kontrastmittel. Nicht erschrecken, es kann kühl werden im Arm.« Ich fahre weiter Ski. Hoch zum Bettmerhorn. Es ist kalt, ich spüre das Kontrastmittel in meiner Blutbahn. Ich habe die Fischeralp fest im Blick ...

»Die nächste Messung dauert dreißig Sekunden. Ruhig liegen bleiben und weiteratmen. Dann machen wir noch eine abschließende Messung, die etwa zweieinhalb Minuten dauert«, sagt die Stimme aus dem Lautsprecher. »Jetzt haben Sie es geschafft.« Ich wäre gerne noch auf der Piste geblieben.

Die Aufnahmen sind gemacht. Wir warten in der Praxis auf Monika – und auf das Urteil. Es geht schnell. »Hallo! Wir können uns weiter duzen. Ich habe schlechte Nachrichten: Du hast Krebs!«

Ich denke nichts, fühle nichts, sage nichts. Ich nehme hin.

Ich habe keine Stimme in diesem Spiel. Ich kann keinen Einspruch einlegen. Sarah tut es an meiner Stelle: »Nein!! Das kann nicht wahr sein.« Für Monika gibt es keinen Zweifel. »Die genauen Aufnahmen habe ich erst in einer guten halben Stunde. Dann kann ich Präziseres sagen.«

Draußen regnet es in Strömen. Wir suchen Zuflucht in einem Café. Wir warten. Warten. Das habe ich noch nie gekonnt. Ich spüre, wie sich mir die Kehle zuschnürt. Ich sitze vor einer Apfelschorle. Tränen. Sie laufen einfach. Das Unsichtbare, das Unbegreifbare erzeugt Angst. Diese Angst ist greifbar, der Krebs nicht. Krebs haben doch immer nur die anderen. Rudolf, mein Mann, ist nicht zu erreichen. Der Brustkrebs hat sich nicht in Luft aufgelöst. Leider. Obwohl Rudolf sich doch so sicher war.

Zurück in der Praxis. Monika hat inzwischen die Bilder: »Der Kurvenverlauf der Kontrastmittelflüssigkeit ist eindeutig. Krebsherde nehmen das Kontrastmittel schneller und besser auf als gutartige Wucherungen.« Monika macht einen ***Ultraschall***: »Da sieht man gar nichts.« Ich entschuldige mich für die dichten Strukturen: »Da kann ich nichts für.« Sie schaut sich die drei Monate alten ***Mammographieaufnahmen*** an und erkennt den Tumor, den niemand bisher dort erkannt hat. Aber entscheidend und eindeutig sind für sie die Kernspinaufnahmen.

»Der Tumor ist etwa 2,5 mal 1,8 mal 1,5 Zentimeter groß, er liegt im oberen rechten ***Quadranten***.« Ortsbestimmung – als wenn ich nicht wüsste, wo er liegt. Die Diagnose gilt mir. Ich habe sie gehört.

Die Chancen schwinden, noch einmal davonzukommen. Die Schlinge zieht sich zu. Entscheidungen müssen getroffen werden, es bleibt kaum Zeit zum Nachdenken. Zu Hause ruft Andrea, meine Ärztin und Freundin, an und ordnet ein: »MRT-Aufnahmen sind nur bildgebende Verfahren. Wirklich Auskunft gibt nur eine ***Biopsie***. Die machen sie in der Uniklinik. Dort und im Henrietten-Krankenhaus haben wir in der nächsten Woche Termine.« Andrea ist bei ihren Recherchen auf dieselben Krankenhäuser gestoßen wie meine Frauenärztin. »Du gehst als ***Privatpatient***in dorthin.« Ich tue alles, was sie sagt. Sie führt mich durch diesen Dschungel. Kosten spielen in diesem Moment eine untergeordnete Rolle.

Ich kaufe mir die erste Fachliteratur und lese in dem Brustkrebs-Handbuch der Wissenschaftsjournalistin Lilo Berg: »Nur bei drei Viertel der Auffälligkeiten, die im Magnetresonanztomogramm zu sehen sind, handelt es sich tatsächlich um Krebs.« Das bedeutet: Einer von vier Befunden ist falsch. Ein kleiner Hoffnungsschimmer …

Monika Heffinger, 50, seit zwölf Jahren niedergelassene Radiologin, eine Tochter, radiologische Gemeinschaftspraxis

Es war ein hektischer Tag, und den ganzen Morgen dachte ich immer wieder daran: Jetzt kommt gleich meine Segelfreundin Sarah mit ihrer Freundin. Ich muss mir Zeit nehmen, mit ihnen zu sprechen, und ich wusste, ich habe diese Zeit nicht. Ich hetze von einem Untersuchungszimmer ins nächste. Und dann stehen sie plötzlich in der Praxis.

Ich arbeite in einer radiologischen Gemeinschaftspraxis und unser MRT stand damals in einem Krankenhaus, sieben Kilometer von meiner Praxis entfernt. Dort wurden von einem Kollegen die Aufnahmen gemacht. Ich habe ihn angerufen, und er sagte: »Ganz eindeutig bösartig.« Ich habe mir dann die Mammographieaufnahmen der Vorjahre und die Ultraschallbilder angeschaut, die sie mit in die Praxis gebracht hatte. Oh Gott, schoss es mir durch den Kopf, zu so einer Brust sagt ein Radiologe am liebsten gar nichts. Die Mammographie ist ja ein Verfahren, das hervorragende Möglichkeiten bietet, Tumoren zu diagnostizieren. Allerdings gibt es bestimmte Einschränkungen. Die Brust der Frau besteht aus Drüsen-, Binde- und Fettgewebe. Die Kombination dieser drei Gewebearten bestimmt die Aussagefähigkeit der radiologischen Bilder. Je mehr Fettgewebe vorhanden ist, desto leichter ist die Brust zu beurteilen. Findet man dort aber viel Binde- und/oder Drüsengewebe, kann die Beurteilung einer Mammographie schwierig sein. Gerade bei jüngeren Frauen, aber auch älteren, die eine ***Hormonersatzbehandlung*** machen, stößt die Mammographie an ihre Grenzen. Die Ultraschalluntersuchung ist dann eine Hilfe, weil man das Gewebe damit gut differenzieren kann, aber man kann nicht immer unterscheiden, ob Knoten gutartig oder bösartig sind. Und genau diese Lücke schließt die Kernspintomographie.

Auf den Mammographieaufnahmen sah ich den Tumor, ich wusste, wo er saß, ich sah die Veränderung und kannte das Ergebnis der Kernspinaufnahmen.

Was machst du jetzt?, habe ich mich gefragt. Wie vermittele ich ihr das? Auf wen treffe ich? Ich führe solche Gespräche ja öfter und immer gibt es diese Unsicherheit: Wie reagiert die Patientin? Hier kam erschwerend hinzu, dass es eine Bekannte war, wenn auch nur über fünf Ecken. Zu einer solchen Patientin ist es viel schwerer, Distanz aufzubauen. Ich fühlte mich mehr verantwortlich und beteiligt.

Bei anderen Patienten kann ich schon die nötige berufliche Distanz wahren, aber ich spüre auch immer eine professionelle Betroffenheit. Bei einem bösartigen Befund ist meine erste Frage immer, ob die Patientin schon einmal bei mir war und ob ich etwas übersehen habe? Das betrifft mich ganz stark, das wäre furchtbar. Es ist leider auch schon passiert, ich kann mich davon nicht freisprechen. Das berührt mich dann schon sehr und lässt mich nicht in Ruhe. Doch diese Patientin war zum ersten Mal in meiner Praxis.

Sie warteten auf mich im Ultraschallzimmer, das ist der Raum, in dem man am besten ein Gespräch in aller Ruhe führen kann. Die Patientin, die Freundin von Sarah, schaute mich mit großen Augen an. Mir wurde klar, da wartet jemand auf eine Bestätigung eines Verdachts, den er schon lange hat. Sie wusste schon die Antwort, hatte eine begründete Vermutung, war ohne Panik. Damit kann ich am besten umgehen. Diejenigen Patientinnen, die völlig überrascht werden von einer solchen Diagnose, sind für mich am schwierigsten. Ich weiß nicht mehr genau, wie ich es gesagt habe. Vielleicht: »Der Kollege ist sich sicher, der Transport der Daten dauert.«

Ich habe dann eine Ultraschalluntersuchung gemacht, aber ehrlich – der Ultraschall hat mich gar nicht interessiert, ich wollte nur Zeit gewinnen. Bevor ich etwas Genaueres sagen konnte, brauchte ich die Aufnahmen. Sie wurden mir geschickt. Das dauert immer eine halbe Stunde und Sarah und ihre Freundin gingen einen Kaffee trinken.

Eines war für mich offensichtlich, als ich die Mammographieaufnahmen vor mir sah: Ein MRT hätte viel früher gemacht werden müssen, so wie die Brust beschaffen war. Das muss man ganz klar sagen. Man hätte es nicht so weit kommen lassen dürfen. Aber MRT-Untersuchungen sind in solchen Fällen inzwischen als ***Kassenleistung*** nicht mehr möglich.

Als meine Freundin Sarah anrief und um einen Termin bat, haben wir auch über die Kosten gesprochen. Das geht nicht anders, wir leben schließlich davon. Die Kassen haben diese Untersuchung bis auf zwei Indikationen aus ihrem ***Leistungskatalog*** gestrichen und uns damit ein wichtiges diagnostisches Mittel entzogen, denn bei vielen, vor allem jüngeren Frauen, sind Ultraschall und Mammographie nicht ausreichend. Das MRT schließt diese Lücke. Man kann natürlich auch eine Biopsie, eine Probenentnahme machen, aber eigentlich ist das MRT die ideale Diagnostik. Zum Glück war die Freundin ***freiwillig versichert*** und in einem solchen Fall genehmigt die gesetzliche Krankenversicherung eine derartige Untersuchung und erstattet auch bei einer privaten Behandlung die Kosten, die so genannte ***Kostenerstattung***. Wäre sie ***pflichtversichert*** gewesen, dann hätten wir auch einen Antrag gestellt, aber der wäre vielleicht nicht genehmigt worden. Und dann hätten wir nach anderen Wegen suchen müssen.

Viele Gynäkologen rufen für ihre Patientinnen in unserer Praxis an: »Ich habe bei meiner Patientin einen Knoten getastet.« Und dann bekommt diese Patientin auch schnell einen Termin, was sonst nicht immer der Fall wäre. Wir unterliegen der Budgetierung, dass heißt, wir können nur eine bestimmte Zahl von Patienten im Quartal behandeln. Alles, was über dieser Grenze liegt, machen wir umsonst. Wir legen also unsere Termine so, dass nur eine bestimmte Anzahl von Patienten pro Tag angenommen wird. Dadurch kommen die langen Wartezeiten für Kassenpatienten zustande. Aber wenn es einen akuten Fall gibt, ein Kollege anruft, dann haben wir natürlich immer die Möglichkeit, jemanden dazwischen zu schieben. Das ist der Grund, warum die Gynäkologen fast alle persönlich anrufen.

Die meisten Patienten kommen mit Ehemann oder mit der Mutter oder der Tochter. Nur wenige mit der Freundin, obwohl ich glaube, dass das vielleicht sogar die bessere Lösung ist. Natürlich gibt es Ehemänner, die trösten und unterstützen können, aber häufig sind sie hilflos, sind noch betroffener als die betroffenen Frauen, sehen nur die Belastung, die auf sie als Partner zukommt. Eine Freundin – das ist eine gesunde Mischung aus Betroffenheit und Distanz, eine Freundin, die hört auch anders zu. Manche Frauen sind in so heller Aufregung, dass sie gar nicht mehr mitbekommen, was man sagt. – Übrigens auch dann nicht, wenn man sich eindeutig festlegen kann und es nichts Bösartiges ist.

Das war in diesem Falle anders. Ich habe Sarah und ihrer Freundin bei unserem späteren Treffen erklärt, was ich gesehen habe. Bei einem MRT wird ja ein Kontrastmittel gespritzt. Der Tumor hat eine höhere Durchblutung als das ihn umgebende gesunde Gewebe. Die Zellwände der Gefäße sind dünner, die Nährstoffe fließen schneller durch. Aus diesen Gründen kommt das Kontrastmittel viel schneller im Tumor als im gesunden Gewebe an. Das macht man sich zunutze. Bei den Messungen erhält man eine Kurve, die die Kontrastmittelanreicherung anzeigt. Und wenn diese Kurve sehr schnell ansteigt, dann ist der Befund eindeutig. So war es auch in diesem Fall.

Für die Patientinnen ist es in dieser Situation am wichtigsten zu erfahren, wie es weitergeht. Ich kann den Weg weisen, manchmal, wenn der Tumor klein ist, kann ich Hoffnung machen, dass brusterhaltend operiert werden kann. Aber meistens ist es nicht möglich zu sagen, die Brust muss ab oder nicht; ich operiere ja nicht. Ich bespreche das weitere Vorgehen, empfehle zum Beispiel Krankenhäuser oder auch Operateure. In diesem Fall konnte ich das nicht, weil sie ja in einer anderen Stadt wohnt, rund fünfzig Kilometer von meiner Praxis entfernt. Und dort kenne ich mich nicht aus.

Bei den Patientinnen, die hier vor Ort operiert werden, erhalte ich grundsätzlich einen Arztbrief, erfahre also von dem weiteren Verlauf. Aber kommt jemand von auswärts, erhalte ich keine Informationen, was aus einer Patientin geworden ist. Man könnte meinen, es gäbe keine Post. Dabei finde ich diese Briefe so wichtig. Ich lerne doch nur aus Erfahrung. Und wenn mich solche Briefe erreichen, dann schaue ich als Erstes, was ich im Computer geschrieben habe, wie meine Diagnose lautete, wie mein Befund war. Und ich bin erleichtert, wenn ich richtig gelegen habe. In diesem Fall habe ich mich immer bei meiner Segelfreundin Sarah erkundigt, wie es der Patientin geht. Informationen von den behandelnden Kollegen habe ich nie gesehen.

Wenn ich an die Situation von damals denke, dann wünschte ich, ich hätte mehr Zeit gehabt. Ich habe das alles sehr hektisch in Erinnerung. Und das hinterlässt bei mir ein unbefriedigendes Gefühl. Der Wille ist wirklich da, es anders zu machen, aber ob ich es im Alltag der Praxis wirklich schaffen würde?

Auf der Suche ...

Beratung über Therapie/Operation/erstes Krankenhaus

Die Patientin

Ich hoffe.

Ich weine.

Ich lache verzweifelt.

Trauer, Trotz, Todesangst.

Chaos der Gefühle. Vor einer Woche war meine Welt noch in Ordnung. Ich war in der Lage, Entscheidungen zu treffen, all diese banalen Dinge, die den Alltag prägen: Die Gasheizung überprüfen lassen, mit dem Steuerberater telefonieren, einkaufen, Wäsche waschen, die Ferienwohnung buchen, die Überweisung ausfüllen. Seit einer Woche hat der Krebs meine Welt aus den Angeln gehoben, er beherrscht mich, am Tag, in der Nacht, in jeder Stunde, in jeder Minute. Ich lese in Büchern, mein Verhalten sei normal. Wie beruhigend!

Ich muss Entscheidungen treffen. Ich weiß nicht mehr, wie das geht. Klare Gedanken sind mir plötzlich fremd. Wo lasse ich mich behandeln? In welchem Krankenhaus? Von welchem Arzt? Wie erkenne ich, wer der geeignete Operateur ist? Wie erkenne ich, ob der Arzt Experte ist? Sich fortbildet? Ich weiß keine Antworten.

Andrea trifft die Entscheidungen, sie führt Regie. Wir sind auf dem Weg zu einem Brustzentrum in unserer Stadt. Sowohl Andrea als auch meine Frauenärztin Dr. Hanke sind von der Kompetenz der dortigen Oberärztin überzeugt.

Nächste Woche hat Andrea einen weiteren Termin für mich abgemacht. In der Uniklinik. Dort will ich auf keinen Fall hin. Uniklinik – das ist für mich das Synonym für Massenabfertigung und Medizinfabrik. Mein Vor-Urteil steht fest!

»Abwarten«, sagt Andrea. »Noch treffen wir keine Entscheidungen.« Das Radio ist an. Es wird über die neuesten Kinderbücher geredet. Kinderbücher! »Andrea, kannst du dich noch an die Geschichte vom Bär und dem kleinen Tiger erinnern? Als der kleine Tiger krank war?« Sie kann: »Klar! Aha, rief Dr. Walterfrosch. Jetzt wissen wir, was dem kleinen Tiger fehlt – Streifen verrutscht. Halb so schlimm, sagte Dr. Walterfrosch. Kleine Operation, Tiger geheilt.« So ungefähr. Wir haben beide die Geschichte viele Male unseren Kindern vorgelesen. »Und dann bekam der kleine Tiger eine Spritze«, ergänze ich, »schlief, hatte einen schönen blauen Traum, wachte auf und war geheilt.« Kindergeschichten! Ich bin leider erwachsen.

Privatambulanz. Andrea hat für mich als Privatpatientin schneller einen Termin bekommen. Ich spüre die Begrenzungen des gesetzlichen Gesundheitswesens. Dürfte ich auch als gesetzlich Versicherte mehrere Ärzte aufsuchen? In verschiedenen Krankenhäusern? Welchen Formalkram müsste ich beachten, bedenken, genehmigen lassen? Egal – ich zahle.

Ich lerne Frau Dr. Stricker kennen. Groß, dunkle Haare, Anfang vierzig. Wir stellen uns vor, Andrea gibt zu erkennen, dass sie Kollegin ist.

»Am besten, wir schauen uns die Sache gleich an«, schlägt die Ärztin vor. Während ich mich ausziehe, gibt Andrea die vielen ***Ultraschallaufnahmen***, die Mammographiebilder, die MRT-Aufnahme an Frau Dr. Stricker weiter. »Meine Freundin ist ständig kontrolliert worden.« Andrea stellt irgendwelche klugen Fragen. Ärztekauderwelsch. Die MRT-Aufnahme legt Frau Dr. Stricker beiseite, sie wirft einen Blick auf die Mammographie: »Da erkennt man ja gar nichts!« Das ist nicht böse gemeint und trotzdem verletzt es mich. So, als ob mein Gewebe eine Zumutung wäre. Ich stehe halb ausgezogen vor ihr. Sie schaut mich an, sieht den Knoten, fühlt – dort, weit oben, wo der Laie gar keine Brust mehr vermutet. Ich lege mich auf die Liege, Ultraschall – wieder einmal. Der Ultraschallkopf fährt über die Brust. Hin und her. Die Atmosphäre ist kühl, sachlich. Die Untersuchung ist beendet. Ich bin still, stehe auf. Frau Dr. Stricker wendet sich der Kollegin zu, spricht zu Andrea: »Für mich ist das eindeutig ein Karzinom. Ich denke, eher langsam wachsend.« Ich stehe halb nackt daneben und weiß nicht, wohin mit meinen Armen. Ich lasse sie baumeln und nehme das Urteil entgegen. Die Ärztin wendet sich mir zu: »Haben Sie in letzter Zeit abgenommen?« – »Schon, ja, ein bisschen«, antworte ich und füge gleich, fast entschuldigend, hinzu: »Bei dem Stress ist das doch kein Wunder, oder?« Sie runzelt trotzdem die Stirn. Ich verstehe – auch ohne Worte. Gewichtsabnahme – ein Zeichen für fortgeschrittenen Krebs.

Ich weine. Ich schluchze. »Sie können sich anziehen.«

Wir sitzen am Schreibtisch. Andrea fragt Dr. Stricker, wie sie vorgehen möchte. Sie schaut auf ihren Kalender. »Ich habe am Freitag meinen letzten Arbeitstag, dann habe ich zwei Wochen Urlaub. Ich würde vorschlagen, sie kommt morgen und am Freitag operiere ich sie.« – »Und wer ist zuständig, wenn Sie in Urlaub sind?«, fragt Andrea. »Meine Kollegen übernehmen das dann. Keine Sorge.«

Andrea fragt, wie sie operieren möchte und sie erklärt: »Wir machen einen ***Schnellschnitt*** und warten auf das Untersuchungsergebnis des Pathologen. Wenn es bösartig ist, und davon gehe ich aus, operiere ich weiter. Bei dem ***Tumor-Brust-Verhältnis*** und der Lage des Knotens ist eine einfache brusterhaltende Operation nicht möglich. Es ist auch so gut wie kein Fettgewebe vorhanden.«

Ich höre zu. Dicke haben es besser als Dünne – das ist immer wieder die Botschaft. Wäre ich doch dick!

»Um den Defekt zu decken, schlage ich vor, den Rückenmuskel zu nutzen, einen ***Latissimus-dorsi-Schwenklappen.***« Auch wenn der Fachbegriff in Richtung Andrea fällt, erwache ich aus meiner Lethargie, mische mich zum ersten Mal ein, den Tipp von Dr. Hanke beherzigend: »Lassen Sie sich nichts aufquatschen«, hat sie geraten.

»Das will ich auf keinen Fall«, sage ich bestimmt, »ich treibe viel ***Sport*** und will mich weiterhin bewegen können.« – »Spielen Sie Golf?«, fragt Dr. Stricker. – »Nein«, antworte ich irritiert. Wieso Golf? »Oder Tennis?«, fragt sie weiter? – »Auch kein Tennis«, antworte ich. Gibt es für diese Ärztin nur Golf und Tennis? Kennt sie keine anderen Sportarten? Oder ist der Gebrauch des rechten Armes der Grund für ihre Frage? »Wenn Sie eine solche Operation ablehnen, müssen Sie mit einem großen Defekt rechnen.« Medizinische Fachbegriffe fallen, Andrea versteht, ich nicht. Sie fragt weiter: »Und wie behandeln Sie chemotherapeutisch?« – »Wir machen eine ***Chemosensitivitätsprüfung***, testen also, auf welche ***Zytostatika*** der Tumor reagiert.« Das beruhigt mich sehr. Das klingt nach gezielter Therapie, die den Krebs besiegt. Erst den Krebs testen, dann den Krebs killen. Der sachliche Ton der Ärztin färbt auf mich ab. Wir drei verhandeln über Behandlung, Operation, Therapie, als würden wir einen Kuchen backen. Man nehme, man tue, man füge hinzu. Kuchen fertig, Krebs besiegt.

Fast wie bei Dr. Walterfrosch und dem kleinen Tiger.

Keine Tränen mehr.

»Wir haben noch einen zweiten Termin in der Uniklinik«, gesteht Andrea. Oh Hilfe, denke ich, ob sie das als Misstrauen auffassen wird? Ich habe keine Erfahrung mit Ärzten und meine Courage in dieser Situation ist begrenzt.

»Sie können sich natürlich eine second opinion in der Uniklinik holen.« Sprachlich ist die Reaktion der Ärztin ganz locker. Aber trotzdem habe ich den Eindruck, Konkurrenz erfüllt plötzlich den

Raum. Konkurrenz um Therapien, Konkurrenz um Patienten – und ich mittendrin.

Second opinion! Amerikanismen machen auch vor der Medizin nicht Halt. »Ich kann Ihnen sagen, was Sie dort erwartet. Man wird Ihnen eine ***primäre Chemotherapie*** empfehlen, also erst Chemotherapie und dann operieren. Man möchte sehen, wie sich der Tumor unter der Chemotherapie zurückbildet. Das machen sie mit allen Patientinnen, weil dazu gerade eine ***Studie*** läuft.« Ich als bloßes Studienobjekt. Mein Abwehrmechanismus gegen die Uniklinik erhält neue Nahrung.

»Ich glaube übrigens nicht, dass die ***primäre Therapie***, der richtige Weg ist«, beendet Dr. Stricker das Gespräch. »Das Karzinom geht davon höchstens diffus kaputt, also an einzelnen Stellen, und daraus ziehen Sie keinerlei Vorteil für eine spätere Operation.«

Dr. Marie Stricker, 39, Oberärztin im Henrietten-Krankenhaus, Brustzentrum

Die Patientin kam mit einer Freundin – das weiß ich noch.

Normalerweise bitte ich die Patientinnen ins Sprechzimmer, sie erzählen, warum sie kommen, welchen Befund es gibt, und ich frage erst einmal: »Gibt es eine Mammographie, eine MRT-Aufnahme, wurde ein Ultraschall gemacht.« Ich schaue mir diese Bilder an, denn sie geben mir einen Anhaltspunkt, wie hoch die Wahrscheinlichkeit ist, dass ein Befund bösartig ist oder eher gutartig. Dann erst bitte ich die Patientinnen in das Untersuchungszimmer, um den Ultraschall zu machen. Ich weiche von diesem Prozedere sehr selten ab, es kann höchstens einmal sein, dass das Sprechzimmer besetzt ist, weil beispielsweise die Sprechstunde sehr, sehr voll ist.

Für mich war damals der Befund eindeutig. In meinen Aufzeichnungen steht bei dieser Patientin: »Im Bereich des Tastbefundes eine 2,5 mal 1,3 Zentimeter große Raumforderung im Sinne eines ***Malignoms***.« Das bedeutet Krebs.

Wir haben dann über das operative Vorgehen gesprochen. Bei der Patientin erschien mir eine brusterhaltende Operation im Hinblick auf die Kosmetik schwierig, weil das Brust-Tumor-Verhältnis ungünstig war.

Wir haben über mehrere Möglichkeiten der Rekonstruktion gesprochen: Bei ihrer Statur und Brustgröße habe ich ihr geraten, eine Latissimus-dorsi-Plastik machen zu lassen. Bei einer solchen Plastik wird der Rückenmuskel verpflanzt. Das hätte ich als gute Lösung angesehen. Aber sie lehnte das ab, das komme für sie nicht infrage. Ich habe ihr dann eine ***Lappenverschiebung*** vorgeschlagen, dass heißt, ich wollte das Gewebe so verschieben, dass man von der Form her wieder einen Busen erhält, aber deutlich kleiner. Das war mein Vorschlag, weil sie den größeren Operationen so ablehnend gegenübergestanden hat.

Wir haben damals noch recht häufig mit dem so genannten ***intraoperativen Schnellschnitt*** gearbeitet, das heißt, während der Operation hat der Pathologe das Gewebe auf seine Bösartigkeit hin untersucht. Biopsien waren damals bei uns noch nicht Routine. Inzwischen allerdings sind ***Stanze***n der ***Standard***.

Wenn die Patientin heute zu uns käme, dann würde ihr eine vorläufige Diagnose innerhalb einer halben Stunde und eine endgültige innerhalb eines Tages mitgeteilt, und sie könnte sich dann damit erst einmal auseinander setzen. Ich sage den Patientinnen immer, dass Krebs kein Notfall ist. Ich biete ihnen immer an, sie erst zu operieren, wenn sie dazu bereit sind. Viele sind völlig kopflos, konfus, perplex und wünschen sich eine Operation am liebsten morgen. Meistens schicke ich sie mit der Bitte nach Hause, nachzudenken, weil sich Entscheidungen ja auch ändern können. Aber wenn eine Patientin zum Beispiel kurz vor meinem Urlaub in die Sprechstunde kommt und von mir operiert werden möchte, dann biete ich ihr das auch noch an meinem letzten Arbeitstag an.

Von der Freundin, die die Patientin begleitete, wurde die Frage nach einer Chemosensitivitätstestung gestellt. Ich spreche das von mir aus nicht an. Wir führen einen solchen Test zwar durch, aber es ist kein Standardverfahren, weil man nicht weiß, ob die Empfindlichkeit oder Sensitivität des Tumors im Reagenzglas genauso ist wie im Körper.

Ich empfehle in diesem Beratungsgespräch außerdem immer, sich noch eine zweite Meinung einzuholen. Aber nur drei oder vier von zehn tun das auch. Es ist meiner Meinung nach vom Sozialstatus abhängig. Privatpatientinnen machen es häufiger als gesetzlich Versicherte. Man muss auch ganz klar sagen, eine zweite Meinung einzuholen, verunsichert fast immer. Denn der andere sagt todsicher nicht das Gleiche.

Diese Patientin teilte mir mit, dass sie noch einen Termin in der Uniklinik hätte, und ihre Freundin fragte mich nach der primären Therapie. Primäre Therapie – das bedeutet: Erst chemotherapeutisch behandeln und dann operieren.

Ich muss sagen, meine Bereitschaft, eine primäre Therapie zu verabreichen, ist inzwischen größer geworden. Damals hatte ich noch mehr Einwände gegen dieses Verfahren: Es gab ***Studie***n, die zeigten, dass Frauen, die primär behandelt worden waren, häufiger ***Lokalrezidive*** hatten als Frauen mit ***adjuvante***r ***Therapie,*** also einen erneuten Tumor in der Brust. Ein frühes ***Rezidiv*** kann die Prognose einer Patientin deutlich verringern.

Inzwischen haben neuere Studien nachgewiesen, dass die Rate an Lokalrezidiven nicht höher ist, wenn man ihnen vertraut. Tausend Fragen sind aber bis heute ungeklärt: Schrumpft der Tumor oder wird er nur ausgedünnt? Welche Chemotherapeutika wirken am besten? Es gibt keinen Standard für diese Therapie, das heißt, die Frauen kommen in irgendwelche Studien hinein, die mehr oder weniger solide sind. In Deutschland und in der Welt gibt es Tausende von Wissenschaftlern, die sich alle habilitieren wollen. Es ist zynisch, was ich jetzt sage: Aber eine wissenschaftliche Arbeit ist viel schneller zu schreiben, wenn ich eine Patientin drei Monate chemotherapeutisch behandle, dann nachschaue, wie der Tumor reagiert, um anschließend sagen zu können: Die Chemotherapie hat so oder so gewirkt. Das kann man dann sofort veröffentlichen.

Bei einem Krankheitsbild wie bei dieser Patientin ist auch heute noch Standard, erst zu operieren und dann eine Chemotherapie zu veranlassen – adjuvante Chemotherapie nennt man das im Fachjargon. Bei einer solchen Therapie muss ich als Wissenschaftler fünf bis zehn Jahre warten, bis ich eine Aussage über die Wirksamkeit machen kann. Das bedeutet, die Motivation der Wissenschaftler ist wesentlicher größer, eine Studie über die primäre Therapie zu machen, als bei der traditionellen Behandlung.

Trotzdem sehe ich inzwischen durchaus Vorteile dieser Therapieform: Man sieht, ob der Tumor schrumpft oder nicht. Das ist bei der klassischen Behandlung nicht der Fall, weil der Krebs ja bei Gabe der Chemotherapie nicht mehr im Körper ist.

Wenn wir heutzutage eine primäre Therapie verordnen, dann lassen wir sehr häufig ein MRT machen. Übrigens ist es ein weiterer Streitpunkt, ob eine solche Untersuchung sinnvoll ist. Medizinisch gesehen ist das unumstritten, aber die Frage ist: Wer zahlt? Die Krankenkassen weigern sich in der Regel, eine solche Untersuchung zu finanzieren, und viele Patientinnen können das nicht aus eigener Tasche bezahlen. Wir behandeln sie dann sozusagen schwarz. Wir machen die Aufnahme, um uns vor der Operation ein genaues Bild über den Rückgang des Tumors und seine noch vorhandene Ausdehnung zu machen. Bei einer Patientin wie dieser würde ich immer ein MRT machen, weil die Brust mammographisch sehr dicht war.

Wir behandeln inzwischen in unserem Krankenhaus mehr als zweihundertneunzig ***Mammakarzinom***e pro Jahr, damals waren es um die zweihundertfünfzig. Die Uniklinik und wir arbeiten eng zusammen, aber es wäre unehrlich, nicht zuzugeben, dass es auch eine Konkurrenz zwischen beiden Häusern gibt. Inzwischen werden in Deutschland Brustzentren eingerichtet, die von den jeweiligen Bundesländern vorgeschlagen werden. So manche gynäkologische Abteilung kämpft dadurch ums Überleben. Weil sie nicht genügend hohe Brustkrebszahlen vorweisen können, sind sie in ihrer Existenz bedroht. Die Uniklinik und auch unser Krankenhaus brauchen sich da sicherlich keine Gedanken zu machen, denn auf Dauer werden sich die Brustkrebsfälle auf die Zentren konzentrieren. Das hat sicherlich Vorteile, aber wenn wir als Brustkrebszentren trotz höherer Patientenzahl nicht mehr Personal und mehr Geld erhalten, dann wird die Behandlung immer unpersönlicher werden. Keine erfreuliche Entwicklung.

Dennoch geben wir unser Bestes. Wir bemühen uns, Frauen, die zu uns kommen, von unserer Behandlung zu überzeugen, sie als Patientinnen zu gewinnen und ihnen zu helfen, so gut, wie es eben geht.

Die Patientin

Andrea und ich stehen auf dem Parkplatz und halten Rat. »Übermorgen hätte ich alles hinter mir, dieses Zack-Zack hat Charme«, ist meine Meinung.

Ich mach dich gesund, sagte nicht der Bär, sondern diese Ärztin.

Andrea hält rigoros dagegen: »Da gehst du nicht hin! Weil Krebs kein Notfall ist! Wozu der zeitliche Druck – noch vor ihrem Urlaub?« – »Ich glaube, sie wollte mir einen Gefallen tun«, verteidige ich die Ärztin. »Ich wünsche mir einen blauen Traum, Operation, alles vorbei!« – »Vergiss es«, sagt Andrea, »du bist nicht der kleine Tiger.«

Stimmt. Sie hat Recht. Zu Hause angekommen, gibt sie mir noch einen Tipp: »Versuch mal zuzunehmen. Ich bin mir sicher, es ist der Stress und nicht der Krebs.« – »Mach ich«, verspreche ich. Auch ich will kein Stirnrunzeln mehr sehen, wenn ich wahrheitsgemäß zugebe, dass ich in den letzten Wochen abgenommen habe.

Ich esse – und wie: Zum Frühstück zwei Brötchen, dick belegt mit Camembert und Leberwurst, ein Ei; eine Tafel Schokolade zwischendurch bis zum Mittagessen: Steak, Bechamelkartoffeln, eine Avocado vorneweg. Wehe, die Waage geht nicht nach oben! Mascarponecreme als Nachtisch. Nachmittags Käsekuchen mit Sahne. Wenn das nicht hilft. Abends geräucherte Makrele mit Schwarzbrot. Dazu Bier. Ich platze gleich.

Das große Fressen zeigt Wirkung. Gott sei Dank – ein Pfund ist drauf.

Die nächste Untersuchung, der nächste Termin, das nächste Gespräch, der nächste Arzt kann kommen.

Klares Urteil: Es ist Krebs
Die zweite Klinik/Biopsie

Die Patientin

Universitäts-Frauenklinik: Das zweite Krankenhaus, das ich mir anschaue. Das Henrietten-Krankenhaus und die dortige Ärztin sind durchgefallen. Was mache ich bloß, wenn ich auch zur Uniklinik und den Ärzten hier kein Vertrauen aufbauen kann? Pure Panik spüre ich im Nacken. Ich sitze mit Andrea im Wartezimmer. Ich bin hier, obwohl ich hier gar nicht sein möchte: Uniklinik – ein Riesenapparat. Für mich der Inbegriff einer traditionellen, patientenfeindlichen Medizin, der ich mit Leib und Seele ausgeliefert wäre. Ob Andrea mich davor retten kann? Sie ist nicht nur meine Freundin, sondern auch Ärztin. »Wir müssen eine zweite Meinung einholen«, hat sie entschieden, und ich lasse entscheiden. Ich habe mein Gehirn an sie abgegeben. Denken funktioniert nicht mehr. Angst nimmt allen Raum ein. Sie hat die Termine gemacht. Sie führt die Gespräche.

Uns gegenüber sitzt eine blonde, hübsche Frau. Sie hat sehr kurze Haare. Ob sie Krebs hat? Oder hatte? Sie sieht gar nicht so aus. Aber wie sieht man aus, wenn man Krebs hat? Neben mir eine Frau, die von ihrer Perücke erzählt. ICH WILL HIER NUR RAUS. Ich gehöre nicht dazu. Noch nicht?! Ich habe so wenig Hoffnung, dass der Knoten, der so hervortritt aus meiner kleinen Brust, kein Krebs ist. Ich suche Zuflucht in der *Frankfurter Allgemeinen Zeitung*. Schlagzeile auf der ersten Seite: »Ist Saddam sterbenskrank? Ärzte vermuten Schlaganfall bei Iraks Diktator.« Weiter unten: »Dritte Auswertung der Pisa-Studie –

schon geringer Ausländeranteil senkt das Leistungsniveau.« Ablenkung.

Es ist so weit. Wir werden ins Behandlungszimmer gerufen. Ich gehe, obwohl ich fliehen möchte. Dr. Warm begrüßt uns. Er ist Anfang vierzig, ein jugendlicher Typ, groß, schlank, fast schlaksig – der soll mein Leben retten? Ein Gynäkologe, ein Mann, ein ***Senologe***, sprich: ein Facharzt für Brust, jemand also, der nur »in Brüsten macht«, der meine Weiblichkeit neu definieren soll. Wie das klingt? Absurd.

Wir setzen uns an seinen Schreibtisch. Wir reden auf Augenhöhe. Ich registriere den Unterschied: In der anderen Klinik musste ich mich sofort ausziehen. Das Beratungsgespräch fand dort »oben ohne« statt. Entwürdigend. Ich hätte mehr Sensibilität erwartet. Hängt eine erfolgreiche Brustkrebstherapie aber davon ab, ob die Patientin beim Beratungsgespräch angezogen ist oder nicht? Hier darf ich erst einmal angezogen bleiben. Wie angenehm.

Ich breite alle Ultraschall- und Mammographieaufnahmen der letzten vier Jahre vor ihm aus: »Meine Brust ist die meist untersuchte in der Stadt« – ob der Zynismus, die versteckte Ärztekritik bei ihm ankommt? Allein im letzten Jahr bin ich vier Mal untersucht worden, jedes Mal ohne Befund. Wie soll ich jemals wieder Vertrauen zu einem Arzt haben?

Dr. Warm nimmt die MRT-Aufnahmen in die Hand. Die Abbildung des Knotens in der Brust, der Kurvenverlauf der Kontrastmittelflüssigkeit – beides ist für ihn eindeutig: »Zu achtundneunzig Prozent ist es Krebs.« Was heißt »Achtundneunzig Prozent«? Krebs bedeutet Zahlen und Statistiken, lerne ich. Die Mammographieaufnahmen sind für ihn ohne Bedeutung. »Die haben keine Aussagekraft, Ihr Gewebe ist zu dicht.« In den letzten zwei Wochen haben zwei Radiologen und zwei Gynäkologen meine Brust, die Mammographie-, die Ultraschall- und die Kernspinaufnahmen gesehen – und jeder interpretiert sie, die bildgebenden Verfahren und den Knoten anders. Vier Ärzte, vier Meinungen. Es ist zum Heulen: Mal ist die Mammographie-, mal die Ultraschallaufnahme eindeutig. Die Gynäkologin in dem anderen Krankenhaus konnte mit den Kernspinaufnahmen nichts anfangen, für die Radiologin war auf der Mammographie ein Karzinom zu sehen. Für Dr. Warm ist nun die Kernspinaufnahme klar und die Mammographie ohne Bedeutung. Hilfe! Ich dachte immer, Medizin sei eine Naturwissenschaft. Welch ein Irrtum! Wie soll ich bei den unterschiedlichen Diagnosen wissen, welcher Arzt Recht hat, welcher der beste ist? Brauche ich Glück, um den zu finden, der mich heilen kann?

Viertausend Patientinnen sterben in Deutschland pro Jahr an Brustkrebs, obwohl sie gerettet werden könnten, so stand es im *Spiegel*. Andrea hat es mir vorgelesen. Jede dritte Frau bekommt keine optimale Versorgung. Wie kann ich sicherstellen, dass ich nicht zu den viertausend gehöre? Es kommt mir alles vor wie russisches Roulette.

Ich bin in meinen Gedanken gefangen, während Andrea und Dr. Warm über Therapien diskutieren. Ein Kollegengespräch. Sprachfetzen gelangen an mein Ohr: »Wenn das Karzinom bösartig ist und nur zu einem gewissen Prozentsatz ***hormonabhängig***, dann würde ich eine primäre Therapie vorschlagen. Also erst eine ***Chemotherapie***, um den Knoten zu verkleinern, und dann die OP. Wir haben damit sehr gute Erfolge. Bei zwanzig Prozent der Frauen bildet sich das Karzinom komplett zurück.« Andrea stellt Fragen: »Testen Sie vorher, ob der Tumor auf die Chemo anspricht?« – »Eine Chemosensitivitätstestung machen wir immer. Ihre Freundin würde Teilnehmerin einer Studie sein. Frauen, die an Studien teilnehmen, haben eine um fünfzehn Prozent höhere ***Überlebenswahrscheinlichkeit***.« Da sind sie wieder – die Zahlen, die Statistiken. Primäre Therapie, hormonabhängiger Tumor, Chemosensitivitätsprüfung ... Ich höre Worte, verstehe nichts. Nur eines ist klar: Jede Klinik würde das Karzinom anders behandeln. Dr. Warm schlägt eine ganz andere Therapie vor als seine Kollegin im Henriettenkrankenhaus. Gibt es denn keinen Standard für die Behandlung von Brustkrebs? Dr. Stricker will sofort operieren, die halbe Brust wegnehmen. Am besten morgen, hat sie gesagt. Bin ich nun ein Notfall oder nicht? Er – Dr. Warm –

hingegen hat anscheinend alle Zeit der Welt, will erst mit der Chemotherapie anfangen, sehen, wie sie wirkt, dann – irgendwann – operieren. Brust ab, Brustaufbau, Brust erhaltend operieren? – all diese Fragen spielen keine Rolle in dem Gespräch. Es geht um Krebs, nicht um meinen Busen.

Welches Verfahren ist nun richtig? Wie soll ich das entscheiden? Woher weiß ich, dass er mich rettet? Ein Dschungel, in dem ich umherirre.

Als Dr. Warm mit dem Schallkopf über die verdächtige Region fährt, wirkt er verunsichert. Er sieht im Ultraschall nicht das, was er vermutet hat. Dies wiederum vermute ich! Er sagt nichts, ich interpretiere alles. Ein Stirnrunzeln, ein erstaunter Blick, ein kurzes Innehalten mit dem Schallkopf. Was bedeutet das? »Der Tumor ist gut 2,5 Zentimeter groß. Schwierig abgrenzbar. Vielleicht ist er auch gutartig. Vielleicht kommen Sie drum herum. Auf jeden Fall scheint es ein langsam wachsender Krebs zu sein.« Ist das gut? Ist das schlecht? Macht das Hoffnung? Ultraschalluntersuchungen empfinde ich inzwischen wie Kaffeesatzlesen. Die Ärzte blicken auf die verschiedenen Grauschleier und interpretieren diese Farbschattierungen als ihre spezielle Wahrheit. Die Auskünfte sind für mich genau so beliebig wie die Interpretation eines Kafka-Romans. Der Schallkopf wandert in die Achsel. Ich warte nun auf das vierte Urteil eines Arztes, ob die ***Lymphknoten*** befallen sind oder nicht, ob ich noch länger oder kürzer leben darf, ein hohes oder geringeres Risiko habe: »Dieser Lymphknoten sieht aus wie eine kleine Olive – keine Sorge, so müssen Lymphknoten aussehen.«

Kaum zu glauben: Alle vier Ärzte haben dieselbe Meinung! Die Lymphknoten sind nicht befallen.

»Wir müssen eine ***Stanzbiopsie*** machen. Nur die pathologische Untersuchung wird hundertprozentige Sicherheit geben«, meint Dr. Warm. Die Vorschläge der Ärzte sind letzten Endes immer ein Befehl. Habe ich noch die Kontrolle oder eine wirkliche Wahl? Eine Stanzbiopsie? »Nur mit Vollnarkose!«, ist meine Antwort. Eine Stanze! In Metall verarbeitenden Betrieben habe ich Stanzen gesehen, Stanzen, die mit ungeheurer Wucht Metallbleche formen.

Dieses Bild habe ich vor Augen. Eine Stanzbiopsie hatte ich gefürchtet und alle Ärzte, die ich kenne, gefragt, was da passiert? Niemand hat es mir erklärt. Ich habe Angst und sehne mich nach Betäubung, nach Erlösung, nach einem kurzen Wegtreten aus diesem Albtraum. Der Wunsch nach einer Vollnarkose amüsiert Dr. Warm: »Es tut nicht weh – glauben Sie mir.« Der hat gut reden. Wie soll ich jemandem vertrauen, den ich gerade dreißig Minuten kenne? Trotzdem leiste ich keinen Widerstand. Wozu auch? Es gibt keine Alternative. Ich lasse stanzen!

Er verlässt kurz den Raum, gibt mir ein Tuch, damit ich mich zudecken kann. Ich bin dankbar dafür. Meine Intimsphäre wird gewahrt. Ich bin nicht nur »nackte Brust«. Aber ist das für die Behandlung von Krebs wichtig?

Der Arzt spritzt ein lokales Betäubungsmittel in die rechte Brust.

Dr. Warm erzählt, dass er aus Ostdeutschland kommt, drei Kinder hat. Er arbeitet parallel auf mehreren Ebenen: Vertrauen bilden und gleichzeitig behandeln. »Was machen Sie beruflich? Haben Sie Kinder?«

Andrea scheint ihn zu irritieren, ich ebenfalls und wir beide zusammen noch mehr. Eine Frau, die mit einer Freundin kommt, ist das etwa selten? Wirkt die Ärztin an meiner Seite wie eine Kontrollinstanz? So soll es sein. Das ist Zweck der Sache. Ich will kein Aktenzeichen in einer Medizinfabrik werden, ich möchte mich den Ärzten nicht ausliefern, die Kontrolle über mein Leben behalten, nicht abgeben. Ob er das spürt?

Die Betäubung wirkt. Dr. Warm macht einen kleinen Schnitt und führt eine Art Pistole in Richtung Knoten. Er versucht, die erste Probe zu entnehmen. Mein Gewebe ist so fest, so hart, dass er fast auf mir liegt. Wir müssen lachen. Mit aller Kraft schießt er die Stanze in den verdächtigen Bezirk. Schweißperlen treten ihm auf die Stirn. Schwere Handwerksarbeit.

Es ist auszuhalten. Brustkrebs. »Ich hatte noch so viel vor«, entfährt es mir. »Das Leben ist noch nicht zu Ende«, sagt er. Was heißt »noch nicht«? Sprache kann so verräterisch sein. Sterbe ich morgen oder erst später? Vier Proben hat er entnommen »Darf ich auch eine Probe für die Wissenschaft entnehmen?« – »Aber klar doch.« Ich lasse weiter stanzen. Es ist so irreal. Ich fühle mich seltsam unbeteiligt. Was kümmert mich eigentlich die Wissenschaft?

»Am Nachmittag werde ich Sie anrufen und Ihnen das ***pathologische Ergebnis*** mitteilen. Dann wissen Sie genau Bescheid. Und: Holen Sie noch eine andere Meinung ein! Damit Sie sicher sind, wo Sie sich behandeln lassen wollen«, schlägt er vor. Er empfiehlt, seine Beurteilung und empfohlene Behandlung von Kollegen kontrollieren zu lassen. Anders seine Kollegin, Frau Dr. Stricker. Sie hat mich davor gewarnt, mich mit einer primären Chemotherapie behandeln zu lassen. Das bringe nichts. Bei den meisten Frauen würde der Tumor nicht verschwinden, nur diffus absterben.

Dr. Warm wirkt auf den ersten Blick uneitel, er sammelt bei mir Punkte. Er kritisiert weder Kollegen noch andere Kliniken, er fordert mich auf, Informationen einzuholen. Will er, dass ich Verantwortung für mich übernehme?

»Ich glaube, wir haben uns schon entschieden«, sagt Andrea.

Andrea denkt, ich fühle. Sie entscheidet, ich lasse machen. Sie findet den Therapieansatz richtig. Erst Chemo, schauen, wie der Tumor reagiert, dann operieren. »Du bist Teilnehmerin einer Studie – das ist von Vorteil.« Für mich sind ganz andere Dinge von Bedeutung: Ich durfte bekleidet mit ihm sprechen, vor der Untersuchung wurde ein Handtuch über meinen nackten Oberkörper gelegt, meine Intimsphäre respektiert, meine Würde nicht angetastet. Ob ausgerechnet die Universitätsklinik sensibel und einfühlsam mit ihren Patientinnen umgeht? Das hätte ich nie gedacht. Mein Bauch entscheidet sich für die Uniklinik – oder eher für diesen Arzt. Rationalen Überlegungen bin ich nicht zugänglich. Ich weiß nicht, wie man Krebs richtig behandelt. Das ist seine Sache. Ich vertraue ihm mein Leben an – und niemand anderem.

Warten. Stunden zwischen Hoffen und Bangen. Denken an das Diesseits und das Jenseits. Krank oder gesund. Tod oder Leben. Es gibt nichts dazwischen. Eine extreme Situation und extreme Gefühle. Das Telefon klingelt. Dr. Warm: »Ich habe keine guten Nachrichten. Der Tumor ist bösartig.« Ein Satz, dessen Bedeutung mich nicht erreicht, so unfassbar wie die Krankheit selbst. Ich spüre nichts, ich sehe keine klaffende Wunde, ich habe keine Schmerzen, keine Vorstellung, was es bedeutet, ich habe keine Ahnung, was auf mich zukommt. Andrea, die Expertin an meiner Seite, hat mir aufgetragen, Daten abzufragen. Also frage ich ab: »Wie ist das *Grading*?« – »Tut mir Leid: zwei bis drei. Dieser Tumor ist nicht in drei Monaten gewachsen.« Vor drei Monaten hatte ich die letzte Mammographie und Ultraschalluntersuchung – beides ohne Befund. »Wir müssen jetzt noch die genaue ***Pathologie*** abwarten«, sagt er. »Die Untersuchung auf ***Hormonrezeptoren*** dauert ein paar Tage. Dann bekommen Sie von uns Bescheid, wie es weitergeht.«

Jetzt ist es amtlich. Ich habe Krebs.

Dr. Mathias Warm, 40, verheiratet, drei Kinder, Oberarzt an der Universitäts-Frauenklinik, Gynäkologe. Inzwischen Chef eines Brustzentrums

Ich kann mich noch gut erinnern: Es war ein Dienstag im März, als die Patientin und ihre Freundin, eine Ärztin, in meine Sprechstunde in der Universitäts-Frauenklinik kamen. Es entstand sofort eine Spannung im Raum. Ich spürte, diese Patientin wird nicht alles schlucken. Sie hatten eine Fülle von Ultraschall-, Mammographie- und Kernspinaufnahmen mit dabei. Es waren also schon eine Reihe von Gesprächen mit Kollegen gelaufen, was es für mich eher schwieriger machte. Ich registrierte, dass vor allem die Ärztin fachlich im Bilde war, aber auch die Patientin schien sich mit dem Thema Brustkrebs schon ansatzweise befasst zu haben. Eine kritische Patientin – das war mein erster Eindruck, obwohl die Freundin die Gesprächsführung übernahm. Für mich aber stand die Patientin im Vordergrund.

Ich habe mir die Befunde alle kurz angeschaut – unter anderem die Kernspinaufnahme. Generell bin ich der Auffassung, dass diese Aufnahmen einen nicht unbedingt immer weiterbringen, weil oft zu viele Befunde sichtbar werden, die letzten Endes doch nichts bedeuten. Ich bin deshalb mit der Kernspinaufnahme sehr vorsichtig in der Anwendung.

Der Kurvenverlauf des Kontrastmittels von dieser Patientin sah nicht gut aus, aber ich habe nur einen Blick darauf geworfen. Ich wollte in meinem Urteil, in meiner Diagnose, nicht von den vielen Befunden beeinflusst werden, sondern weitgehend unvoreingenommen an die Patientin herangehen – so, als wüsste ich nichts. Nach einem kurzen Gespräch habe ich deshalb die ***klinische*** und die Ultraschall***untersuchung*** gemacht.

Ich persönlich schwöre auf diese Form der Untersuchung, die technische Entwicklung der Ultraschallgeräte ist weit fortgeschritten, man sieht zum Beispiel gerade bei jungen Frauen unter fünfzig die Strukturen der Brust oft besser als in der Mammographie. Aber an manchen Ärzten ist diese Entwicklung leider vorbeigegangen. Es gibt immer noch Frauenärzte und Radiologen, die die Bilder nicht richtig interpretieren können und die Möglichkeiten des Brustultraschalls unterschätzen. Mit ihm kann man sehr viel sehen und so war es auch an diesem Dienstag.

Ich habe einen Befund gesehen, der nicht gut aussah. Ich war mir hundertprozentig sicher, dass der Knoten bösartig war, aber in dieser Deutlichkeit habe ich das nicht gesagt. Allerdings habe ich mich gefragt, warum man das nicht früher erkannt hat.

Ob ich meinen Eindruck sofort mitteile, hängt von den Patientinnen ab. Manche sind sehr ruhig und gefasst, wissen schon, was auf sie zukommt, andere hoffen noch, weil der Befund unklar ist, wieder andere sind verunsichert von den vielen Befunden, die sie vorher hatten.

Diese Patientin zweifelte nicht mehr daran, dass sie Brustkrebs hatte, andererseits aber hatte man ihr immer gesagt: »Das ist gutartig. Machen Sie sich keine Sorgen.« Und plötzlich soll es böse sein. Für mich eine sehr schwierige Situation – auch aus kollegialen

Gründen. Ich kann nicht gleich mit der Tür ins Haus fallen, umschreibe die Diagnose. Dabei war der Befund eindeutig. Dieser Knoten gehörte da nicht hin. Das bewies auch der Seitenvergleich, linke und rechte Brust. Und wenn man wie in diesem Fall bei einer noch recht jungen Patientin auf der Mammographieaufnahme wenig sieht, weil das Gewebe zu dicht ist, dann lebt diese Diagnostik von den Seitenvergleichen: Wenn es auf der einen Seite Verdichtungen gibt, die in der anderen Brust fehlen, dann heißt es »Achtung, Achtung«.

Ich stehe auf dem Standpunkt, auch kleine und auch unauffällig wirkende Befunde in der Brust geweblich abzusichern. Unser Konzept ist es, selbst die kleinsten soliden Befunde zu biopsieren, also hineinzustechen. Nur eine solche Stanzbiopsie kann mehr Sicherheit geben, ob der Befund harmlos ist oder nicht. Auf diese Weise finden wir – leider – sehr viel. Das ist unser alltägliches Geschäft. An der Universitätsklinik behandeln und operieren wir inzwischen rund dreihundert primäre ***Mammakarzinom***e pro Jahr, damals waren es rund einhundertsiebzig. Rund dreißig Prozent der Patientinnen sterben im Verlauf an Brustkrebs. Diese Zahl wollen wir auf Dauer reduzieren, und es gibt auch schon Anzeichen dafür, dass uns das gelingt. Aus diesem Grund gehen wir neue Wege, scheren nicht alle Patientinnen über einen Kamm, sondern versuchen, für jede die auf sie passend zugeschnittene Therapie zu finden und sie in Studien unter kontrollierten Bedingungen zu behandeln.

Es gibt nur wenige Kliniken, die Stanzbiopsien mit solcher Konsequenz durchführen. In Deutschland werden immer noch rund hunderttausend Frauen pro Jahr wegen eines gutartigen Befundes operiert. Die ***St. Gallener Konsensus-Richtlinien***, die ***S3-Leitlinien der Deutschen Gesellschaft für Senologie*** fordern, dass man die Patientinnen einteilt in solche, die sofort operiert werden müssen und solche, die zuerst ***systemisch*** behandelt werden sollten. Andererseits sollen Frauen, die einen bösartigen Tumor haben, die Diagnose kennen, sich damit auseinander setzen können, bevor die Behandlung beginnt, bevor sie operiert werden. Brustkrebs ist kein Notfall.

Um das zu gewährleisten, muss man wissen, um was es sich handelt, ob es noch mehr Befunde gibt beziehungsweise andere alternative Möglichkeiten der Operation und der Therapie. Dafür sind die Stanzbiopsie und das darauf folgende ***pathologische Gutachten*** die Basis.

Wenn sich der Befund mit dem Ultraschall gut darstellen lässt – das ist die Bedingung –, dann kann man die Sache in fünf Minuten abklären. Die Biopsie macht viele zusätzliche und teure Untersuchungen wie Mammographien, Kernspinaufnahmen usw. überflüssig. Genau so bin ich damals auch vorgegangen.

»Am besten, wir machen eine Biopsie.« Die Patientin war darüber nicht begeistert. Sie wollte eine Vollnarkose. »Das ist nicht schlimm«, habe ich sie beruhigt, »das tut nicht mehr weh als eine Blutentnahme.« Ehrlich gesagt, ich weiß das eigentlich gar nicht, weil ich ja noch nie eine Stanzbiopsie am eigenen Körper erfahren habe. Das ist manchmal wie auf einem Jahrmarkt: Ich versuche, meine Möglichkeiten und meine Diagnostik zu verkaufen. Zugegeben, ich untertreibe dann manchmal vielleicht ein bisschen, indem ich sage: »Es ist wenig zu merken.« Wir betäuben lokal, aber trotzdem ist es manchmal schmerzhaft – vor allem bei hartem, dichtem Brustgewebe.

Für eine Stanzbiopsie brauche ich die Hilfe einer Schwester. Ich mache normalerweise alles alleine: Die Untersuchung, die Reinigung der Liege nach der Untersuchung, die gesamte Sprechstunde liegt in meinen Händen. Das ist das Resultat der angespannten Personalsituation. Wenn ich Hilfe benötige, muss ich das Untersuchungszimmer verlassen und mir eine Schwester holen. Ich lege der Patientin dann ein Tuch hin, damit sie sich zudecken kann.

Anschließend wird die Betäubung gesetzt und der Schnitt gemacht. Oft werde ich gefragt: »Wie ist das als Mann, in eine Brust hineinzustechen.« Das ist für mich völlig nebensächlich. Da fühle ich nichts. Das könnte auch ein Oberschenkel sein. Das ist Handwerk. Da gibt es keine Beziehung. Da bin ich voll konzentriert. Ich schaue auf den Bildschirm, damit ich weiß, wohin ich stanze. Man könnte ja aus Versehen einmal zu tief stanzen und dann würden wichtige Organe getroffen – das darf nicht passieren. Schon in diesem Moment überlege ich: »Halt! Wie operiere ich diese Frau eigentlich später.« Das geht mir im Kopf herum, schließlich muss ich später bei der Operation den Stanzkanal mit herausoperieren. Es könnten kleinere ***Tumorzelle***n im Kanal sein, die zwar für den Erkrankungsverlauf überhaupt keine Bedeutung haben, aber sicher ist sicher: Man möchte sie mit heraushaben. »Wie komme ich an den Befund am besten heran, wie löse ich das später operativ« – über all das mache ich mir Gedanken und gleichzeitig möchte ich auch möglichst schmerzfrei, zügig und mit einer hohen Trefferquote arbeiten. Über all das verliere ich gegenüber der Patientin kein Wort, ganz einfach deshalb, weil ich in dem Moment hochkonzentriert arbeite.

Bei der Patientin war es zwar einfach, den Befund zu treffen, aber das Gewebe war sehr fest. Ich brauchte alle Kraft, um in das Gewebe hineinzukommen. Bei älteren Frauen ist es meist einfacher, weil dann das Brustgewebe weicher ist, es besteht vor allem aus Fettgewebe. Fünf Proben habe ich genommen, das ist Standard. Damit ist die Wahrscheinlichkeit am größten, dass man den Befund auch wirklich trifft und der Pathologe eine klare Aussage machen kann. Nach der Untersuchung spreche ich dann die Therapie detailliert an. Das mache ich immer so.

Primäre Therapie lautete bei dieser Patientin mein Vorschlag. Nichts anderes. Nur das. Keine Alternative. Nichts. Ich hatte schon eine Entscheidung gefällt. Sofort. Gleich. Das geht schnell bei mir. Das ist wie im normalen Leben auch. Man hat ein Gefühl: »Mensch, so mache ich das.« Manchmal muss ich nachdenken, manchmal bin ich hin- und hergerissen. Aber in diesem Fall war die Sache für mich glasklar. »So muss der Weg sein, um das Optimum herauszuholen.« Das hängt nicht nur von der absoluten ***Tumorgröße*** ab, sondern auch von der Relation zwischen Tumor- und Brustgröße. Wenn die Brust groß ist, kann man leichter brusterhaltend operieren. Ist die Brust klein, wenig Fettgewebe vorhanden, sind solche Operationen schwieriger. Die Tumorgröße schätzte ich zwischen 2,5 und 3 Zentimetern. Es war schwierig, weil das Brustgewebe so dicht war und ich den Tumor schlecht gegen das andere Gewebe abgrenzen konnte. Auch über den Status der Lymphknoten war ich mir vor der Operation nicht hundertprozentig sicher. Außerdem war die Patientin noch recht jung. Alles Gründe, die für eine primäre Therapie sprachen.

Standard ist heutzutage erst OP, dann Chemo-, dann ***Strahlentherapie.*** Aber dem Standard gehört nicht mehr die Zukunft, sondern der ***individualisierten Therapie.*** Und die primäre Chemotherapie ist ein erster Schritt dahin, man schaut, wie der Tumor auf die Chemo anspricht, man reagiert und operiert – praktisch eine Chemosensitivitätstestung, die im Körper stattfindet.

Ich versuchte, sowohl die Patientin als auch die Freundin von der primären Therapie zu überzeugen. Die Freundin und Ärztin stand meinem Vorschlag offen gegenüber, sie hatte sich vorher schon erkundigt, offensichtlich die Vorteile erkannt und von mir das gehört, was sie sich vorgestellt hatte. Bei der Patientin war es anders. Ich spürte Vorbehalte, sie stand der Therapie eher skeptisch gegenüber – zumindest am Anfang. Die Frage: »Kann die Brust erhalten bleiben, wie wird operiert«, war kein Thema.

Das versuche ich auch immer erst einmal zu vermeiden – diese Frage spielt nur in meinem Hinterkopf eine Rolle. Alle internationalen Studien beweisen, dass die Brusterhaltung nach primärer Chemotherapie signifikant besser möglich ist. Das ist einer der Gründe, warum wir an der Uniklinik in achtzig Prozent der Fälle brusterhaltend operieren können. Manchmal geht es aber auch nicht, zum Beispiel, wenn mehrere, verschiedene Tumoren in der Brust sind. Es gibt Frauen, die überhaupt nicht verstehen wollen, dass ich die Brust nicht immer erhalten kann. Ich sage das nicht gerne so knallhart, es fällt mir ungemein schwer. Ich winde mich dann häufig, bin nicht offen genug und gehe manchmal auch operative Wege, die sich im Nachhinein als falsch erwiesen haben, wo ich hätten sagen sollen: »Das geht nicht anders.« Fertig, Schluss, aus.

Trotzdem bin ich überzeugt, es lohnt sich, um eine Brust zu kämpfen. Lieber eine OP mehr, schlechter wird die Prognose der

Patientinnen dadurch nicht. Wenn sich hinterher herausstellt, dass doch noch Krebszellen an den ***Operationsrändern*** zu finden sind, dann muss man erneut operieren und die Brust wegnehmen. Nur aufhören zu operieren – das darf man auf keinen Fall!

Der Patientin habe ich erklärt, dass man durch die vorgezogene Chemotherapie keinen der anderen, notwendigen Therapieschritte einspart, die Behandlung also nicht kürzer wird. Eigentlich ändert man nur die Reihenfolge der Maßnahmen. Letzten Endes habe ich ihr keine Wahl gelassen, obwohl mir bewusst war, dass sie eine aufmerksame Patientin war. Das habe ich schon gespürt, als sie hereinkam. Es war einfach ein Gefühl, ihr Blick war so prüfend, obwohl überwiegend ihre Freundin die Fragen gestellt und das Gespräch geführt hat. Sie hat auch die Entscheidung getroffen, sich dieser Behandlung zu unterziehen – nicht die Patientin. Aber mir war klar, sie wird sich informieren, nach dem ersten Schock wird sie das nicht einfach alles so hinnehmen. Wie weit das allerdings gehen würde, ahnte ich damals noch nicht!

Kritische Patientinnen reizen mich. Ich muss mich mit ihnen mehr auseinander setzen und meine Therapievorschläge stärker verteidigen. Die Freude ist dann umso größer, wenn eine solche Frau sich für die vorgeschlagene Therapie und auch für mich als Arzt entscheidet. Ich habe es überhaupt nicht gerne, wenn ich mir große Mühe gebe, alles zu erklären, und dann geht die Patientin woanders hin. Diese persönlichen Niederlagen gibt es – zwar selten, aber es gibt sie, und ich mag sie gar nicht.

Am Nachmittag musste ich dann die schlechte Nachricht überbringen. Ich mache das immer nach dem gleichen Schema. Bevor die Patientin das Sprechzimmer verlässt, gebe ich eine Einschätzung ab. Ich versuche sie darauf einzustellen, dass der Befund bösartig sein wird. Ich sage nicht: »Lassen Sie mal den Kopf nicht hängen. Machen Sie sich keine Sorgen. Das wird schon. Das sieht gut aus. Alles super.« Von dieser Tour halte ich gar nichts, weil man damit nichts gewinnt. Die Frauen fallen anschließend nur noch tiefer, weil sie sich falsche Hoffnungen machen. Besser ist es, pessimistischer zu sein: »Die Wahrscheinlichkeit ist hoch, dass der

Tumor bösartig ist.« So ist es für mich viel einfacher, später das schlechte Ergebnis mitzuteilen.

Das war an diesem Dienstag genauso. Ich fragte, ob ich das pathologische Ergebnis per Telefon mitteilen dürfte, Details gebe ich immer nur auf Nachfrage bekannt. Ich sagte ihr, der Befund sei positiv, sprich bösartig, und obwohl sie darauf vorbereitet war, konnte sie es nicht fassen. »Das gibt es doch gar nicht«, sagte sie. Sie hat mit ihrem Schicksal gehadert.

Wenn man sich all die Bilder und Befunde anschaut, muss man schon sagen, dass diese Diagnose sehr viel früher möglich gewesen wäre. Das erlebe ich leider häufig in meiner Sprechstunde. Ich überbringe diese Schicksalsschläge und versuche mich gleichzeitig dagegen abzuschotten. Beim ersten Gespräch und auch, wenn ich die Nachricht überbringe, fühle ich keinerlei Betroffenheit, ich lasse das gar nicht an mich herankommen. Mit der Zeit entwickelt sich aber zu einigen Frauen ein intensiverer Kontakt. Manche habe ich schon bis zu ihrem Ende begleitet. Das streift man dann nicht ab, das geht unter die Haut und lässt einen nicht kalt.

2. Check-up für die Chemo – Herz, Organe, Knochen

Staging: Ultraschall, Knochenszintigraphie, Herzecho

Die Patientin

»*Filiae*« steht auf der Überweisung zur Röntgenuntersuchung.

Filiae. Femininum, Nominativ Plural – Töchter. Dafür reichen meine Lateinkenntnisse. Filiae – sie suchen nach Tochtergeschwülsten, ***Metastasen***, unausgesprochen. Für die Ärzte ist das ein alltägliches Geschäft. Für sie ist das so normal, dass sie gar nicht daran denken, einem Anfänger in Sachen Krebs zu erklären, was diese Untersuchungen sollen. Ich werde einfach weitergereicht. Wohin? Wozu? Von Dr. Warm bekomme ich keine Aufklärung, keine Orientierung, seine Sekretärin ist mein Lotse: »Morgen haben Sie einen Termin in der Radiologie. Einen Tag später im nuklearmedizinischen Institut.«

Wir sind auf dem Weg in die Radiologie. Andrea übernimmt die Aufgabe, mich aufzuklären: »Sie machen eine Rasterfahndung in deinem Körper. Das ***Knochenszintigramm*** dient zum Ausschluss von Metastasen, die sich im Skelett gebildet haben könnten. Die Röntgenaufnahmen des Brustkorbs bringen Lungenmetastasen ans Tageslicht, die ***Sonographie*** zeigt Absiedlungen in der ***Leber*** und anderen inneren Organen.« Was würde ich eigentlich ohne Andrea machen?

Findet man »Filiae«, stehen meine Chancen schlecht. Dabei hört sich »Filiae«, Töchter, doch so nett an.

Im Wartezimmer der Radiologie werden Patienten durchgeschleust. »Gehen Sie in Kabine A, machen Sie den Oberkörper frei und warten Sie, bis Ihnen von der anderen Seite geöffnet wird.« Es ist immer der gleiche gelangweilte Singsang, mit dem die Patienten aufgerufen werden. Nur die Namen ändern sich. Andrea und ich machen uns einen Spaß daraus, die routinierte Anweisung zu imitieren. »GehenSiebitteinKabine …« Ja, ich gehe in Kabine A, mache meinen Oberkörper frei und warte, bis von der anderen Seite die Tür geöffnet wird. Ich stelle mich an das Röntgengerät und beschwöre meine Lunge: »Lass mich nicht im Stich …«

Gespräche mit meinen Organen zu führen, war mir bisher fremd. Nie habe ich mir Gedanken darüber gemacht, ob es meiner Lunge oder Leber gut geht. Es war selbstverständlich für mich: Organe funktionieren. Jetzt weiß ich, sie führen ein Eigenleben – unabhängig von meinem Willen und meinen Gefühlen. Ein Arzt, ein Radiologe, bittet uns herein: »Guten Tag, mein Name ist Krüger.«

Dr. Karsten Krüger, 38, Oberarzt am Institut für radiologische Diagnostik, verheiratet, zwei Kinder

An diesem Tag war keine medizinisch-technische Assistentin anwesend und das bedeutete, dass alles in meiner Hand lag: Ich habe die Liege nach der Untersuchung des vorhergehenden Patienten gesäubert, die Patientin hereingerufen und sie gebeten, sich auf die Liege zu legen.

Wir führen täglich Ultraschalluntersuchungen des ***Abdomen***s bei Brustkrebspatientinnen durch. Es ist eine von vielen Serviceleistungen, die wir für andere Fachabteilungen durchführen. Es sind bestimmt ein bis zwei pro Tag, gut dreihundert im Jahr. Diese Patientin war also eine von vielen, ungewöhnlich war aber die Ärztin an ihrer Seite. Viele Patienten und Patientinnen kommen in Begleitung, aber die Tatsache, dass da jemand vom Fach ist und Kollege, beeinflusst einen schon in gewisser Weise. Etwas zu übersehen – das ist die größte Angst in unserem Beruf, und zwar völlig unabhängig davon, wer derjenige ist. Aber wenn einem wie in diesem Fall eine Kollegin über die Schulter schaut, ist man besonders aufmerksam. Man weiß, die schaut dir auf die Finger, die hat Ahnung und beobachtet, wie du das machst. Ich wusste gar nicht, ob sie Ahnung vom Ultraschall hatte, ich ging einfach davon aus.

Ich habe dennoch versucht, mich auf meine Arbeit zu konzentrieren: auf den Ultraschall der inneren Organe.

Die Patientin

Der Arzt, Ende dreißig, blond, Brille, ermöglicht mir einen Blick in eine bisher mir unbekannte Welt. Er ist der Experte am Ultraschallgerät, er interpretiert die Bilder. Arzt-Sein hat viele Facetten. Wir machen mit dem Ultraschallkopf eine Reise durch mein Innenleben. »Hier ist die Leber, da die Bauchspeicheldrüse ... Hübsch, nicht?« Die Atmosphäre ist entspannt. Wenn man nichts findet, lässt sich leicht scherzen. Was wäre, wenn ...?

Dr. Karsten Krüger

Nieren, Leber, Milz, Bauchspeicheldrüse, Eierstöcke, Harnblase, Gebärmutter. Man schaut, ob Wasser im Bauch ist, oder an Stellen, wo das so nicht hingehört. Wir finden selten etwas, nur in etwa einem Prozent der Fälle. Ich hoffe immer, nichts zu entdecken, denn wenn, dann geht das Dilemma los: Wie sage ich es und was sage ich? »Hören Sie mal, da ist eine ***Lebermetastase*** – so wäre es sicherlich falsch. Aber »Oh, alles okay« – ist auch keine Lösung, wenn im Befund stehen wird: »Lebermetastasen«. Ich versuche oft, einen Mittelweg zu finden. Manchmal weiß man nicht, was das Vorgefundene genau ist. Dann muss man noch andere Untersuchungen machen und auf die Pathologie warten. Ich versuche immer eine Tür zu öffnen, nicht schwarz zu malen. Ich benutze dann Floskeln wie: »Wir müssen erst einmal schauen, was da ist. Vielleicht ist ja auch gar nichts vorhanden. Wir machen noch eine ***Computertomographie*** ...«

Solche Situationen zu meistern, das habe ich nicht gelernt. Ich habe auch keine entsprechenden Fortbildungen gemacht. Ich verlasse mich einfach auf meinen gesunden Menschenverstand und hoffe, dass er gesund ist und ich genug Verstand und Erfahrung habe, um die Situation richtig zu erfassen. Ich habe aber auch schon falsch gelegen und beispielsweise einem Patienten mit einem ganz anderen Tumor nach einer Chemotherapie gesagt: »Der Tumor ist kleiner geworden, aber es ist noch etwas da.« Das war meines Erachtens eine ganz entspannte Situation. Und dann rief die Station hinterher an, der Patient sei völlig zusammengebrochen, weil er erwartet hatte, dass der Tumor weg sei. Dabei war er nur kleiner geworden. Ich hatte den Menschen völlig falsch eingeschätzt.

Die Patientin

Alle Organe sind gesund. Keine »filiae«. Jetzt noch die Lungenaufnahmen. Sie hängen am Schirm. Dr. Krüger und Andrea schauen sich die Bilder an. »Alles in Ordnung.« Puh! Erleichterung.

Dr. Karsten Krüger

Wenn der Ultraschallbefund und das Röntgenbild keine Auffälligkeiten zeigen, dann höre ich nie wieder etwas von der Patientin. Wenn ich aber etwas finde, dann ist die Zusammenarbeit mit den Kollegen in der Frauenklinik und anderen Fachabteilungen der Uni sehr eng. Wir besprechen in solchen Fällen gemeinsam das weitere Vorgehen. Man weiß, wer dort arbeitet, man kennt sich. Häufig ist der Austausch von Informationen aber ein Problem, nicht nur mit den niedergelassenen Ärzten, sondern auch mit Kollegen aus anderen Fachabteilungen. Ich mache eine Untersuchung, schreibe einen Befund und erfahre dann hinterher nicht mehr, wie es weitergegangen ist. Es gibt selten einen Rücklauf, dabei ist er das A und O für uns Radiologen. Das empfinde ich oft als unbefriedigend.

Noch schlimmer ist, dass ich oft nicht das machen darf, was ich für richtig halte. Zum Beispiel bei einer ganz normalen Kassenpatientin: Sie hat einen Befund, der sich weder in der Mammographie noch im Ultraschall abklären lässt. Sie braucht eigentlich eine MRT-Aufnahme. Die Kasse bezahlt diese ***ambulante Leistung*** aber nicht. ***Stationär*** aufnehmen dürfen wir sie dafür aber auch nicht, das kontrolliert die Kasse. Beim niedergelassenen Arzt müsste sie diese Leistung selbst bezahlen. Wir könnten es schwarz machen, aber alles, was wir tun, wird registriert, und wenn wir zu viele nicht registrierte Patienten haben, streichen sie uns die Stellen zusammen. Und nun soll ich der betreffenden Frau erklären, die schon unglücklich genug ist, dass sie kein MRT bekommt. Ich versuche darzustellen, welche Möglichkeiten es gibt, an eine solche Untersuchung heranzukommen, denn ich bin mir sicher, dass die meisten Patienten in einer solchen Situation damit völlig überfordert sind. Es ärgert mich, wenn ich die Patientin so alleine lassen muss in diesem Medizinbetrieb, der auch für mich kaum noch durchschaubar ist. Ich bin auch gesetzlich versichert, aber ich kenne so viele Ärzte, ich weiß, wo ich anrufen muss.

Wenn ich mir vorstelle, da ist eine Frau allein, die hat niemanden, der sie unterstützt, der aktiv wird – die bekommt bei manchen niedergelassenen Ärzten nicht einmal mehr einen Termin als Kassenpatientin. Da hört es doch auf. Das darf doch nicht sein.

Die Patientin

Der eine Untersuchungstermin liegt hinter, der nächste vor mir. Ich bin schon wieder auf dem Weg zur Uniklinik. Meine Freiheit ist dahin. Mein Tagesablauf wird bestimmt von Terminen und Untersuchungen. Ich bin Teil der Hochleistungsmedizin. Eine andere Wirklichkeit als die der Gesunden. Seit über drei Wochen lebe ich mit der Diagnose Krebs. Der wächst derweil munter vor sich hin. Nerven behalten. Aber wie macht man das?

Die Überprüfung meiner Knochen muss ich alleine bestehen. Niemand darf Patienten und Patientinnen in das nuklearmedizinische Institut begleiten. Atomkraft, nein danke – das war meine Parole in den achtziger Jahren. Radioaktivität – ja bitte! heißt nun mein Motto im neuen Jahrtausend. Sichtweisen können sich ändern. Von einem Tag zum anderen.

Das Institut ähnelt einem Hochsicherheitstrakt. Verschlossene Türen, abgeriegelte Korridore, Sicherheitscheck. Unbefugte haben keinen Zutritt. Ich bin befugt. Schließlich wird nach Metastasen gesucht. Wie viele Brustkrebspatientinnen haben denn ***Knochenmetastasen***? Viele? Wenige?

Eine injizierte radioaktive Substanz macht Veränderungen sichtbar. Wie läuft diese Untersuchung ab? Ich hätte es so gerne vor dem Betreten des Instituts gewusst. Es wird gemacht, nicht erklärt – wer außer »meinen« Ärzten hätte es mir darlegen können?

Ich lerne wieder einen neuen Arzt kennen. Dr. Oehler, groß schlank, schütteres Haar, ist Facharzt für ***Nuklearmedizin***. Von ihm bekomme ich die vermisste detaillierte Aufklärung:

Dr. Werner Oehler, 44, Nuklearmediziner, Oberarzt am nuklearmedizinischen Institut, verheiratet, zwei Kinder

Für jeden Patienten nehme ich mir fünf Minuten Zeit. Ich informiere sie, dass für die ***Knochenszintigraphie*** keine Vorbereitung erforderlich ist, die Untersuchung alles in allem drei bis vier Stunden dauert. Wir haben für jedes Krankheitsbild und die entsprechende Untersuchung ein eigenes Merkblatt erstellt. Für Herzpatienten, für Schilddrüsenerkrankungen, Nierendiagnostik, alle Bereiche der ***Onkologie*** – es sind über hundert verschiedene Merkblätter. Auf dem Informationsblatt über die Knochenszintigraphie stehen Verhaltensanweisungen. Zum Beispiel: »Essen ist gestattet. Eine Stunde nach der Injektion trinken Sie bitte nichts, anschließend bis zum Beginn der Untersuchung etwa eine Flasche Wasser oder Saft.«

Ich gehe immer auf die Ängste der Patienten ein, die mit der Knochenszintigraphie in Zusammenhang stehen.

Die größte Sorge gilt immer der Radioaktivität. Stichwort: »Dann leuchte ich im Dunkeln.« Dabei liegt die Strahlenexposition im Niedrigdosisbereich. Die verabreichten Medikamente sind im Millionstel-Gramm-Bereich dosiert, so dass die Patienten keine Sorge wegen Allergien oder Ähnlichem haben müssen.

Achtzig Prozent der Knochenszintigraphien, die wir durchführen, sind völlig unauffällig. Man sieht diese Patienten einmal und hat deshalb auch keinerlei Erinnerung an sie.

Die Patientin

Ich halte Dr. Oehler brav meinen Arm hin. Radioaktive Substanz – ja bitte! Er spritzt mir eine farblose Flüssigkeit in die Vene und weist gleichzeitig auf die Grenzen der Untersuchung hin: »Das Szintigramm macht eine klare Aussage, wenn alles in Ordnung ist. Wenn aber an bestimmten Stellen eine besondere Aktivität festgestellt wird, sind weitere Untersuchungen nötig.«

Dr. Werner Oehler

Ich mache vor der Untersuchung von Brustkrebspatientinnen immer darauf aufmerksam, dass auch ein örtlich erhöhter Stoffwechsel nicht unbedingt eine Metastase sein muss. Ich muss mit dem Umstand leben, dass ich jeder fünften Frau eine weitergehende Untersuchung empfehlen muss, mit der sie aber vernünftig umgehen sollte. Ich denke, wenn ich ihnen vor der Untersuchung sage, dass ich im Falle eines erhöhten Stoffwechsels in aller Regel einen Knochenbruch, Gelenkverschleißungen oder auch gutartige Veränderungen nicht von Metastasen unterscheiden kann, ist die Glaubwürdigkeit höher, als wenn sie das erst im Nachhinein erführen. Dann denken sie, ich sage das nur, um sie zu beruhigen.

Auch im Technologiezeitalter sind die Aussagen teurer medizinischer Geräte begrenzt. Ich wünsche mir ein klares Ergebnis und führe deshalb Selbstgespräche mit meinen Knochen: »Bitte lasst die Aufnahmen eindeutig sein.«

Eine Erstaufnahme von meinem Knochengerüst wird gemacht. Dann habe ich drei Stunden Pause. Auch radioaktive Substanzen brauchen Zeit, um sich in den Knochen abzulagern, hat man mir erklärt.

Der Untersuchungsraum hat den Charme einer Kfz-Werkstatt. Kalt, unpersönlich, ohne Tageslicht. Ein großes Gerät mit drei rechteckigen Platten füllt den Raum aus. Die schmale lange Liege ist für mich. Die Radiologieassistentin ist so kühl wie der Raum. Für sie ist der Job Routine. »Ich schnalle Sie jetzt fest. Nicht bewegen, sonst müssen wird die Aufnahmen noch einmal machen.« Anordnungen, Anweisungen, Drohungen. Ich gehorche. Wie viele Patienten und Patientinnen liegen hier wohl voller Sorge und Angst. Ist den Assistentinnen das bewusst? Denken sie darüber nach? Verdrängen sie es?

Gemütlich kann man es sich nicht machen auf der Liege. Ich habe das Gefühl, ich falle gleich herunter. Wie mag es da dickeren Menschen ergehen? Ich bin fast dankbar, dass Füße und Arme festgebunden werden. Selbst wenn ich wollte, ich kann mich gar nicht bewegen. Ich bin das Material für diese Maschine. Der Apparat beginnt sich zu bewegen, die Liege gleitet langsam, Zentimeter für Zentimeter, in den Knochenscanner hinein. Die Platten rücken immer näher. Der Abstand zu meinem Körper beträgt Zentimeter. Wenn die Platten auf mich herabfielen, stürbe ich nicht mehr an Brustkrebs, fährt es mir durch den Kopf. Dann würde ich zerquetscht werden. Was für eine Alternative. Da mache ich lieber die Augen zu. Nach zehn Minuten ist es vorbei.

Dr. Werner Oehler

Für mich ist es vom Verständnis her so, als wenn die Patienten vor einem Röntgengerät stehen würden – jeder kennt das. Die Konfrontation mit dieser Medizin ist also nichts Neues. Wir versuchen, es den Patienten so angenehm wie eben möglich zu machen, manche bekommen ein Kissen unter den Kopf, andere eine Knierolle. Bei starker Platzangst können wir auch mit Medikamenten helfen, aber Rückfragen gibt es selten.

Die Patientin

Drei Stunden später liege ich wieder auf der Liege. Zwanzig bis vierzig Minuten dauert die Prozedur, sagt die Assistentin. Zwanzig bis vierzig Minuten. Die Gründe für die unterschiedliche Dauer werden nicht genannt. Ich ziehe meine eigenen Schlussfolgerungen: Wenn alles in Ordnung ist, bin ich schnell fertig. Gibt es unklare Herde, dann dauert die Untersuchung länger, weil das Gerät vor- und zurückfährt, Aufnahmen, Bilder wiederholt werden müssen.

Ich kann mich nicht ablenken. Ich habe das Gerät fest im Blick, kontrolliere die Bewegung. Unaufhaltsam geht es vorwärts, es scannt meinen Körper, meine Knochen Stück für Stück. »Vorwärts, vorwärts, nur nicht zurück« – ich versuche die Maschine zu hypnotisieren.

Es ist vorbei und ich bin mir sicher, dass …

Dr. Oehler lässt mich nicht warten. Seine Gestik, seine Mimik signalisieren mir, dass es keine außergewöhnlichen Aktivitäten in meinem Knochengerüst gibt. Er bestätigt meinen Eindruck. Ich sehe mein Skelett auf den Bildern. Das bin ich – reduziert auf die Knochen.

Nur bei einem Prozent der Brustkrebspatientinnen finden wir bei einem primären ***Staging*** Knochenmetastasen. Wenn ich tatsächlich zahlreiche Speicherherde sehe und nicht zu erwarten ist, dass das lauter Unfälle und gutartige Veränderungen sind, dann gehe ich mit der Patientin in ein Besprechungszimmer und erkläre ihr, dass sie ihren Arzt aufsuchen soll. Ich würde ihr nicht die Wahrheit aufdrängen, die sie vielleicht nicht zu fassen vermag. Ich gebe in einem solchen Fall die Chance nachzufragen. Aber letzten Endes halte ich es für klug, sich zurückzuhalten. Der behandelnde Arzt, der Therapeut, der Lotse, ist primär derjenige, der mit dem Patienten spricht. Ich würde ihm nicht die Unwahrheit sagen, aber auch nicht die ganze Wahrheit. Anders ist es bei den Schilddrüsenpatienten, die wir in unserer Klinik behandeln. Die begleiten wir teilweise ein Leben lang, die kenne ich persönlich. Es macht Freude, sie zu führen, weil Schilddrüsenkarzinome in den niedrigen und mittleren Stadien Heilungsraten von nahe hundert Prozent haben. In der Nachbehandlung des Schilddrüsenkarzinoms kann den Patienten heute vielfach eine Schildrüsenunterfunktion erspart bleiben, wenn teure Medikamente verordnet werden. Das Rezept für solche Medikamente wird oft an den Universitätskliniken ausgestellt, da die Hausärzte wegen ihres ***Arzneimittelbudget***s diese Medikamente nicht gerne verschreiben. Solche Präparate kann man aber als ***Praxisbesonderheiten*** deklarieren. Sie werden dann auf das Budget nicht angerechnet. Auch die Arzneimittelausgaben der Uniklinik sind gedeckelt, doch nutzen die Ärzte in den verschiedenen Fachabteilungen ebenfalls die Möglichkeit einer Deklaration solcher Medikamente als Praxisbesonderheit. Es existiert eine konkrete Liste für Medikamente und Krankheitsgruppen, die dann eine solche Praxisbesonderheit begründen. Schließlich darf nicht derjenige bestraft werden, der besonders viele kranke Patienten hat. Wir bemühen uns, den Umstand nicht eintreten zu lassen, Privatpatienten solche Arzneimittel zu verschreiben und Kassenpatienten nicht. Das heißt, wir nutzen alle Möglichkeiten, die die gesetzliche Krankenversicherung bietet, damit Kassenpatienten Medikamente und Leistungen nicht aus eigener Tasche zahlen müssen.

Die Patientin

Ich rufe meine Kinder und Rudolf an. Glückliche Momente in diesem Albtraum. Organe und Knochen sind frei. Das bedeutet Leben – erst einmal.

Ich habe jetzt meine TÜV-Stempel und will wissen, wie es weitergeht. Andrea und ich haben uns vor der Frauenklinik verabredet. Wir bitten um ein kurzes Gespräch mit Dr. Warm. »Er hat wenig Zeit«, sagt mir die Schwester und geht. Dann bleibt sie stehen und kommt zurück: »Sind Sie Privatpatientin?« Ich lache. Andrea antwortet: »Ja.«

Es ist der zweite Kontakt mit diesem Arzt. Er fragt mich, ob ich schon in den Wechseljahren bin. Eine einfache Frage. Eine klare Antwort: »Nein.« Scham hat keinen Platz. Er, der Gynäkologe bewertet meine körperlichen Prozesse: »Wir müssen noch auf die genauen pathologischen Befunde warten. Ist der Krebs weitgehend hormonabhängig, dann operieren wir sofort und es folgt eine Strahlen- und ***Hormonbehandlung***. Die Wahrscheinlichkeit ist aber sehr gering bei einer Frau in Ihrem Alter. Ich gehe davon aus, dass der Krebs nicht oder nur zu einem gewissen Teil hormonabhängig ist. Und dann gehen wir vor wie besprochen: Chemo, Operation, Strahlentherapie, Ausschaltung der ***Ovarien,*** Hormontherapie.« Ich weiß nicht, ob ich nicht hören will, was er sagt, oder ob er nicht sagt, was ich hören möchte. Er nennt alle Therapieformen, die ich zu durchlaufen habe. Ich begreife aber nicht, was sich dahinter verbirgt. Ausschaltung der Ovarien? Ich weiß nur eins, ich will keine Hormontherapie. Das bedeutet jahrelanges Tablettenschlucken. Ich will nicht künstlich in die Wechseljahre geschickt werden. Ob ich durch »gute

Führung« drum herumkommen kann? Ich werde mich bemühen.

Er gibt mir noch den Tipp mit auf den Weg, mich schon einmal an die chemotherapeutische Abteilung zu wenden. Hätte ich das auch ohne dieses Gespräch erfahren? Die Ärztin dort würde mir alles Weitere mitteilen, mich über den Ablauf informieren. Wieder einmal weitergereicht. Dieses Mal in die Chemo.

Die Pathologen haben bisher nur die Bösartigkeit des Tumors festgestellt. Bis die detaillierten pathologischen Befunde da sind, werden noch ein paar Tage vergehen. Geduld. Kann man Geduld irgendwo kaufen? Die Tage verrinnen.

Ich stehe auf, frühstücke, wasche Wäsche, kaufe ein – und gehe arbeiten. Disziplin gibt Halt. Bloß nicht hängen lassen. Die Kollegen und Kolleginnen sind irritiert. Ich sehe nicht krank aus und bin es doch. Ich bin sogar lebensgefährlich krank. Was heißt lebensgefährlich? Wo sitzt die Gefahr? Krebs ist die Metapher für Siechtum, für Tod, lese ich bei Susan Sontag.

Meine Chefin hat eine Bitte an mich: »Am besten du lässt dich gleich für mehrere Monate krankschreiben. Dann bekommen wir leichter eine Aushilfe.« The show must go on … Bin ich schon eine Belastung, bevor ich belastet werde? Gelte ich schon jetzt als nicht mehr voll einsetzbar? Reicht dafür schon die Diagnose? Es ist für alle ein Lernprozess. Ich lasse mich nicht dauerhaft krankschreiben. Warum sollte ich? Ich will doch leben – und arbeiten.

Die Telefonnummer der Chemoärztin, sie geht mir nicht aus dem Kopf. Es dauert nicht lange, bis ich die sieben Ziffern auswendig kann, dafür umso länger, bis ich endlich mit der Ärztin spreche. Warten: Es herrscht Hochbetrieb in der Chemoabteilung. Die Ärztin hat viel zu tun – Stress, Hektik. Ich bin nicht die einzige Patientin. An diesem Montag ist es vier Wochen her, dass der Brustkrebsverdacht auf einmal im Raume stand. Vier Wochen!

Lisa Kleine, 28, Ärztin im Praktikum, damals ledig, inzwischen verheiratet, ein Kind, und Ärztin in der pharmazeutischen Industrie

Es war sehr schwierig, mich in der chemotherapeutischen Ambulanz ans Telefon zu bekommen. Pausenlos klingelte dort das Telefon, aber man sollte trotzdem konzentriert die Infusionsnadeln stechen. Man musste dabei sehr aufpassen. Es kamen immer Leute herein, die etwas von einem wollten, mit den Stationen, den Chemopatienten, den Schwestern und den Oberärzten musste ich Absprachen treffen – es gab ununterbrochen etwas zu organisieren.

Ich habe ein gutes halbes Jahr in dieser Abteilung als *Ärztin im Praktikum* gearbeitet und war für den gesamten Ablauf zuständig. Die Oberärzte haben die Therapieentscheidungen getroffen, aber die Organisation und Durchführung war mein Job.

Leider war es so, dass die Schwestern, die dort gearbeitet haben, nur die alltäglichen Handgriffe übernahmen. Die Terminabsprachen – das war ihre Meinung – gehörten nicht zu ihren Aufgaben, weil je nach Chemotherapie bei jeder Patientin unterschiedliche Rhythmen eingehalten werden mussten. Die Schwestern reichten deshalb immer nur den Hörer weiter. Und wenn ich zwischen sieben Nadeln saß, dann rief ich immer nur: »Nein, jetzt nicht – später.« Die Patientinnen, die schon häufiger in der Chemoambulanz waren, wussten, wie der Hase läuft, und haben nicht versucht, mich vor 15 Uhr zu erreichen. Um diese Uhrzeit waren die Infusionen gelaufen, dann bin ich ans Telefon gegangen und habe Fragen beantwortet. Aber für eine neue Patientin war es schwierig, mich ans Telefon zu bekommen, weil sie diese Abläufe nicht kannte.

Die Patientin

Ich habe Glück, die Ärztin ist am Apparat. Ich stelle mich vor. Ihre Reaktion trifft mich wie ein Schlag: »Ach, Sie sind die mit den stark befallenen Lymphknoten!« Ich bin sprachlos und muss doch

Worte finden – zittrig: »Bis jetzt geht man davon aus, dass meine Lymphknoten nicht befallen sind.« Die Ärztin stellt fest, dass sie mich verwechselt hat. Gott sei Dank. Einatmen. Ausatmen. Ich frage, wann ich die erste Chemotherapie erhalte. Ob es am Mittwoch endlich losgeht? Wann ich endlich informiert werde – über den weiteren Ablauf, über Wirkungen und Nebenwirkungen, über Risiken und Chancen der primären Chemotherapie.

Dr. Lisa Kleine

Hunderte von Malen habe ich diese Telefonate geführt. Jedes Mal fragten die Frauen: »Wann geht es los?« Ich wusste nur: Erst einmal bremsen! Im optimalen Fall habe ich von den Oberärzten, zum Beispiel von Dr. Warm, die Akte der Patientin erhalten, bei der eine Chemotherapie durchgeführt werden soll. Manchmal hatte aber auch die Patientin eher meine Telefonnummer, als dass ich von ihr wusste. Es war nicht immer so, dass Dr. Warm mit einer Patientin eine Therapie besprochen und als Nächstes mich angerufen hat, um zu sagen: Da kommt jemand.

Die Patientin

»Den Termin für die erste Chemotherapie, den müssen wir verschieben«, teilt mir Dr. Kleine mit. »Wir bekommen keinen Termin für ein ***Herzecho*** und ohne Herzecho können wir nicht beginnen.« – »Auch nicht als Privatpatientin?« Der Sesam-öffne-dich-Spruch ist mir inzwischen wohl vertraut. Dieses Mal hat er keine Wirkung. »Nein, auch nicht als Privatpatientin. Die ***Kardiologie*** ist einfach total überlastet. Frühestens in zehn Tagen geht es!«

Ich sehe den Krebs wachsen und wachsen.

Warten. Ich halte das nicht mehr aus. Noch einmal zehn Tage. Die Ärztin hat einen Tipp parat: »Am besten, Sie besorgen sich über private Kanäle ein Herzecho.«

Dr. Lisa Kleine

Die Patientinnen, die eine ***Studientherapie*** erhalten haben, waren mir nicht gerade die liebsten, denn für sie gab es unglaublich viel Drumherum zu organisieren: Bei diesen ambulanten Patientinnen müssen vor der Chemo ein Herzecho, ein Knochenszinti und ein Lebersono gemacht werden. Diese drei Termine zu organisieren bedeutete, mindestens drei unangenehme Telefonate innerhalb der Uniklinik zu führen. Ich musste an drei Vorzimmerdrachen vorbeikommen. Immer waren es dieselben unangenehmen Gespräche: »Die Patientin muss morgen einen Termin haben.« – »Sie können sie in zehn Tagen schicken.« – »Nein, das kann ich der Patientin nicht zumuten.« Glücklicherweise hat es oft geklappt, und ich habe die Termine vielfach zügig erhalten. Aber längst nicht immer. Ganz besonders schwierig war es, einen Termin für das Herzecho zu bekommen. Es gab im Institut für Innere Medizin eine Ärztin, die sich aus wissenschaftlicher Sicht mit den Veränderungen des Herzmuskels unter der Chemotherapie beschäftigt hat. Ihr konnte ich zu den unmöglichsten Zeiten Patientinnen zum Herzecho schicken, aber diese Ärztin war manchmal in Urlaub, krank oder einfach nicht da und dann blieb nur die normale Kardiologie. Ich habe dann den Patientinnen empfohlen: »Vielleicht kennen Sie einen Kardiologen? Ich brauche nur das Okay, dass das Herz in Ordnung ist.« Nun weiß ich auch, dass man bei einem Internisten nicht von heute auf morgen einen Termin bekommt, aber es war das Einzige, was ich als Tipp geben konnte. Manchmal verging wegen dieser erforderlichen Untersuchungen und Termine eine lange Zeit zwischen Diagnose und Beginn der Chemo. Dr. Warm sagte immer: Krebs ist kein Notfall. Aber vier Wochen! Ich finde diese Wartezeit absolut schrecklich, weil der Tumor ja noch im Körper ist.

Die Patientin

Ein Herzecho – selbst besorgen. Das ist kein Scherz. Nie hätte ich mir träumen lassen, dass man bei einer solchen Diagnose sich auch noch seine eigene Behandlung organisieren muss. Bis zur Verkündung der unheilvollen Krankheit habe ich nur mit Husten, Durchfall und Schnupfen Erfahrungen gemacht. Ich habe keinen blassen Schimmer, was ein Herzecho ist, aber genügend Ärzte im Bekanntenkreis, die mir Aufklärung verschaffen und vielleicht helfen können. Ich rufe meinen Hausarzt, Andrea und eine Kollegin an, deren Bruder Kardiologe ist. Und wiederhole: »Ich brauche in den nächsten vierundzwanzig Stunden ein Herzecho.« Alle drei halten mich für verrückt, bar jeder Kenntnis, wie unser Gesundheitswesen funktioniert. »Weißt du, dass Patienten rund drei, vier Wochen auf eine solche Untersuchung warten?«, bekomme ich zu hören. Und trotzdem: Eine Stunde später erhalte ich die erste Erfolgsmeldung von meinem Hausarzt und Freund: »Dr. Reuter, ein Kollege von mir, macht dir das Herzecho. Morgen früh, vor der normalen Dienstzeit. Du triffst dich mit ihm am schwarzen Brett auf der ersten Etage vor dem EKG.« Herzecho undercover! »Was ist mit der Bezahlung?«, frage ich. – »Vergiss es. ***Privat liquidieren*** kann er nicht, weil er nicht der Chef ist, und als Kassenpatient müsstest du Wochen auf einen Termin warten. Er macht es aus alter Freundschaft.« Ich bekomme also mein Herzecho umsonst! Ärzte im Bekanntenkreis sind mehr wert als tausend Versicherungen.

Oberarzt Thomas Reuter, 54, Internist, Vinzenz-Hospital, verheiratet, ein Kind

Ich kannte die Patientin gar nicht, aber als mein früherer Kollege anrief und sagte, eine Freundin der Familie habe Brustkrebs, bekomme aber keinen Termin für das Herzecho, da habe ich gesagt: »Schick sie mir vorbei. Ich mache das schnell am Morgen.«

Obwohl ich sie nicht kannte, tat sie mir Leid. Wenn eine Klinik solche Chemos verordnet, müsste sie auch die Logistik zur Verfügung stellen, damit die Untersuchung direkt gemacht werden kann und die Behandlung weitergeht. Das ist in unserem Krankenhaus doch auch so. Die Gynäkologie ruft an und sagt: »Wir brauchen einen Ultraschall des Bauchraums und ein Herzecho.« Und dann kommen die Patienten noch am selben Tag dran. Da gibt es keinerlei Zeitverzögerung.

Die Patientin

Am nächsten Morgen treffe ich mich mit dem Internisten am schwarzen Brett. Die Gänge sind leer. Keine Menschenseele ist zu sehen. Ohne uns einander vorzustellen, gehen wir in das Untersuchungszimmer. Ich lege mich auf die Liege, mit einem Ultraschallkopf fährt er über mein Herz. Ich sehe auf dem Bildschirm glasklare Vierfarbaufnahmen meines Herzens. Von oben, unten, links und rechts. Mein Herz pumpt und pocht ... so wie es soll. Wunderschöne Bilder.

Thomas Reuter

Es war ein Normalbefund, nichts Auffälliges. Dieses habe ich der Patientin auch mitgeteilt. Wenn ich etwas Negatives gesehen hätte, hätte ich es ihr nicht erzählt. Ich hätte den Befund dem Hausarzt geschickt. Ich sehe mich als Technokrat. Mein Chef sagt immer, ein Patient braucht einen Arzt und das ist in diesem Fall der Hausarzt oder der Gynäkologe, der die Behandlung leitet. Man erbringt eine Serviceleistung, das ist ein Großteil meiner Arbeit. Ich habe eine To-do–Liste und die arbeite ich ab. Früher hatte ich mehr Zeit für die Patienten, heute nicht mehr so häufig. Man muss sein Programm durchziehen. So weit, wie es geht. Man kann Überstunden bis zum Abwinken machen, aber man kann auch sagen, bis hierher und nicht weiter. Selbst wenn man schnell und strukturiert arbeitet, man schafft nicht alles, was man schaffen möchte. Die Verdichtung der Arbeit hat einen Grad erreicht, wo eine Steigerung kaum noch möglich ist. Überstunden ohne Ende sind nicht die Lösung des Problems. Abends ist man müde und platt. Die Ideale, mit denen ich an das Studium herangegangen bin, die habe ich nicht mehr. Sie sind auf der Strecke geblieben, durch die vielen Vorschriften und die Bürokratie. Man muss die Diagnosen erfassen, dokumentieren, was gemacht worden ist, damit hinterher auch alles bezahlt wird. Fünfundzwanzig Prozent meiner Zeit benötige ich für die ***Dokumentation***. Diese Zeit hatte man früher für den Patienten. Und dann ärgert man sich noch ständig über dieses Gesundheitssystem. Über ***Fallpauschalen, Liegezeiten*** und ***DRGs***, also die ***Diagnosis Related Group***s, über all diese Verrücktheiten der Abrechnung im Krankenhausalltag beziehungsweise im Gesundheitssystem. Das darf man alles nicht laut diskutieren, dann bekäme man Probleme über Probleme. Ein anderes Beispiel: Vor kurzem war ich in der Apotheke. Eine Sozialhilfeempfängerin, chronisch krank, brauchte Medikamente. Siebzig Euro sollte sie zahlen. Sie hat gefragt: »Und wovon soll ich die Woche leben?« Sie ist gegangen und hat die Medikamente dagelassen. Das kann doch wohl nicht wahr sein, oder?

Die Patientin

Nach zehn Minuten kann ich den Raum verlassen und halte den »unauffälligen ***farbdopplerischen echokardiographischen Befund***« in meinen Händen. Ich bin Herrn Reuter so dankbar. Später wechselt ein guter Tropfen den Besitzer.

Ich habe nun alle Hausarbeiten erledigt. Meine Chemotherapie kann beginnen – hoffe ich.

3. Jetzt geht es dem Tumor an den Kragen

Geschwind, geschwind – das Kolloquium ruft
Aufklärung über die Chemotherapie

Die Patientin

Tulpen, Geranien, Lilien, Gerbera, Osterglocken, Rosen – im Wohnzimmer steht ein gutes Dutzend Blumensträuße. Sie legen Zeugnis ab von der Anteilnahme im Freundes- und Bekanntenkreis, sie drücken die Betroffenheit aus: »Es tut mir sehr Leid ... wie furchtbar ... Du Arme.« Eine Krebsdiagnose erzeugt Leichenbittermienen, Krebs ist die Diagnose, vor der jeder Angst hat. Krebs ist das Synonym für Tod. Und Blumen ...? Ich fühle mich wie auf meiner eigenen Beerdigung und gebe meiner Familie Anweisung: »Alle Sträuße auf den Kompost – bis auf zwei.« Noch lebe ich! Eine Freundin ruft an: »Ich habe zwei Karten für eine Lesung. Willst du mitgehen?« Ich umarme sie – so weit das geht – per Telefon. Sie nimmt mich mit in das Leben, lässt mich teilhaben, grenzt mich nicht aus. Trotz Krebs, trotz aller Untersuchungen, trotz Therapien und Diagnosen.

»Du wirst durch die Hölle gehen« – hat eine Kollegin zu mir gesagt. Sie hatte noch nie eine Chemotherapie durchgemacht. Heute werde ich auf diese angebliche Hölle vorbereitet. Ich habe beschlossen, mich nicht verrückt machen zu lassen, bin guten Mutes, dass ich die ***Zytostatika*** gut vertrage – allen Unkenrufen selbst ernannter Experten zum Trotz.

Ich bin so froh, dass es morgen losgeht, dass ich fast beschwingt in die chemotherapeutische Ambulanz komme. Vier Wochen und zwei Tage nach dem schicksalhaften Besuch bei meinem Radiologen. Frau Dr. Kleine hat mich für 15 Uhr einbestellt. Ich bin pünktlich. Die chemotherapeutische Ambulanz liegt ein wenig abseits der anderen Behandlungsräume. Ich werde in ein kleines Zimmer geführt. Hier stehen Telefone, Drucker, PC, Kisten auf dem Boden, Regale. Viel Platz ist nicht, die Tür steht offen. Ein Stuhl befindet sich schräg seitlich hinter dem Schreibtisch, Richtung Fenster gerichtet. »Hallo, nehmen Sie Platz. Ich bin Frau Dr. Kleine, wir haben schon miteinander telefoniert. Ich werde die Chemotherapien bei Ihnen durchführen.« Wunderbar – eine Ärztin für alle Chemos! »Ich habe gleich Zeit für Sie.« Ich setze mich. Frau Dr. Kleine ist jung. Ich schätze sie auf Ende zwanzig. Der Drucker arbeitet. Das Telefon klingelt. Sie kehrt mir den Rücken zu. »Frau Krampe, gut, dass Sie anrufen. Übermorgen ist Ihr OP-Termin ... Bringen Sie einen normalen BH mit. Sie haben ja eine ***komplette Remission***. Es wird brusterhaltend operiert ...« Ich bin verwundert – ein Gespräch mit einer Patientin vor einer Patientin? – und rufe mich unmittelbar zur Ordnung. Komm, egal. Ist doch wunderbar zu hören, wie die Chemo anschlägt. Der Krebs ist weg bei dieser Frau. Meine Begeisterung für die primäre Chemotherapie steigt. So einen Anruf möchte ich auch irgendwann bekommen! Das Gespräch mit der Patientin ist zu Ende, Frau Dr. Kleine dreht sich um, hat jetzt Zeit für mich, glaube ich zumindest. »Ich informiere Sie jetzt über den Ablauf und die möglichen Nebenwirkungen. Sie nehmen an einer klinischen Studie teil.« – »Schön, dass Sie Zeit haben, ich habe auch noch eine ganze Reihe von Fragen«, kündige ich an. Davon ist sie jedoch nicht begeistert: »Ich habe sehr wenig Zeit, um halb vier ist Kolloquium.« Sie wirkt gestresst. Inzwischen ist es viertel nach drei. Dr. Kleine beginnt: »Sie erhalten zwei der wirksamsten Medikamente in der Behandlung der Brustkrebserkrankung in dreiwöchigen Abständen. ***Epirubicin*** und ***Paclitaxel***, ein ***taxol*** haltiges Medikament. Jede Woche müssen Sie Ihr ***Blutbild*** überprüfen lassen.« Eine Krankenschwester oder eine Ärztin betritt den Raum, stellt sich nicht vor, sucht etwas in den Kartons, findet es und verschwindet wieder. Meine Ärztin ist inzwischen bei den Nebenwirkungen: »Die Chemotherapie kann zu ausgeprägten Erschöpfungszuständen führen. Sie werden meist durch ***Blutarmut*** ausgelöst. In diesem Falle geben wir ***Erythropoetin,*** das regt die Bildung von roten Blutkörperchen an.« Das Telefon klingelt erneut. »Moment.« Dr. Kleine wendet sich wieder dem Schreibtisch zu, hebt den Hörer ab: »Mhm, ... ich kann Ihnen ein Rezept ausstellen. Das hilft bei Beschwerden mit den Mundschleimhäuten. Sie können es sich abholen oder es sich auch von Ihrer Frauenärztin ausstellen lassen.« Die Ärztin füllt im PC ein Rezept aus, der Drucker fängt an zu arbeiten. Sie dreht sich wieder zu mir um, setzt ihren Monolog fort: »Das Taxol kann Schmerzen in den Extremitäten, Kopf- und Gelenkschmerzen, Magen-Darm-Beschwerden, Mundtrockenheit sowie Übelkeit hervorrufen. Die Haare fallen Ihnen meist innerhalb von zehn Tagen aus ...« Dass ich kein Sprudelwasser verabreicht bekomme, war mir klar. Ich bin wenig entsetzt, höre zu und schreibe mir zu den verschiedenen Punkten Stichworte auf. Eine Kollegin kommt herein und unterbricht: »Ich suche die Akte von der Patientin Steinbach. Hast du sie?« – »Die muss vorne im Sekretariat liegen.« Meine Ärztin ist nun thematisch bei dem zweiten Präparat: »Epirubicin kann das Herz schädigen. Haben Sie das Herzecho machen lassen?« – Ich sage »Ja.«. Sie führt ihre Aufzählung fort: »Schwächegefühle, Benommenheit, Müdigkeit sind typische Symptome unter der Therapie. Wenn der Venenkatheter sich verschiebt, kann es zu schweren Gewebedefekten kommen. Sie sollten den Arm also morgen möglichst ruhig halten.« Ich höre immer noch zu – inzwischen ist es halb vier. »Bringen Sie sich etwas zu lesen mit oder hören Sie CDs. Rechnen Sie mit fünf Stunden. Diese Patienteninformationen sind für Sie. Lesen Sie alles noch einmal durch und bringen Sie bitte morgen die Einverständniserklärung unterschrieben mit.« Ein achtseitiges Papier und ein Formular werden mir gereicht. »Ich habe noch Fragen!« – »Aber nur, wenn es schnell geht. Ich muss ins Kolloquium.« Der Patient als störender Faktor der Wissenschaft? Ich verbanne den Gedanken aus meinem Kopf. In diesem Moment kommt Dr. Warm ins Zimmer. Wir begrüßen uns kurz und ich nutze die Gelegenheit, meine Fragen anzubringen: »Ich wüsste gerne, wie der ***HER-2/neu-Faktor*** ist. Das pathologische Gutachten liegt doch inzwischen vor?!« Andrea hat mir aufgetragen, danach zu fragen. »Der ist negativ«, sagt Warm. Ich weiß weder, was der HER-2/neu-Faktor ist, noch was ein negativer Wert bedeutet: »Und: Ist das gut?« – »Ja, das ist gut, und der Tumor ist zudem hormonabhängig. Was das bedeutet, habe ich Ihnen ja schon gesagt.« Das klingt für mich wie eine Drohung. Weg ist er – ebenfalls ab ins Kolloquium. Das scheint eine spannende Veranstaltung zu sein. Auch Frau Dr. Kleine hält nichts mehr. »Noch schnell zwei Fragen: Kann ich unter der Chemo weiter arbeiten gehen? Kann ich weiter Sport treiben?« – Dr. Kleine steht auf und antwortet kurz und knapp: »Nach der ersten Chemo schreiben wir die Patientinnen normalerweise zwei Wochen krank. Sport treiben? Belastungen sollten Sie meiden.« Sport ist für mich keine Belastung, möchte ich entgegnen, aber da ist sie schon aus der Tür. Ich hätte so gerne noch gewusst, wer mein Ansprechpartner ist, ob es Nahrungsmittel gibt, die ich meiden oder bevorzugen sollte, wie ich mit dem Haarausfall umzugehen habe ... Ein patientenzentriertes Gespräch habe ich mir anders vorgestellt. Das war also nun der Auftakt. Wozu? Zu einem Drama in sechs Zyklen? Ich beruhige mich selbst: »Keine Panik, das Wichtigste ist, dass es dem Krebs jetzt an den Kragen geht.«

Dr. Lisa Kleine

Ich habe mich bei diesem Aufklärungsgespräch nicht wohl gefühlt. Das war kein gutes Gespräch. Das weiß ich noch. Es war eine klassische Situation – unmittelbar vor der Nachmittagsbesprechung, an der ich unbedingt teilnehmen musste, weil der Chef dort die medizinisch schwierigen Fälle des Tages vorstellte und die Therapieentscheidungen gefällt wurden.

Die letzten Chemopatientinnen waren gerade weg, das Telefon klingelte immer wieder. Die Patientin wurde Zeuge von Gesprächen, die eigentlich nicht für ihre Ohren bestimmt waren. Manche Dinge mögen sie geschockt haben. Ich hatte keine Ruhe für sie, obwohl mir dieser erste persönliche Kontakt zu den Patientinnen immer viel wichtiger war als das Kolloquium. Trotzdem durfte ich nicht zu spät zu dieser Zusammenkunft kommen. Ich wollte nicht zeigen, unter welchem Druck ich stand, aber man darf sich da nichts vormachen, das Gegenüber spürt es doch.

Diese Patientin wollte mehr wissen als die meisten anderen, zufrieden gestellt habe ich sie nicht. Dabei ist das eigentlich mein Anspruch. Viele formulieren keine Fragen, das erzeugt in mir immer den Eindruck, meine Informationen gehen zum einen Ohr hinein und zum anderen Ohr wieder hinaus. Das finde ich nicht gut. Später sind dann diese Frauen so überrascht von all den Nebenwirkungen, von den vielen Medikamenten, von all dem, was auf sie zukommt.

Als diese Patientin in die Chemoambulanz kam, hatte ich dort schon sechs Monate gearbeitet; ich hielt mich für kompetent, was das Verabreichen der Chemotherapien anbelangte. Am Anfang meiner Zeit in dieser Abteilung war das nicht so gewesen. Ich wurde als Ärztin im Praktikum sechs Monate im Bereich Kreißsaal/Risikoschwangerschaft, sechs Monate auf einer chirurgischen Station und im OP sowie sechs Monate in der Chemoambulanz eingesetzt. Zu Beginn war das sehr schwer für mich. Ich musste mich fachlich in die Onkologie, in die ***Therapieschemata*** einarbeiten und die Nebenwirkungen lernen. Der Kontakt gerade zu den vielen schwer kranken Frauen ging ans Eingemachte, ich war konfrontiert mit Tod und Sterben. Ich musste erst üben, mit den Patientinnen zu sprechen.

All das lernt man im Studium eben nicht, das ist ganz klar ein Defizit. Man studiert Medizin und fragt sich immer wieder, wie man später mit den Patienten reden soll. Es gab im fünften Semester das Fach Psychologie, da haben wir einmal versucht, uns in einem Rollenspiel ein wenig Feedback zu geben. Der eine war der Arzt, der andere der Patient ... als ob das helfen würde. Es wurde immer gesagt: »Das lernt man dann schon, wenn es so weit ist.« Ich hatte dennoch große Angst davor.

Während meines Praktischen Jahres erlebte ich in einer anderen Klinik einen Oberarzt, der zu einer Patientin während der

Visite sagte: »Das ist bösartig.« Und schon waren wir wieder raus aus dem Zimmer. Ich war geschockt und habe mir geschworen: »So machst du das nicht – später.« Negative Beispiele habe ich genug gesehen.

Das Wasser, in das ich springen musste, war also eiskalt und man schaut nur, dass man nicht untergeht. Täglich musste ich in der Chemoambulanz Aufklärungsgespräche führen – beinahe mit jeder Patientin. Ich habe immer versucht, den Patientinnen ein wenig die Angst zu nehmen. Andererseits war es auch wichtig, ehrlich zu sein, die möglichen Nebenwirkungen konkret anzusprechen. Dieser Spagat war oft schwierig.

Die Patientinnen bekamen sehr unterschiedliche Chemotherapien und manches Mal wurde eine Frau – frisch operiert – von der Station direkt in die Ambulanz geschickt. Erst unmittelbar vor dem Verabreichen der Chemo erfuhr sie also, was auf sie zukommt. Nicht gerade ideal.

Die Aufklärungen über die Studienchemotherapien waren die aufwändigsten. Es mussten nicht nur, wie bei jeder anderen Chemotherapie, die allgemeinen Nebenwirkungen wie Übelkeit und Haarausfall angesprochen werden, sondern es kamen auch spezielle Untersuchungen auf die Patientinnen zu. Ich habe immer die Vorteile in den Vordergrund gerückt: Zum Beispiel, dass in regelmäßigen Abständen Ultraschalluntersuchungen erfolgen sollten, um das Ansprechen des Tumors auf die Therapie zu beurteilen, oder dass man bei dieser Studie ein spezielles Medikament erhält, sobald die roten Blutkörperchen stark absinken. Das war immer der gleiche Ablauf.

Diese Patientin ist zu einem Zeitpunkt in der Chemoambulanz aufgetaucht, als ich diese Abteilung verließ und die Organisation sich dort änderte. Von nun an sollte an jedem Tag ein anderer Arzt in der Chemoabteilung zuständig sein. Eine Konsequenz der Nachtdienstregelung. Das war für die Patientinnen keine glückliche Entscheidung, denn es ging ja nicht nur darum, die Infusionen einfach in die Patientinnen hineinlaufen zu lassen. Oft tauchten nämlich die Probleme mit Erbrechen, Übelkeit erst nach Verabreichung der Chemotherapie auf, manchmal erst nach Tagen. Schlechte Blutwerte hatten die meisten Frauen zwischen den ***Therapiezyklen***. Die Patientinnen brauchten deshalb eigentlich einen konstanten Ansprechpartner in der Ambulanz.

Generell muss man sagen: Die Chemoambulanz ist eine der stressigsten Stationen und gilt in der fachärztlichen Ausbildung in unserer Klinik als Sackgasse, weil man den ganzen Tag dort präsent sein muss und nicht in den OP kommt. Der Job dort war weder beliebt noch angesehen.

Als junger Mediziner wird man in den Kliniken verheizt. Alle meine Freunde und Bekannten, die in Krankenhäusern arbeiten, erzählen die gleichen Geschichten. Es gibt immer mehr Patienten pro Arzt, die Liegezeiten werden immer kürzer, die Verwaltungsaufgaben immer umfangreicher. Es wird verlangt, verlangt, verlangt. Man wird sehr selten positiv unterstützt, gelobt, gefördert, ständig herrscht nur Druck, Druck, Druck. Man hat das Gefühl, die Arbeit, die man macht, ist nichts wert, weil sie auch nichts kostet. Rund tausend Euro brutto verdient ein Arzt im Praktikum. Glücklicherweise haben die Politiker entschieden, den Arzt im Praktikum Ende 2004 abzuschaffen. Ob sich aber dadurch die Arbeitsbedingungen ändern?

Die Oberärzte in der Uniklinik haben uns ***AIP***-ler unterstützt, wo sie konnten, aber die Menge an Arbeit, die schlechte Organisation eines solchen Apparates und vor allem dieser Druck – das erzeugt insgesamt kein schönes Klima. So sehe ich das aus der Warte einer jungen Ärztin!

Ich musste mich um so viele Dinge kümmern, die nichts mit Medizin und den Patienten zu tun hatten: Akten hier und Akten da, für alles fünf verschiedene Zettel ausfüllen, Verwaltungskram, ***Kodieren*** – und das in drei verschiedenen Systemen. Das kostet unendlich viel Zeit. Dabei könnten viele dieser Aufgaben gut von Sekretärinnen abgewickelt werden. Stattdessen werden Stellen eingespart. Jeder arbeitet doppelt so viel, wie er müsste. Ich glaube, dass alle meine Kollegen ihr Bestes gegeben haben, aber das Beste reicht vorne und hinten nicht, und man spürt es selbst.

Einmal hatte ich versucht, mich intensiv um eine ältere Frau zu kümmern, bei der alles schief lief. Ich hatte für sie den ambulanten Pflegedienst, die Wundversorgung organisiert und dafür alles andere liegen lassen. Ich bin froh, dass ich es gemacht habe, weil sie ganz alleine war. Aber was hatte ich dadurch für einen Stress! Alle anderen Patientinnen mussten warten und ich spürte, dass ich etwas tat, was nicht meine Aufgabe war.

Es war einfach nie die Zeit da, sich zu unterhalten und sich zu kümmern. Es wäre schön gewesen, wenn ich mehr Ruhe – zum Beispiel auch für diese Aufklärungsgespräche – gehabt hätte, nicht nur für diese Patientin, sondern für alle Frauen. Dieser Zeitmangel ist das Frustrierende an dem Job. Für mich bedeutet es das traurige Ende eines Traumberufs. Man wird sich selbst und den Patienten nicht gerecht.

Was für eine Prüfung: rückwärts Achterbahn fahren!

Primäre Chemotherapie

Die Patientin

Es ist so weit. Ich lerne die »Hölle« kennen. Diese Androhung meiner Kollegin geht mir nicht aus dem Kopf. Doch diese Hölle, die sich Chemoambulanz nennt, entspricht mehr dem Fegefeuer. Ich habe noch eine Chance zu entrinnen; ich leide, um anschließend wieder heil und gesund zu sein.

Den Lebenden wird der Eintritt nicht verwehrt. »Augen zu und durch«, gebe ich als Parole aus und mache mir selbst Mut. Andrea und ich betreten die Räume, die im Erdgeschoss liegen. Ein Gang, links drei Durchgangszimmer, rechts das mir schon bekannte Arztzimmer. Es ist früh am Morgen. Viele Sünderinnen sind noch nicht an diesem mystischen Ort der Läuterung eingetroffen. Andrea und ich nehmen das letzte Zimmer in Beschlag. Der Raum ist leer.

Ich lerne Frau Dr. Rothe kennen, bin überrascht, weil ich Frau Dr. Kleine erwartet habe. Dr. Rothe schätze ich auf Anfang dreißig, sie ist freundlich, erklärt, was auf mich zukommen wird: »Als Erstes werden wir Ihnen Blut abnehmen, Ihre Blutwerte überprüfen. Wenn die in Ordnung sind, beginnen wir mit dem so genannten Vorlauf. Sie bekommen ein Mittel zum Schutz der Blase, ein weiteres gegen allergische Reaktionen und eines gegen Übelkeit.« Der Kampf gegen Krebs hat viele Nebenkriegsschauplätze.

Dr. Andrea Knipp-Selke, 37, Ärztin, freie Journalistin, verheiratet, zwei Kinder, Freundin der Patientin

»Meine Freundin bekommt ***Zofran*** – nichts anderes.« Mit diesen Worten hatte ich meinen ersten Auftritt in der chemotherapeutischen Ambulanz. Mein Mann und ein befreundeter Kollege haben lange in der Onkologie gearbeitet. Von ihnen wusste ich, dass dieses Mittel sehr wirksam gegen Übelkeit ist. Die Ärztin, die in der Ambulanz Dienst tat, war noch recht jung. Sie wollte meiner Freundin partout ein anderes Mittel verabreichen, aber weil ich Kollegin bin, gab sie irgendwann klein bei und meine Freundin bekam Zofran. Ich wunderte mich, dass dort keine erfahrenen Ärzte Dienst taten.

Ich bin Ärztin, vielleicht bin ich das nur aus Protest geworden. Ich hatte einen schwerstbehinderten Bruder. Viele Male mussten meine Eltern und ich uns sagen lassen: »Sie machen das jetzt so und nicht anders.« Das wollte ich nie mehr erleben, und ich glaube, dass ich auch aus diesem Grund Medizin studiert habe. Denn ganz egal, wie dieses Gesundheitswesen strukturiert ist, ganz egal, ob ich gesetzlich oder privat versichert bin, ob ich die nächsten vierzig Jahre den Beruf ausübe oder nicht – es reicht, wenn ich sage: »Ich bin Ärztin«, und schon geht vieles, was normalerweise nicht geht!

Jetzt saß ich mit meiner Freundin in der Chemoambulanz und war ein Stück weit erleichtert. Schließlich hatte ich sie zu den meisten Untersuchungen und Gesprächen begleitet und ihr geraten, sich in der Uniklinik behandeln zu lassen. Eine Aufgabe, die meiner Meinung nach eigentlich die Frauenärzte leisten müssen. Die betroffenen Frauen sind nicht in der Lage, derartige Entscheidungen zu treffen. Meine Freundin hätte ohne meine Beratung wahrscheinlich den schnellsten Weg gewählt. Und ich bin mir nicht einmal sicher, ob ich nicht genauso handeln würde, wäre ich betroffen.

Ich fand das Konzept der Uniklinik von Anfang an stimmig und war zufrieden, dass meine Freundin meinem Rat folgte. Aber als dann Woche für Woche mit Voruntersuchungen verstrich, wurde mir ganz anders zumute. Ich habe überlegt, wie viele bösartige Zellen in dieser Zeit wohl entstehen würden? Ich habe überlegt, was eigentlich passiert, wenn der Krebs unter der Chemotherapie wachsen würde, wenn er nicht anspräche auf diese Mittel. Und was machten wir dann? Diese Gedanken haben mir schon Sorge bereitet.

Jetzt war die Warterei endlich vorbei. Der ***Vorlauf*** lief in ihre Venen, und wir hatten es uns in dem hinteren Zimmer recht gemütlich gemacht. Wir waren alleine. Sie hatte – wie immer – einen Stapel Zeitungen dabei. Ich wollte gerade aus einem Buch vorlesen, als die Ärztin mit den Infusionsflaschen ankam. Sie hatte eine Schürze und Handschuhe an und ich dachte: »Jetzt spielen wir *Star Wars*.« Das war eine skurrile Situation. Wir beide waren bemüht, so zu tun, als träfen wir uns zum gemütlichen Vorlesen am Nikolaustag, obwohl es ja kurz vor Ostern war, und die in Alufolie gepackte Infusionsflasche, die Schürze und die Handschuhe passten so gar nicht zu unserer gewollten Adventsstimmung. Mir wurde schlagartig bewusst, das war kein Wasser, das hier verabreicht wurde.

Ich habe damals immer noch gedacht, das kann gar nicht sein, dass sie ein Karzinom hat, bei den vielen Untersuchungen, die sie immer hat machen lassen. Und jetzt plötzlich verabreicht ihr eine Ärztin mit Schürze und Handschuhen diese Mittel.

Ich habe während meiner Ausbildung im Krankenhaus häufig beobachtet, wie die Chemotherapien vorbereitet und verabreicht wurden, aber in diesem Moment saß ich auf der anderen Seite. Die

Schutzkleidung war bei dieser Chemotherapie absolut angemessen, trotzdem dachte ich: »Meine Freundin ist doch keine Aussätzige.« Eine derartige Situation nimmt man völlig anders wahr, wenn man betroffen ist. Obwohl ich ja nicht betroffen war, fühlte ich mich so.

Die Patientin

Die orangefarbene Flüssigkeit sieht richtig giftig aus. Sie fließt in meine Venen. Laaanggsssaaam. Das würde länger dauern als zwei, drei Stunden, wie wir beide gehofft hatten. Ich schaue mir die Flaschen an, begreife sie als meine Freunde. Denn sie werden mir helfen, dass mein Leben wieder in geordnete Bahnen zurückfindet. Ich lese und albere mit Andrea herum: »Wenn das Leben im Fegefeuer so ist wie hier, dann ist es gut auszuhalten!«

Mir ist nicht übel, unsere Zweisamkeit ist angenehm. Sie wird nur ab und zu gestört von den Gesprächen aus dem Nebenraum, zu dem es keine Tür gibt. Schlag auf Schlag werden dort die Frauen an die Infusionen gelegt. »Frau Doktor ... ich bin immer so müde.« – »Nehmen Sie bitte die blauen Infusionsnadeln, meine Venen sind so schlecht.« Ich versuche wegzuhören. Das geht mich nichts an.

Irgendwann stehe ich auf, gehe zur Toilette. Im ersten der drei Durchgangsräume sitzen inzwischen sechs Frauen. Kaffeeklatsch-atmosphäre. Die Frauen entsprechen überhaupt nicht dem Bild, das von krebskranken Frauen gezeichnet wird. Sie siechen nicht dahin. Ob die eine von ihnen eine Perücke auf hat? Wann werden meine Haare ausfallen? Ich kann es mir nicht vorstellen.

Kurze Zeit später ist es mit unserer intimen Zweisamkeit vorbei. Eine Frau im Rollstuhl wird hereingefahren. Ach Gott, denke ich, wie ungerecht. Da sitzt die Frau schon im Rollstuhl und hat auch noch Brustkrebs.« Sie stöhnt, sie leidet, sie hat Schmerzen. Sie tut mir Leid. Es dauert, bis ich begreife: So sieht das Ende aus. Aller Optimismus, die aufrechte Haltung ist dahin. Tränen laufen.

Dann kam diese Frau im Rollstuhl. Sie würgte, sie zeterte, sie hat nur gejammert. Das Gespräch zwischen meiner Freundin und mir erstarb. Es war mir bewusst, dass diese Frau Metastasen hatte, sie bekam nicht die erste Chemo. Sie verlangte nach Morphium. Ich fragte mich, warum ersparen sie uns nicht diese Konfrontation am ersten Chemotag?

Ich war und bin der festen Überzeugung, dass meine Freundin nicht an Brustkrebs sterben wird. Doch als diese Patientin plötzlich mit uns in einem Zimmer war, da dachte ich, die Klinik möchte uns zeigen, dass es nicht gut ausgehen wird. Meine Freundin war recht gelassen und hatte viel Verständnis für diese Frau. Ich war ziemlich wütend darüber. Ich fragte mich: Sieht sie sich in ihr wieder? Glaubt sie, das ist ihr Weg? Ist das die Solidarität zwischen Brustkrebsfrauen? Das kann doch wohl nicht wahr sein! Ich fand die Situation extrem belastend – ganz besonders für die erste Chemotherapie. Am liebsten hätte ich meine Freundin auf den Arm genommen und wäre mit ihr in einen anderen Raum geflüchtet, wo wir weiterhin hätten allein sein können.

Ich weiß, dass es Kliniken gibt, in denen das möglich ist. Wenn man dort eine Chemotherapie erhält, dann wird einem ein Zimmer zugewiesen. Die Patientinnen können alleine sein, wenn sie wollen. Sie können aber auch in den Gemeinschaftsraum gehen, wenn sie das Gespräch mit anderen Frauen suchen.

Hier spielte der Wunsch der Frauen keinerlei Rolle. Es gab keinen Respekt vor der einzelnen Frau, sie war nur ein Stück Karzinom; Intimität hatte hier keinen Platz. Die Räume waren nicht voneinander getrennt, man bekam alles von den anderen mit, ob man wollte oder nicht.

Ich bin mir sicher, dass keine Schwester, kein Arzt sich bewusst ist, wie diese Situation auf die Patientinnen wirkt.

Meine Freundin und die anderen Frauen – sie kamen mir vor wie weidwunde Tiere, die sich in einer offenen Arena bewegen mussten. Ich finde, man müsste sie in Watte packen, sie sind schon so schutzlos …

Die Patientin

Nach fünf langen, langsam vergehenden Stunden sind alle Flaschen durchgelaufen. Ich fühle mich, als hätte ich zu viel getrunken. So voll. Mehr aber nicht. Frau Dr. Rothe ruft uns in das Arztzimmer, das ich schon kenne: »Sie sehen aber geschafft aus. Wie ist es? Könnten Sie noch rückwärts Achterbahn fahren?«

Kirmes. Achterbahn. Chemotherapie. Krebs.

Welchen Zusammenhang gibt es? Ich verstehe die Frage nicht. Was muss ich antworten?

Andrea

Es herrschte sekundenlang absolute Stille in dem Trio. In diesem Arztzimmer, das den Namen »Zimmer« nicht verdient hat. Sagen wir mal, es enthielt einen Schreibtisch und zwei Türen, es war ein Durchgangszimmer, durch das ständig jemand hindurch musste. Wir saßen hintereinander, dem Rücken der Ärztin zugewandt. Und dann diese Frage: »Können Sie noch Achterbahn fahren?« Ich habe dagesessen und angestrengt überlegt: Wie fühlt man sich, wenn man rückwärts Achterbahn fährt? Wann bist du das letzte Mal Achterbahn gefahren und wie hast du dich dabei gefühlt?

Achterbahnfahren.

Ich erinnerte mich nur daran, dass mir schon beim Vorwärtsfahren schlecht wird. Sekunden verstrichen. Irgendwann begriff ich …

Andrea rettet die Situation: »Sie wollen wissen, wie es um den Gleichgewichtssinn meiner Freundin steht? Diese Frage kann sie Ihnen klar und präzise beantworten!«

Mein Gleichgewichtssinn ist völlig in Ordnung, Achterbahn hin, Achterbahn her.

Die Ärztin und Andrea beraten erneut über die Medikamente, die ich gegen die mögliche Übelkeit einnehmen soll. Andrea erreicht, was sie möchte. Ich bekomme ein Rezept in die Hand gedrückt. Wir verlassen den Ort der Läuterung, dieses Fegefeuer für Krebspatientinnen. Auf dem Weg nach Hause sagt Andrea: »Das Mittel gegen Übelkeit nimmst du jetzt sofort und du nimmst es in hoher Dosis, damit dir gar nicht erst schlecht wird.« Von meiner hübschen blonden und jungen Ärztin habe ich keine Tipps bekommen. Sie hat mich einfach nach Hause geschickt. Kein aufmunterndes Wort, kein Hinweis: »Ich bin für Sie da.«

Andrea unterbricht meine Gedanken: »Sag mal, hast du eine Krankschreibung bekommen?« Ich stöhne: »Nein, habe ich nicht. Ich habe es vergessen. Ich werde versuchen müssen, jemanden zu erreichen und sie mir schicken zu lassen.«

Ein paar Stunden später gehe ich in die Apotheke, um das Rezept einzulösen. Der Apotheker verweigert das Medikament: »Diese Dosierung gibt es nicht.« Das Rezept ist falsch ausgefüllt. Ich rufe in der Uniklinik an, einmal, zweimal, dreimal. Meine Anrufe gehen ins Leere. Ich erreiche niemanden. Andrea ist meine Rettung. Sie gibt dem Apotheker telefonisch Anweisung, welches Präparat ich in welcher Dosierung benötige.

Wie machen das andere Frauen, die keine »Andrea« an ihrer Seite haben?

Andrea

Oh Hilfe, dachte ich, als meine Freundin anrief. Keine Krankschreibung, die falsche Dosierung auf dem Rezept, die würdelose Fließbandatmosphäre in der Ambulanz – das war nicht optimal, um es einmal sehr vorsichtig auszudrücken. Und meine Freundin hatte noch Verständnis und suchte nach Entschuldigungen!

Ich bin mir sicher, dass solche Fehler nicht nur bei meiner Freundin passiert sind. Die meisten Frauen werden sich in ihr Schicksal ergeben, sie werden sich dem Apparat ausliefern, hinnehmen, sich nicht wehren. Wie allein gelassen müssen sie sich fühlen, vor allem, wenn es ihnen dann wirklich schlecht geht.

Mich hat die erste Chemotherapie in meinem Leben ziemlich mitgenommen, dabei war ich noch nicht einmal die Patientin!

Die Patientin

Die falsche Dosierung, keine Krankschreibung, die Atmosphäre – ich bin bereit, das alles beiseite zu schieben. Denn körperlich geht es mir gut. Und das ist die Hauptsache. Ist das die Chemotherapie, über die ich so schreckliche Geschichten gehört habe? Oder ist es nur der harmlose Auftakt zu einer sich steigernden Höllenfahrt?

Freunde, Bekannte, Kollegen rufen an. Sie alle wollen erfahren, wie es war. Eigentlich wissen es die meisten bereits: »Es war schrecklich, oder?« – »Es war furchtbar, nicht wahr?« Ich erfülle so manche Erwartung nicht. »Warte ab, das wird von Mal zu Mal schlimmer!« Welch ein Trost! Die gut gemeinten Rat-Schläge, die Tipps der anderen sind keine Hilfe: »Du musst jetzt optimistisch sein!« – »Du solltest positiv denken!« – »Du darfst nicht die Flinte in Korn werfen!«

Müssen. Sollen. Dürfen. Ich werde allergisch gegen Hilfsverben!

Hängt Heilung von meinem Willen ab? Liegt es in meiner Hand, ob ich sterbe oder leben werde? Welch ein Druck! »Du solltest überlegen, was falsch gelaufen ist in deinem Leben.«

Wunderbar! Bin ich ein armer Sünder und muss deshalb durch das Fegefeuer gehen? Bin ich verantwortlich für die Erkrankung? Bilde ich mir die Zuweisung von Schuld vielleicht ein? Welche Last – zusätzlich zur Krankheit! Ich kann mich des Eindrucks nicht erwehren, dass diese Schuldzuweisungen einen Selbstzweck erfüllen. Nur wenn ICH falsch gelebt habe, brauchen sich die Gesunden keine Sorgen zu machen, dass Krebs auch sie treffen könnte. Denn sie leben ja anscheinend richtig und haben nicht falsch gelebt wie ich.

So macht das Fegefeuer Sinn. Es muss schrecklich und furchtbar sein. Wie sollte es sonst bei mir wirken, mich läutern?

Diese Erklärungsmuster, die Hilflosigkeit der Freunde, die Banalität des Alltags, die Konfrontation mit dem Tod – ich fühle und denke nur noch durcheinander. Es ist mehr ein Gefühl als wirkliches Wissen, mehr eine Bauch- als eine Kopfentscheidung: Ich brauche professionelle Hilfe. Alleine schaffe ich das nicht. Nur wo kann ich Hilfe bekommen? Wie findet man einen geeigneten Therapeuten? Wen sollte ich fragen? Den behandelnden Arzt? Sind die Ärzte nicht nur für das Medizinische zuständig?

Meinen nächsten Chemotermin habe ich sowieso erst in drei Wochen …

Wieder einmal begebe ich mich auf die Suche. Dieses Mal nach einer Psychotherapeutin, die sich auskennt: mit Krebs. Mit der Behandlung. Mit den Gefühlen. Mit dem Durcheinander. Mit dem Fegefeuer. Der Schuld. Den Fragen nach dem Sinn. Mit Leben. Mit Tod.

Ich bekomme eine Therapeutin* vermittelt. Gleich im ersten Gespräch wird eines klar: Sie lehnt es ab, die Verantwortung für eine Erkrankung den Kranken zuzuschreiben. Erleichterung.

Es gibt für sie keinen Zusammenhang zwischen Sünde und Krankheit. Ein tiefes Seufzen. Hier bin ich richtig.

* Die Therapeutin steht der Patientin auch noch zur Seite, während dieses Buch entsteht. Aus diesem Grund schildert sie nicht die Behandlung aus ihrer Sicht.

Sie begleitet mich von nun an – durch alle Therapien, durch alle Krisen, durch dick und dünn, durch alle Hochs und Tiefs.

Die Nebenwirkungen lindern, die Wirkung erhöhen
Komplementäronkologie/Naturheilverfahren

Die Patientin

Welch ein Gegensatz. Gegenüber der großen Unifrauenklinik liegt eine kleine Baracke. Fast unscheinbar. Ein bisschen versteckt. Man muss klingeln wie bei einer Privatadresse, wenn man eingelassen werden möchte. Andrea und ich sind auf dem Weg zu Professor Beuth, dem Leiter des Instituts zur wissenschaftlichen Evaluation ***naturheilkundlicher Verfahren***. Der Name des Instituts ist eher abschreckend, aber das Konzept dahinter interessiert mich. ***Naturheilverfahren*** gegen Krebs – welche Hilfe bieten sie wirklich?

Ich bin ein wenig skeptisch. Ob naturheilkundliche Verfahren nützen könnten, weiß ich nicht, aber schaden werden sie sicher auch nicht. Deshalb habe ich gerne zugestimmt, als Andrea mir vorgeschlagen hat, sich über alternative Methoden bei diesem Experten informieren zu lassen. Die Krankenkasse zahlt diesen Besuch nicht – ich bin mal wieder Privatpatientin.

In diesem Institut hat man kein Wartezimmer, hier werden nicht Dutzende von Frauen täglich durch den Medizinbetrieb geschleust. Hier gibt es keinen stressigen onkologischen Alltag, hier werden nicht Dutzende von Knoten pro Tag als bös- oder gutartig diagnostiziert, nicht Dutzende von Frauen biopsiert, operiert oder der Chemotherapie zugeführt. Hier gibt es keine Apparatemedizin als Fetisch der vermeintlich wissenschaftlichen Heilkunde.

Es herrscht eine schlichte, ruhige und freundliche Atmosphäre. Professor Beuth lässt nicht lange auf sich warten. Er ist schlank, hat graue Haare, ist Anfang fünfzig. Der Professor trägt

Jeans und Pulli, keinen weißen Kittel, die Insignien seines Berufsstandes fehlen. Wir sitzen in seinem Zimmer umgeben von vielen Büchern, die Sonne scheint. Das Telefon schaltet er aus. Er hat Zeit.

Kein Zweifel: Hier sitzt ein Arzt. Kein Mediziner. Hat er wirklich einen ganzheitlichen Ansatz oder bilde ich mir das ein? Schon seine erste Frage gibt mir eine Antwort: »Wie geht es Ihnen mit der Diagnose Brustkrebs?« – »Nicht gut«, erwidere ich.

Er hat ein Ohr für praktische Fragen: »Darf ich weiter joggen?« – »Klar, treiben Sie weiter moderat Sport, machen Sie alles, was Ihnen Spaß macht.« – »Kann ich weiter arbeiten gehen?« – »Warum nicht? Ich denke schon, wenn es nicht mehr geht, werden Sie es selbst merken.« Ich fühle mich ernst genommen.

Professor Beuth fragt Daten ab: »Wo sitzt das Karzinom?« – »Rechts oben!« Er schmunzelt »Kennen Sie sich mit chinesischer Medizin aus?« »Nein!« ist meine Antwort.

»Die chinesische Mythologie ist der Auffassung, dass Krebs in der rechten Oberkörperhälfte auf ein schwieriges Verhältnis zu einem Mann hindeutet.«

Andrea, Professor Beuth und ich – wir müssen alle lachen.

»Wirklich? Wie interessant!« – »Können Sie damit etwas anfangen?« – »Klar«, antworte ich, »bestimmt fünfundneunzig Prozent aller Frauen haben Schwierigkeiten mit einem Mann, aber sie haben nicht alle Brustkrebs.«

Das leuchtet auch ihm ein: »Das mag stimmen. Die beste Medizin gegen Krebs ist übrigens sich zu verlieben.«

Ich schmunzele: »Kein schlechtes Rezept. Aber damit werden die Probleme nicht unbedingt kleiner. Und sich zu verlieben, wenn man mitten in einer Brustkrebstherapie steckt, das ist nicht gerade einfach. Haben Sie nichts Handfesteres zu bieten?«

Er hat.

Das Eis ist komplett gebrochen, auch wenn das Gespräch wieder ernster wird. »Es gibt Hunderte von Alternativmethoden, die den Kranken angepriesen werden. Es ist ein Geschäft mit der Angst. Hüten Sie sich vor solchen obskuren Methoden«, sagt Professor

Beuth. »Lassen Sie die Finger davon. Gehen Sie nicht Wunderheilern und Scharlatanen auf den Leim.« Ich bin wenig gefährdet. Ganz im Gegenteil, seine Warnungen fallen bei mir auf fruchtbaren Boden. Sie nehmen eine Last von mir. Wie viele Empfehlungen, Tipps, Ratschläge habe ich schon von Freunden, Bekannten, Kollegen in den letzten Tagen und Wochen erhalten? Jeder weiß, wie man Krebs behandelt. Jeder meint es gut, jeder weiß es besser. Jeder ist Experte, jeder kennt jemanden, der mit dieser oder jener Methode wundersam geheilt wurde: »Lass dich von einem Derwisch umtanzen«, »Trinke Rote-Beete-Saft«, »Aloe vera hilft«, »Im Westerwald gibt es einen Heilpraktiker …«

Für Professor Beuth ist das alles Unsinn: »Es gibt nur wenige naturheilkundliche Methoden, die einer wissenschaftlichen Überprüfung wirklich standhalten«, sagt der Facharzt für Naturheilkunde. »Bestimmte Präparate können die Wirkung der Chemotherapie unterstützen und gleichzeitig die Nebenwirkungen verringern. Also weniger Übelkeit, weniger Erbrechen.« Er verschreibt mir ***Selen*** und ***proteolytische Enzyme***. Selen soll aggressive Sauerstoffmoleküle, so genannte ***freie Radikale*** entschärfen, gleichzeitig die Wirksamkeit der Chemo- und Strahlentherapie erhöhen. Die Enzyme fördern den Abbau von Eiweißen, die die Tumorzellen umgeben, und stärken die körpereigene Abwehr. Professor Beuth ordnet ein: »Die Medikamente können die klassischen Methoden wie Chemotherapie, Operation, Bestrahlung und Hormontherapie nicht ersetzen, aber sinnvoll ergänzen.« Es gibt für ihn kein Entweder-oder; biologische Verfahren und Schulmedizin gehören zusammen. Mit dem Irrglauben, Kräutertinkturen und Homöopathie allein könnten gegen Krebs helfen, räumt er gründlich auf. Welch eine Last fällt von mir.

»Ich habe viel von der ***Misteltherapie*** gehört«, lautet meine letzte Frage. »Hilft das?« – »Je nachdem. Wenn alle Therapien hinter Ihnen liegen, muss man schauen, wie es um Ihr Abwehrsystem steht. Bei schlechten Blutwerten, einem schlechten ***Immunstatus***, kann eine solche Therapie dann angebracht sein.« Das klingt alles wenig nach Müsli und Gesundheitslatschen, sondern eher nach überlegter ergänzender Therapie – nach ***Komplementäronkologie***, also einem geordneten Zusammenspiel zwischen Schul- und Alternativmedizin!

Ich habe ein Rezept für die Mineralstoff- und Enzympräparate in der Hand. Professor Beuth hat mich überzeugt, und ich werde sie brav nehmen. Ich bin mir sicher, dass sie helfen werden. Gegen den Krebs und gegen die Nebenwirkungen der Chemotherapie! Als Ergänzung, nicht als Ersatz. Er macht mir Mut, dass ich ohne große Einschränkungen und Nebenwirkungen durch die Chemotherapie komme. Balsam für die Seele. Er nähert sich dem Menschen und nicht nur der Krankheit. Er betont die enge Zusammenarbeit mit der Uniklinik, und ich frage mich im Stillen, wie diese Zusammenarbeit aussieht. Dort hat mir niemand gesagt, dass es dieses Institut gibt und welche Hilfe ich hier erwarten kann. Ohne Andrea wäre ich nie bei ihm gelandet.

»Melden Sie sich, wenn Sie Fragen haben oder wenn es Ihnen nicht gut geht.« Dieser Arzt ist für mich Heiler und Helfer. Ich werde auf sein Angebot zurückkommen. Da bin ich mir sicher.

Professor Dr. Josef Beuth, 51, Direktor des Instituts zur Evaluation naturheilkundlicher Verfahren, verheiratet, drei Kinder

Die erste Freundin in meinem Leben hatte ich in England mit vierzehn Jahren, und diese englische Freundin hieß genauso wie die Patientin, die in mein Institut kam. Ich bekam eine Gänsehaut, als ich den Namen las, obwohl ich ja wusste, dass die Patientin und die Freundin nicht identisch sein konnten. Aber ich erinnerte mich gern an diese Episode in meinem Leben und war von daher sehr gespannt auf die namensgleiche Person.

Damals kamen zirka achthundert Patienten und Patientinnen pro Jahr in mein Institut, um sich über komplementäre Medikamente und Verfahren beraten zu lassen, die die Wirkung einer onkologischen Behandlung unterstützen und gleichzeitig die Nebenwirkungen verringern helfen können. Heute sind es rund eintausendzweihundert pro Jahr.

Diese Patientin kam mit ihrer Freundin, einer Ärztin. Damit signalisierte sie mir und den anderen sie behandelnden Ärzten: »Ich will etwas für mich tun, ich möchte für mich eine optimale Versorgung erzielen. Ich möchte Wege gehen, die vielleicht noch nicht so endgültig etabliert sind, aber weil ich das alleine nicht beurteilen kann, habe ich jemanden mitgebracht, der das studiert hat.« So habe ich jedenfalls die Begleitung durch die Ärztin interpretiert, und ich fand ihr Vorgehen exzellent. Allerdings haben nicht viele Patientinnen eine solche Freundin und eigentlich müsste doch jedem eine optimale Versorgung gewährleistet werden. Das ist aber leider nicht der Fall – und ganz besonders bei Brustkrebs nicht.

Achtzig Prozent der Frauen entdecken immer noch ihr Karzinom selbst, obwohl sie zur ***Vorsorge*** gehen. Im internationalen Vergleich werden in Deutschland immer noch zu viele ***Mastektomien*** durchgeführt, wird also die Brust ganz abgenommen, und die Chemotherapien werden, obwohl es Richtlinien gibt, nicht in jedem Fall nach wissenschaftlichem Standard (***Konsens***) verabreicht. Und daran hat sich nichts geändert.

Fast alle Patienten und Patientinnen kommen in Begleitung. Sie bringen ihre Partner, Mütter, Töchter mit. Das ist sehr sinnvoll. Ich frage mich oft, wie ich reagieren würde, wäre ich betroffen: Vielleicht total konfus, vielleicht blockiert, so dass ich nicht mehr aufnehmen würde, was man mir sagt. Das trifft auf Ärzte genauso zu wie auf alle anderen Menschen. Eine gute Freundin von mir, eine Kollegin, erkrankte vor knapp zwei Jahren an Brustkrebs. Seit fünfundzwanzig Jahren war sie praktizierende Ärztin. Sie kam zu mir und sagte: »Hilfe – alles bricht über mir zusammen. Ich kann keinen klaren Gedanken mehr fassen. Ich bin bereit, jede Außenseitertherapie auszuprobieren, jedem, der mir etwas verspricht, dem möchte ich glauben.«

Und genau da setzt die Beratung in unserem Institut an. Naturheilkunde ist ein Fach, nach dem gerade schwer kranke Patienten oft fragen, und es ist auch ein Teil des ***Gegenstandskatalogs der Ausbildung für Mediziner***. Im Jahr 1999 gründeten wir deshalb das Institut zur wissenschaftlichen Evaluation naturheilkundlicher Verfahren. Es ist ein völlig selbstständiges Institut, weder der Inneren Medizin noch der Pharmakologie zugeordnet. Eine Besonderheit ist, dass wir uns vollkommen selbst finanzieren. Das macht uns unabhängig von jeglichen Interessengruppen. Wir untersuchen und bewerten naturheilkundliche Verfahren und führen dazu experimentelle Untersuchungen im Labor sowie Studien durch. Die Ergebnisse geben uns die Möglichkeit, die Spreu vom Weizen zu trennen. Das heißt: Wir sind in der Lage, qualifizierte Aussagen über die Wirksamkeit und Unbedenklichkeit von naturheilkundlichen Therapieverfahren zu machen.

Der Patientin habe ich die Empfehlungen gegeben, die alle Patienten von mir erhalten, die eine Krebsdiagnose haben: Sie sollte weiter moderates ***Ausdauertraining*** betreiben. Mit sportlicher Aktivität kann man seine Abwehrfunktionen stimulieren und die Beeinträchtigungen durch das ***Müdigkeits-*** oder ***Fatigue-Syndrom***, oft eine Folge der Chemo- und Strahlentherapie, deutlich verringern. Studien haben diesen Zusammenhang zweifellos bewiesen. Sportliche Aktivität empfiehlt deshalb auch die Deutsche Krebshilfe.

Die Ernährung ist ein weiterer Punkt. Viel Obst, Gemüse und Getreide gehören auf den Speiseplan. Denn darin sind Vitamine und Spurenelemente enthalten, die man während der Chemotherapie dringend benötigt. Rot ist eine Farbe, die Beachtung verdient. Blaubeeren, Tomaten, Paprika, Himbeeren – in den roten Farbstoffen sind viele ***Antioxidantien*** enthalten. Sie lindern die Nebenwirkungen einer Chemotherapie. Eine Tube Tomatenmark oder ein Tomatensaft aus dem Supermarkt hat den gleichen Effekt wie teure Antioxidantien aus der Apotheke.

Die unkontrollierte Einnahmen von Vitamin- und Mineralstofftabletten sollte man sich unbedingt sparen. Sie sind oft falsch zusammengesetzt, zu hoch dosiert und enthalten manchmal auch Substanzen, die für Krebspatienten schädlich sind, weil sie die

Krebszellen zum Wachstum anregen. Ich warne in diesem Zusammenhang auch immer vor speziellen Krebsdiäten. Keine dieser Diäten hat eine wissenschaftlich akzeptable vorbeugende oder therapeutische Wirkung. Man kann Krebs weder aushungern noch füttern. Es kursieren die seltsamsten Ideen – und fast alle sind nichts als Geschäftemacherei.

Unter der Chemo- und Strahlentherapie empfehle ich Brustkrebspatientinnen grundsätzlich die Einnahme eines Selen-Präparates und eines Enzymgemischs. Das Selen schützt insbesondere Herz und Nieren, die von einer Chemotherapie angegriffen werden. Das standardisierte Enzymgemisch reduziert deutlich und drastisch die Nebenwirkungen der Chemotherapie. Wir haben kurz zuvor eine große Studie zu diesem Thema gemacht, die diese Zusammenhänge eindeutig erwiesen hat.

Auch die Misteltherapie war in dem Gespräch Thema. Sie ist angezeigt, wenn im Abwehrsystem eine Schwäche vorliegt. Diese Patientin hat diese Therapie nie bekommen, weil ihr Abwehrsystem gut stimuliert war und ist. Unsere Erfahrung zeigt, dass höchstens zehn bis fünfzehn Prozent der Frauen acht bis zehn Wochen nach der Behandlung mit Zytostatika und Strahlen noch unter einem Immundefizit leiden. Es machen aber sechzig bis siebzig Prozent der Frauen eine solche Therapie. Bei vielen ist sie völlig unnötig, ja, es ist sogar die Gefahr damit verbunden, dass sie mehr Schaden als Nutzen anrichtet. Denn eine Misteltherapie ist immer eine Immuntherapie, und wenn man das Immunsystem zu hoch stimuliert, werden Substanzen freigesetzt, so genannte ***Wachstumsfaktoren*** und ***Zytokine***, die andere Zellen zum Wachstum anregen. Und dann stellt sich die Frage, ob sie unter Umständen auch Tumorzellen zum Wachstum anregen, was man ganz und gar nicht möchte. Deshalb empfehlen wir die Mistel nur, wenn das Abwehrsystem daniederliegt.

Wichtig ist auch die Psyche. Diese Krise zu meistern, in die ein Mensch gerät, wenn er die Diagnose Krebs erhält, ist nicht einfach. Wie man jemandem diese Diagnose mitteilt, wie man seine Therapie begleitet, wie man ihn über die Behandlung informiert –

meines Erachtens werden da schon die Weichen gestellt, wie der Patient oder die Patientin später mit der Erkrankung in seinem weiteren Leben fertig wird. Ich bemühe mich mit meinen begrenzten Möglichkeiten als Naturheilkundler, den Menschen als Ganzes zu sehen. Es reicht nicht, dass ein Arzt sagt: »Jetzt operieren wir und dann sind Sie gesund.« Leib und Seele therapieren – das hört sich altmodisch an, trifft aber die Sache im Kern. Wichtig ist, dass die Frauen für sich eine Lebensperspektive trotz Krebs entwickeln.

Wir benötigen dafür dringend ***Psychoonkologe***n und -onkologinnen, die es aber bisher in nicht ausreichender Zahl gibt. Das Problem ist inzwischen erkannt, aber es wird noch eine Weile dauern, bis wir im Rahmen der so genannten ***Disease-Management-Programme*** eine qualitativ hochwertige psychologische Betreuung flächendeckend anbieten können. Diese Programme, an deren Entwicklung ich von Anbeginn mitgewirkt habe, sollen die Qualität der Behandlung insgesamt verbessern. Inzwischen habe ich aber meine Zweifel, ob sie wirklich den Erfolg haben werden, den die Väter dieses Programms sich erhoffen. Denn viele Fachärzte sträuben sich – leider – gegen ***Qualitätsstandard***s. Die Argumente sind immer dieselben: »Wir haben die Frauen dreißig Jahre gut behandelt.« Was nachweislich nicht stimmt. »Warum sollten wir jetzt andere Wege gehen? Warum sollten wir die Behandlung dokumentieren?« Dabei kann man aus den bisherigen Therapien für spätere Generationen nur lernen, wenn man sie aufschreibt. Wenn aber die Ärzteschaft nicht mitmacht, sind dem Erfolg eines solchen Programms enge Grenzen gesetzt.

Im Rahmen der ***DMP-Fortbildungen*** wird auch ausdrücklich auf eine ***komplementärmedizinische Beratung*** – unter anderem durch unser Institut – hingewiesen. Dennoch ist sie keine ***Kassenleistung,*** sie muss privat bezahlt werden und kostet rund vierzig Euro. Ich habe vor einem Jahr den Versuch unternommen, diese Beratung als Kassenleistung anerkennen zu lassen. Denn für manchen Patienten sind vierzig Euro viel Geld. Ich bin bei der zuständigen Zulassungsbehörde vorstellig geworden und habe meine Argumente vorgebracht. Dieses Gremium ist paritätisch besetzt.

Die Krankenkassen sind meinen Überlegungen gefolgt, die Standesvertreter nicht. Alle ärztlichen Kollegen waren dagegen und ich kann mich des Eindrucks nicht erwehren, dass hier eine patientenunfreundliche Politik betrieben wird.

Ähnliches gilt auch für die Medikamente. Bei Privatpatientinnen werden die Kosten für das Selen-Präparat und das Enzymgemisch in der Regel erstattet. Den Kassenpatienten kann ich aber nur ein Privatrezept ausstellen, allerdings immer mit dem Hinweis, ihren Hausarzt oder Frauenarzt zu bitten, diese Präparate auf Kassenrezept zu verschreiben. Die Kosten betragen ungefähr einen Euro achtzig pro Tag. Ich habe zuweilen Schwierigkeiten nachzuvollziehen, dass das Budget der Ärzte angeblich diese Summe für Krebspatienten nicht mehr hergibt, die für mehrere Monate eine äußerst aggressive Therapie über sich ergehen lassen müssen. Ich frage mich dann manchmal, ob wirklich der Mensch, der Patient, im Mittelpunkt des ärztlichen Handelns steht oder aber andere Aspekte, um es vorsichtig auszudrücken. Vielleicht gibt es zu viele exzellente Mediziner, aber zu wenig Ärzte?

Glatze – das Stigma wird offensichtlich
Haarausfall/Perücke

Die Patientin

Haare leben! Ich fühle es in dem Moment, wo sie sterben. Meine kurzen, struppigen Haare verlieren von einem Tag auf den anderen ihren Glanz, sie werden spröde, haben keinen Stand mehr. Ich habe das Gefühl, tausend Stecknadeln piksen in meine Kopfhaut, ich spüre jede einzelne Haarwurzel … Es ist so weit.

Ich bin wütend auf die Uniklinik, fühle mich völlig allein gelassen. »Innerhalb von zehn Tagen fallen Ihnen die Haare aus.« Danke für den Hinweis! Das war der einzige Satz, den Frau Dr. Kleine zu mir gesagt hat. In der Patienteninformation über die primäre Chemotherapie steht trocken: »Vollständiger ***Haarverlust*** ist für alle behandelten Patientinnen unter Paclitaxel zu erwarten. Das Haarwachstum setzt aber nach Absetzen der Behandlung wieder ein.« Wie beruhigend. Zynismus wird mein ständiger Begleiter. Mir fallen zum ersten Mal in meinem Leben die Haare aus. Was soll ich tun? Soll ich die Haare abrasieren oder abwarten, bis ich sie einzeln in den Händen halte? Wie läuft das Ausfallen ab? Wer berät mich? Wo bekomme ich Hilfe? Wo eine Perücke? Ich kaufe so etwas nicht täglich! Ich hätte alle diese Fragen stellen wollen. Aber wem? Für solche Kinkerlitzchen ist Dr. Warm nicht zuständig. Und all die anderen Ärzte? Sie sind nicht zu erreichen, obwohl sie in der Patienteninformation genau das Gegenteil versprechen. Ich hätte Aufklärung gebraucht. Automatisch, ohne zu fragen, ohne darum zu bitten. Hätte ich fragen müssen? Habe ich irgendetwas verschlafen? Mein Gott, ich bin zum ersten Mal in dieser Situation. Ich weiß nicht, welches Verhalten angemessen, welches richtig ist. Ich habe mich nicht getraut zu fragen, ich habe mich geschämt.

Es war mir peinlich, mit wildfremden Menschen über die zu erwartende Glatze zu sprechen. Nacktheit. Das berührt meine Intimsphäre. Aber wen interessiert die? Ich zweifle an mir. Nicht die anderen, ich habe versagt?

Ich brauche eine Lösung, die Selbstvorwürfe stoppen den Haarausfall nicht. Ich hole mir – wieder einmal – Hilfe in meinem Freundeskreis. Ich knüpfe mir mein eigenes Netzwerk, weil die Uniklinik keines bietet: Lena ist Maskenbildnerin und meine Rettung. Ich habe sie gebeten, mir bei der Auswahl der Perücke zu helfen und mir die Haare abzurasieren. Sie hilft und leidet mit mir.

An einem Samstag ist es so weit. Ich habe die Entscheidung getroffen, die Haare abzurasieren. Ich möchte nicht darauf warten, bis sie Büschel für Büschel ausfallen, ich wie ein gerupftes Huhn aussehe. Ich bin für klare Verhältnisse – wie im wirklichen Leben. Es ist eine der wenigen Entscheidungen, die ich treffen kann. Und ich treffe sie.

Meine Töchter, mein Mann, ich – wir alle haben Angst vor der Glatze. Eigentlich ist der Haarausfall das kleinste Übel der Chemotherapie, aber die Krankheit wird damit sichtbar, das Stigma »Krebs« offensichtlich.

Lena kommt und hat eine Reihe von Perücken im Koffer. Eine nach der anderen probiere ich auf. Die Situation hat eine gewisse Komik. »Marion« heißt die erste Perücke. Aber »Marion« bin ich nicht. Der Pony ist zu lang. »Claire« heißt die zweite. Ein braver Pagenkopf. Die müsste eher »Mireille Matthieu« heißen. Für »Luciana« bin ich wohl nicht feurig genug. »Jackie«, »Naomi« ... welche Namen! Eva und Johanna, meine Töchter, finden Spaß an der surrealen Situation und probieren ebenfalls eine Perücke nach der anderen auf. Es hat etwas von Karneval. Alaaf. Wir lachen. »Schau, so volles Haar hatte ich noch nie«, ich habe »Jana« auf dem Kopf. »Fast perfekt«, urteilt Lena mit fachkundigem Blick. Sie schaut, sie prüft und nimmt die Schere zur Hand. Friseur einmal ganz anders. Sie kürzt den künstlichen Schmuck auf meinem Kopf ein wenig, schneidet hier eine Strähne und da ein Büschel aus der Perücke heraus. Neue Haare habe ich nun schon einmal, nur die alten müssen jetzt noch fallen.

Tief einatmen. Mutprobe. Wir gehen ins Bad.

Ich mache die Tür zu. Ich will allein sein – mit Lena. Ich spüre den Rasierapparat, sehe die Haare fallen. Was man alles ertragen kann ... Kann man?

Lena Wendeler, Maskenbildnerin, 52, verheiratet

Glatzen kleben, künstliche Glatzen erstellen – das gehört zu meinem Beruf. Handwerklich ist das nichts Fremdes für mich. Ich habe viele Kahlrasuren hergestellt, beinahe in jedem Film über das Dritte Reich muss eine Maskenbildnerin Glatzen fertigen. Aber das ist Fiktion, der Brustkrebs meiner Freundin war Realität. Einer Freundin den Kopf kahl zu rasieren – da habe ich schon tief durchatmen müssen. Und ich habe mit ihr gelitten.

Sie saß im Bad auf einem Stuhl, den Kopf vornübergebeugt, die Augen zu. Sie wollte nicht jeden Schnitt, den ich durchführte, sehen und miterleben. Sie wollte nur das Endergebnis. Ich hatte das Gefühl, ihr unglaublich wehzutun, und wollte sie das nicht merken lassen, ja, ich hatte den Eindruck, sie beinahe zu foltern, obwohl sie mich um diesen Kahlschlag gebeten hatte: *»Liebe Lena, ich falle mit der Tür ins Haus: Ich habe Brustkrebs – kein Anfangsstadium …«*

Ich bekomme pro Tag Dutzende von Mails und da ist plötzlich eine von einer Freundin: *Ich werde mit Sicherheit, da ich eine Chemo bekomme, die üblichen Nebenwirkungen haben … Ich weiß noch nicht, wie ich mit dem Haarausfall umgehen werde, aber da ich eine Expertin im Freundeskreis habe – für Haare und Masken –, habe ich mir gedacht, ich frage dich …«*

Ich war bedrückt, betroffen, geschockt. Ich habe nicht mehr richtig arbeiten können, aber es stand für mich außer Frage, dass ich ihr helfe und ihre Bitte erfülle.

Als Erstes kümmerte ich mich um Perücken. Zwar habe ich kurz mit ihr über eine Echtpaarperücke gesprochen, die ich ihr hätte knüpfen können. Doch auch wenn ich diesen Freundschaftsdienst gerne erwiesen hätte, der Preis hätte bei rund zweitausend Euro gelegen. Keine Krankenkasse hätte das bezahlt und die künstlichen Perücken sind heute auch so gut, dass sich dieser Aufwand kaum lohnt. Ich habe also eine Vielzahl von Katalogen gewälzt und mich für eine Firma in Leichlingen entschieden. Diese Firma stellt Perücken her, die zu meiner Freundin passten. Ich kenne meine Freundin seit Jahren und weiß, welche Haarfarbe sie hat, was für ein Typ sie ist, wie sie ihre Haare trägt.

Für Verkäuferinnen von Perücken oder Zweitfrisuren, wie es ja offiziell heißt, ist es sicherlich häufig schwierig, die passende zu finden. Die Frauen kommen in diesen Laden, niemand kennt sie, die Haare fallen vielleicht schon aus, haben ihren Glanz verloren und dann müssen die Verkäuferrinnen die richtige Wahl treffen, die richtige Zweitfrisur auswählen. Das ist ungemein mühselig. Eine andere Bekannte von mir, Jutta, hatte ein halbes Jahr vor meiner Freundin die Diagnose Brustkrebs erhalten. Sie wandte sich auch an mich, allerdings erst, als die Haare bereits ausgefallen waren und sie sich auch schon eine Perücke gekauft hatte. Sie war mit ihrer Zweitfrisur sehr unglücklich. Zu Recht, denn die Perücke passte nicht zu ihrem Typ: »Das bist du nicht, Jutta«, sagte ich zu ihr. Ich bin mir sicher, dass die Verkäuferin ihr Bestes gegeben hat, aber wenn eine Frau ohne Haare in ein Geschäft kommt, dann ist eine ordentliche Beratung fast unmöglich. Bei meiner Freundin hingegen wusste ich, was ihre Person ausmacht, und suchte nur Modelle aus, die ihr entsprachen.

Wohl kaum eine Frau will in diesem Moment plötzlich lange Haare, wenn sie zuvor kurze gehabt hat, sie will auch keine roten oder blonden Haare, wenn sie vorher kastanienbraun waren. Eine Perücke soll möglichst unauffällig sein, damit nicht jeder in der Umgebung fragt: »Ach, Sie tragen eine Perücke? Warum denn?« Ich bestellte also sechs Perücken und hatte sie an diesem Tag in meinem Koffer.

Die Anprobe hatte nichts Trauriges an sich, obwohl wir alle, auch ihre Töchter, die dabei waren, im Hinterkopf hatten, dass der Grund für die lustige Verwandlung Brustkrebs war. Die Entscheidung für die Perücke »Jana« ist sehr schnell gefallen. Sie passte einfach in jeder Hinsicht zum Kopf und auf den Kopf von ihr.

Der nächste Schritt war dann die Rasur. Ich fand ihre Entscheidung, die Haare abzurasieren, völlig richtig. Es ist sehr demütigend, jeden Morgen auf dem Kopfkissen ausgefallene Haare zu finden oder plötzlich in der Dusche ein Büschel in der Hand zu haben. Da ist eine Kahlrasur sicherlich die bessere Variante, und ich würde jeder Frau raten, sich dazu durchzuringen. Zu meiner Freundin passte diese Entscheidung. Sie hatte sich im Kopf damit auseinander gesetzt und war zu dem Schluss gekommen: Der Haarausfall kommt so oder so. Also Augen zu und durch.

Zwar hatte sie keine langen Haare, trotzdem musste ich erst die Haare kürzen, bevor ich mit dem Rasierapparat arbeiten konnte.

Eine Strähne nach der anderen fiel auf den Boden. Sie hatte in der Mail geschrieben: »*Ich will leben*«, und daran dachte ich, als ihr Kopf kahler und kahler wurde. Haare wachsen nach. Das ist alles reparabel und vorübergehend. Aber ist der Grund für diesen Kahlschlag reparabel? Ich habe beim Schneiden und Rasieren auch die Zähne zusammengebissen. Ich besaß keine Distanz und habe mich gefragt, warum hat sie Brustkrebs und ich nicht. Ich habe mich in dieser Zeit ständig selbst abgetastet und bin auch früher als nötig zur Vorsorge gegangen. Brustkrebs ging mir nicht mehr aus dem Kopf. Diese Diagnose kann ein Todesurteil sein, obwohl ich nie daran geglaubt habe, dass sie an dieser Krankheit sterben würde. Für mich steht fest, sie wird überleben. Aber ich habe mich gefragt, wie es ihr in vier Wochen, vier Monaten, vier Jahren gehen würde, und wünschte ihr – und auch mir –, dass ich ihr diesen Freundschaftsdienst zum ersten und letzten Mal erweisen muss.

Der Haarausfall macht nicht nur die Krankheit sichtbar, sondern berührt auch die Würde, die Eitelkeit jedes Menschen – nicht nur von Frauen, Männer wären davon genauso betroffen. Sicherlich hat nicht jeder eine Freundin zur Hand, die diesen Prozess begleiten kann. Aber ich denke, es könnte viel in Krankenhäusern getan werden, um die Frauen nicht so allein zu lassen. Man könnte zum Beispiel, bevor die Haare ausfallen, Kontakt zu der betroffenen Patientin aufnehmen, sie kennen lernen, sich einen Eindruck verschaffen, was für ein Typ das ist. Dann fällt es erstens sehr viel leichter, eine passende Perücke auszusuchen, und man spürte auch zweitens, welcher Weg für diese Frau der richtige ist. Möchte sie die Haare abrasieren oder ausfallen lassen? Man könnte sie langsam zu einer für sie passenden Entscheidung führen und, wenn sie es wünscht, die Rasur in einem angenehmen Rahmen durchführen. Die Ärzte und das Pflegepersonal wissen doch, wann mit dem Haarausfall zu rechnen ist. Ich war jedenfalls erschüttert, als meine Freundin mir erzählte, dass ihr niemand Hilfestellung angeboten hat. Ich konnte das kaum glauben. Und danach zu fragen, ist sicherlich ungemein schwer.

Nachdem ich die Haare stark gekürzt hatte, wurde es Ernst. Ich nahm den Rasierapparat. Stück für Stück wurde die helle Kopfhaut sichtbar. Sie stand schließlich auf, schaute in den Spiegel, sagte nichts. Sich selbst mit einer Glatze zu sehen, das ist immer erst einmal ein Schock. Ich denke, meiner Freundin erging das nicht anders, denn diese Frau im Spiegel, die kannte sie nicht, mit der musste sie sich erst langsam anfreunden. Anfreunden im wirklichen Wortsinn. Das dauert eine Weile, aber trotzdem war ich mir sicher, sie würde sich damit abfinden, vielleicht sogar das Beste daraus machen, sich nicht selbst bemitleiden und die Bedeutung der Haare und des Haarausfalls in die richtige Dimension rücken. Wie hatte sie in der Mail geschrieben: *»Ich bekomme eine Chemotherapie. Ich will weiter leben und sie wird mir helfen. Versuche damit gelassen umzugehen. Ich tue es auch.«* Na ja, manchmal ist das leichter gesagt als getan.

Nach der Rasur nahmen wir ein paar Kopftücher zur Hand und ich brachte ihr bei, wie man sie binden und knoten kann. Das sind Kleinigkeiten, aber jemand muss einem das zeigen. Sie ging aus dem Badezimmer, zeigte sich ihrer Familie und nahm schnell die Perücke in die Hand.

Sie setzte sie auf und sah aus wie vorher. Man hätte meinen können, es sei nichts passiert, und trotzdem war alles ganz anders. Denn die Haare waren ein Kunstprodukt, darunter war ein kahler Kopf.

Die Patientin

Es lässt sich nicht mehr verhindern. Ich schaue in den Spiegel. Sicher, ich habe gewusst, dass ich ohne Haare anders aussehe. Aber ich erkenne mich nicht. Die Person im Spiegel ist mir völlig unbekannt. Eine Fremde. Ich ertrage es nicht, und ich ertrage es doch. Ich habe ja kein anderes Leben als dieses. Wer bin ich?

Ich gehe aus dem Bad und sehe das Entsetzen im Gesicht meiner Töchter. Die sechzehnjährige Johanna lässt sich gerade ihre Haare lang wachsen. Ein Symbol ihrer Weiblichkeit – und ihre Mutter jetzt ohne Haare. Symbole für Leben und Sterben. Ich sehe meine

Tränen in ihren Augen. Rudolf findet, die Glatze stehe mir gut. Es ist kein Trost.

Ich bemühe mich, nicht mehr in den Spiegel zu schauen. Ich fühle plötzlich anders. Wind spüre ich als kalten Hauch auf dem Kopf. Duschen ist eine neue Erfahrung. Die Wassertropfen fallen nicht mehr weich, sie prallen auf die Kopfhaut. Nachts, mit dem nackten Kopf auf dem Kopfkissen, fühle ich mich so ungeschützt.

Die Haare auf dem Kopf habe ich abrasiert. Aber es fallen auch alle anderen aus. Schamhaare, Körperhaare, Achsel- und Beinhaare auch. Regelmäßiges Haareentfernen ist jetzt nicht mehr nötig. Ich spare Rasierklingen und Wachs. Welch ein Vorteil. Der Zynismus ist tatsächlich mein bester Freund. Die Augenbrauen werden weniger, die Wimpern auch.

Mit der Zeit lerne ich, mit der Glatze umzugehen. In meinem Job trage ich immer Perücke. Ich möchte nicht von jedem auf meine Glatze angesprochen werden. Mit Perücke sehe ich aus wie alle anderen – zumindest tue ich so. Beim Joggen binde ich mir ein Tuch um – die künstliche Haarpracht fände ich albern. Nach und nach gewöhne ich mich an die Glatze, gehe damit auch in die Öffentlichkeit. Die Reaktionen werden mir egal. Ja, es gibt sogar Momente, da finde ich mich hübsch mit Glatze – ohne Haare, da mag ich mich gut leiden.

Die Glatze wird in den kommenden vier Monaten zu meiner Normalität, Haare werden mir fremd. Manchmal schaue ich Frauen mit langen Haaren an und frage mich, wer eigentlich sagt, dass dieses Kraut, das aus der Kopfhaut sprießt, schön ist? Eine andere Wahrnehmung der Wirklichkeit.

Alles ist ver-rückt. Verrückt!

Übrigens: Bei der dritten Chemotherapie registriere ich im Vorbeigehen die Friseurin, die in der Uniklinik eigentlich die Patientinnen berät. Sie hat sich mir nie vorgestellt. Ich habe sie nie kennen gelernt. Lag es an mir? Was habe ich falsch gemacht?

Wissen gegen Angst

Erste Ultraschallkontrolle

Die Patientin

Eva hat ihre Englisch-Abiturprüfung, und ich habe meine Reifeprüfung in der Universitätsfrauenklinik. Dr. Warm will die Wirksamkeit der primären Chemotherapie und den Rückgang des Karzinoms nach zwei Chemotherapien per Ultraschall überprüfen. »Wir schaffen beide eine Eins«, gebe ich als Parole aus. Ich fahre mit Andrea optimistisch zu dem Prüfungstermin der anderen Art. Ich fühle mich gesund, ich habe die Chemotherapien gut vertragen, die Blutwerte sind nicht im Keller, meine ***Leukozyten*** erholen sich immer prächtig, ich spüre, wie der Knoten kleiner wird. Ich habe Emil Coués »Die Selbstbemeisterung durch bewusste Autosuggestion« gelesen, und ihm Folge leistend habe ich beim Joggen zwanzig, dreißig Mal zu mir selbst gesagt: »Das Karzinom geht weg, das Karzinom geht weg, geht weg, geht weg.« Autosuggestion eben. Das soll helfen. Ich habe die CD und das Buch »Wieder gesund werden« von ***Simonton*** gekauft. Mit dieser Anleitung stellt man sich die Krankheit bildlich vor und tötet den Krebs in der Vorstellung. Jeden Tag habe ich gemäß den Anweisungen auf der CD dem Krebs ins Auge geschaut und Bataillone von Killerameisen an die Front geschickt. Eine entartete, bösartige Zelle nach der anderen wurde gnadenlos umgebracht. Imaginär. Wie froh war ich, als ich in dem dazugehörigen Buch nachlas, dass meine Vorstellungsbilder »richtig«, sprich: aggressiv genug und wirksam seien. Glück gehabt! Und ich habe mit Spurenelementen und Enzympräparaten die Wirkung der Chemo unterstützt. Was soll also schief gehen bei meiner Prüfung der besonderen Art? Ich fühle mich so gesund. Ich gehöre hundertprozentig zu den knapp zwanzig Prozent, bei denen das Karzinom durch die Chemo verschwindet. Dr. Warm wird mir eine ***Totalremission*** verkünden. Ganz sicher! Unsicher macht mich lediglich das Prozedere in der Uniklinik. Muss man als Kassenpatient einen ständigen Wechsel der Ärzte akzeptieren? Welche Leistungen sind »normal«? Darf man sich Leistungen dazukaufen? Niemand klärt mich auf. Es geschieht einfach. In der Chemoabteilung werde ich jedes Mal mit einer anderen Ärztin konfrontiert. Wie naiv war ich zu glauben, ich hätte es mit nur einem Arzt zu tun! Als die Ärztin in der Chemoambulanz mir zu Beginn unseres Kontakts gleich angekündigt hatte, sie mache die erste Ultraschalluntersuchung, habe ich Panik bekommen. So habe ich mir das nicht vorgestellt. Uniklinik! Ich bin aktiv geworden und habe Dr. Warm einen Brief geschrieben, ihn gebeten, dass nur er und niemand anders mich untersucht. Ich will Kontinuität, nicht ständigen Wechsel. Oder dürfen Kassenpatienten sich nichts wünschen? Für alle Fälle habe ich angeboten, privat zu zahlen. Ich bin erleichtert, dass er meinen Wunsch erfüllt. Jetzt habe ich einen Termin bei meinem »Meister« und erwarte seinen Segen.

»Wie geht es Ihnen?«, fragt er mich. Will er wirklich wissen, wie es mir geht? Wofür ist er zuständig? Ich beschränke mich auf das Medizinische. »Gut!« Gelogen ist das ja nicht.

»Nebenwirkungen, zum Beispiel Übelkeit, Erbrechen, Herzrasen, Nervenleiden?« – »Nein, keine!« Ungläubiges Staunen: »Und die Haare – die sind Ihnen auch nicht ausgegangen?« Will er einen Gag landen? Bei dieser Chemotherapie fallen doch immer die Haare aus! »Nein, ich trage eine Perücke.« Scham hat hier keinen Platz. Immerhin – wie tröstend –, die Perücke scheint nicht schlecht zu sein. Wie sagte meine Mutter so schön: »So gut frisiert warst du noch nie.« Na bitte!

Voll positiver Erwartung lege ich mich auf die Liege, jetzt wird nicht das Orakel von Delphi, sondern der Ultraschallkopf befragt. Dr. Warm blickt auf die Mondlandschaft auf dem Bildschirm. Weite Flächen, dunkle Seen, Hügel, Brachflächen, Krater. Diese Landschaft ist mein Innenleben, hier fällt die Entscheidung über Leben oder Sterben. Ab und zu sind rote und gelbe Flüsse zu sehen. Blutgefäße. »Ihr Gewebe ist so dicht«, sagt Dr. Warm. Ich kann es nicht mehr hören. Er misst den Bezirk aus, er ist ruhig, nachdenklich. »Der Knoten ist um 0,5 Zentimeter zurückgegangen.« Lächerliche fünf Millimeter! »Doll ist das nicht.« Mangelhaft – setzen!

»Das ist mir zu wenig.« Durchgefallen.

»Wir machen jetzt noch zwei weitere Chemos mit dem ***ET-Schema.*** Wenn die keinen durchschlagenden Erfolg haben, brechen wir ab.« Versagt! »Dann wird operiert. Anschließend erhalten Sie eine andere Chemotherapie mit einem anderen Schema und natürlich Strahlen- und Hormontherapie.« Ich fühle mich versetzt in ein Strafbataillon, ohne mir eines Verbrechens bewusst zu sein.

Ich bin nicht bereit, diese Katastrophenmeldungen zu akzeptieren. Es sträubt sich alles in mir. Dieses Kaffeesatzlesen, diese vermeintliche Objektivität ... Chaos der Gefühle, Verzweiflung ... Ich ringe um Fassung, bloß nicht Zeit mit Heulen vertrödeln. Früher wurden Überbringer schlechter Nachrichten geköpft, ich zweifle stattdessen an Dr. Warm und seinen Fähigkeiten: »Wenn das Gewebe so dicht ist, können Sie den Rückgang dann wirklich beurteilen?« Ich will ihm beweisen, dass er sich irrt, dass ich Recht habe, er Unrecht: »Die Chemotherapie muss gewirkt haben, weil Sie doch eine Chemosensitivitätstestung gemacht haben. Der Test ist in Ihrer Klinik entwickelt worden.« – »Es ist kein Test gemacht worden!« Habe ich mich verhört? Ich bin nicht in der Lage, etwas darauf zu entgegnen. Ich bin fassungslos, sprachlos und frage nicht wieso, weshalb, warum? Hat Dr. Warm den Chemosensitivitätstest nicht versprochen? Steht es nicht sogar in der Patienteninformation? Er gibt keine Antwort. Themenwechsel. »Ich habe in der Zeitung gelesen, dass man inzwischen nur noch den ersten Lymphknoten, den so genannten ***Wächterlymphknoten*** entfernt. Das ist doch das Verfahren der Zukunft?« Ich breche eine Diskussion vom Zaun, die überhaupt nicht ansteht. Von einer Operation ist ja noch gar keine Rede. Ich vergaloppiere mich und spüre mein Versagen. Andere Fragen wären jetzt angesagt. Aber welche? Das Denken funktioniert nicht mehr richtig. Dr. Warm macht den Gedankensprung mit. Er lehnt die neue Technik, nur einen Lymphknoten zu entfernen, kurz und kategorisch ab: »Das ist mir zu heikel. Das entscheiden wir später.« Er bestimmt über meinen Körper, über mein Leben. Ich habe keine Wahl, fühle mich ausgeliefert. Hat er wirklich die besseren Argumente? Nur, weil er Arzt ist? Ich kann es nicht beurteilen. Er weiß jedenfalls mehr als ich: »Nach zwei weiteren Chemoterminen entscheiden wir, ob wir abbrechen und operieren oder weitermachen.« Wieso wir? Entscheiden wird er, schießt es mir durch den Kopf. »Auf Wiedersehen.« Am liebsten nicht – wiedersehen.

Mein Kopf rattert. Er läuft heiß, gleichzeitig kalte Tränen. Draußen vor der Tür breche ich innerlich zusammen. Hilfe, Mut, Hoffnung – alles ist weg. Ich fühle mich von der Klinik, von meinem Arzt völlig alleine gelassen. Ich habe mich einfach in diese Therapie schicken lassen. Blind, blauäugig, naiv. Selbstvorwürfe.

Wie machen das die anderen Patientinnen? Bin ich wirklich informiert worden? Über die Risiken? Über die Alternativen? Erwarte ich zu viel? Ich spüre Wut und unterdrücke sie im selben Moment. Bloß nicht diejenigen zum Feind machen, von denen ich abhängig bin. Ich wünsche mir Unterstützung, gerade von denen, die mich in diese Therapie geschickt haben, und weiß doch genau, von ihnen werde ich sie garantiert nicht bekommen. Hätte ich darum bitten müssen? Verdammt. Ich habe zum ersten Mal Krebs. Habe ich zu hohe Ansprüche?

Selbstzweifel.

Andrea zeigt für die Kollegen Verständnis und gibt zu bedenken: »In dem zeitlich engen Korsett ist mehr vielleicht nicht möglich. Ich weiß es nicht. Es ist schwierig abzuschätzen. Wie viel darf man der Patientin sagen? Wie viel erträgt sie?« Ich frage zurück: »Weiß der Arzt immer, was das Beste für die Patientin ist? Darf er entscheiden, was ich wissen darf, verkraften kann? Wie will er das entscheiden, wenn er mich bis jetzt erst rund sechzig Minuten kennt.«

Andrea

Für mich ist die Medizin das letzte Relikt des Feudalismus, was sich ganz besonders an den hierarchischen Strukturen festmacht. Fragen sind unerwünscht, der Chef hat immer Recht, und wenn der nicht da ist, dann hat der Oberarzt Recht. Der Patient aber kann gar nicht Recht haben, weil er keine Ahnung hat.

Ich habe immer davon geträumt, Patienten zu beraten, ihnen so viel Wissen zu geben, dass sie selbst entscheiden und sich in diesen Strukturen zurechtfinden können.

In dieser konkreten Situation aber stellte ich fest, wie schwierig es ist, eine Freundin zu beraten. Ich war nicht der behandelnde Arzt, ich war nicht die Patientin. Ich stand dazwischen.

Ich wusste oft nicht, was ich ihr eigentlich zumuten konnte. Es ging ja nicht um die Frage: Was ist ein Schnupfen?

Ich brachte es einfach nicht über das Herz, ihr zu sagen, welche Bedeutung zum Beispiel ein positiver HER-2/neu-Faktor für sie hätte, und ich merkte, sie wusste, dass ich ihr etwas verschweige – und ich habe trotzdem geschwiegen.

Die Patientin

Jetzt ist Schluss. Wenn Dr. Warm schon die Entscheidungen trifft, dann will ich sie wenigstens verstehen. Ich werde fragen, fragen, fragen. Fragen ist mein Weg. Das habe ich gelernt. Das kann ich. Wissen gegen die Angst. Nur so kann ich begreifen und nicht irrewerden an der Krankheit. Ich habe blindlings an Erfolg geglaubt, mich geklammert an Autosuggestion und den Optimismus, der angeblich effektiver ist als jede Chemotherapie. Ich habe imaginär jeder Krebszelle den Garaus gemacht, anstatt mich mit der Diagnose, der medizinischen Behandlung und ihren Risiken zu beschäftigten: Was passiert mit den achtzig Prozent der Frauen, bei denen sich das Karzinom unter einer primären Therapie nicht komplett zurückbildet, es keine Totalremission gibt? Welche weiteren Chemotherapien handelt man sich ein? Welche Gefahren sind mit dieser Therapie verbunden?

Blind den Anweisungen gehorchen – das lehne ich ab. Ich lasse mich nicht mehr wie eine Marionette dirigieren. Ich lasse nicht mehr entscheiden. Es ist mein Leben. Egal, wie weh es tut, ich muss wissen, wo ich stehe. Ich muss wissen, wie diese Krankheit aussieht, die Details kennen lernen, erfassen, was in meinem Körper passiert.

Einfach ist das nicht. Schon am Abend wälze ich mit Andrea wissenschaftliche Literatur. Ich lerne, wie viel verschiedene Arten von Krebs existieren: ***In-situ-Karzinome***, ***invasiv duktales***, ***invasiv lobuläres Karzinom***. Es gibt schlechte und weniger schlechte. Siebzig Prozent der Frauen haben ein invasiv duktales, es zählt zu den schlechteren. Ich gehöre dazu.

Meine Chance zu überleben liegt bei drei zu eins. Statistisch. So eine Chance wünscht man sich im Lotto – aber im wirklichen Leben? Drei zu eins! Glücksache.

Andrea

Statistik!

Medizinische Bücher und neueste wissenschaftliche Veröffentlichungen lagen auf dem Tisch und sie forschte nach, wie es um ihre Überlebenschancen stand – bei diesem Faktor, bei jenem Faktor. Doch je tiefer wir in die Materie eindrangen, desto mehr wurde mir bewusst: Medizin ist keine Wissenschaft. Medizin ist eine Erfahrungsheilkunde. Und anstatt dass die Mediziner sagen, »Wir haben die Erfahrung gemacht, dass ...«, verstecken sie sich hinter irgendwelchen Studien, die dieses und jenes ergeben haben. Aber was belegen denn diese Studien? Es gibt über zweihundert verschiedene Faktoren, die angeblich eine Aussage darüber abgeben, ob der Krebs sich im Körper verbreiten wird oder nicht. Da liest man von HER-2 und ***KI-67***, von ***uPA/PA1***, von ***Hormonrezeptoren*** und was weiß ich nicht alles, und man wird ganz durcheinander. Und plötzlich, auf Seite einhundertvierundvierzig, steht dann: »Der wichtigste ***Prognosefaktor*** ist, ob die Lymphknoten frei sind oder nicht.« So simpel kann man das machen! So simpel!

Das habe ich immer wieder versucht, ihr zu sagen: »Das Wichtigste ist, ob deine Lymphknoten frei sind.« Aber sie sagte: »Na gut, aber was ist mit diesem, was mit jenem Faktor? Was sollen diese ganzen Statistiken, wenn sie keinen Sinn machen?« Sie glaubte der Wissenschaft – stellte sie nicht infrage –, jedenfalls damals noch nicht.

Diese Studien, diese vielen Statistiken sagen über den einzelnen Menschen nichts aus. Das ist bei mir hängen geblieben. Krebs ist ein individuelles Schicksal. Das Leben ist endlich, und wann es aufhört, wissen wir nicht. Nur wenn man sich mit der Diagnose Krebs abfinden muss, bekommt man einen anderen Begriff von Zeit.

Die Patientin

Andrea und ich – wir stellen uns gegenseitig unzählige Fragen, aber finden keine Antworten: Wann würde eine primäre Chemotherapie als Erfolg gelten? Was bedeutet das, wenn die primäre Chemotherapie nicht anschlägt? Produziert das Karzinom dann munter weiter Metastasen? Werden möglicherweise Lymphknoten befallen, die vorher frei von Absiedlungen waren? Fragen, Fragen, Fragen. Wer beantwortet sie? Wissenschaftliche Bücher haben auch ihre Grenzen.

Ich werde diese Fragen meinem behandelnden Arzt stellen. Ich will Antworten.

Ein paar Tage später bin ich wieder in der Klinik. Ich bitte die Dienst habende Ärztin in der Chemotherapie, mir ein kurzes Treffen mit meinem behandelnden Arzt zu organisieren. Sie hat ein Einsehen.

Ich warte und dann empfängt mich Dr. Warm. Ganz in Blau. Sind die weißen Kittel ausgegangen? Blau steht ihm besser als weiß, geht es mir durch den Kopf. Doch blaue Halbgötter gibt es nicht. Dass ich solche Banalitäten noch denken kann. Ich lächle. Ästhetisches Empfinden bleibt scheinbar unberührt von Krebs. Ich stelle meine Fragen und bekomme die Antworten, die ich erwarte: Theoretisch kann die Absiedlung von Metastasen weiter fortschreiten, zum Beispiel, wenn der Tumor unter der Chemotherapie größer wird. Logisch, dass in diesem Fall auch die Lymphknoten befallen werden können. Die Chemo ist für ihn ein Erfolg, wenn der Knoten kleiner wird. Auf Zahlen lässt er sich nicht festlegen.

Ich fühle mich besser, weil ich nicht mehr weglaufe, weil ich mich der Krankheit stelle. Die Informationen aushalten, ertragen – auch wenn es hart ist. Wenigstens zweifle ich nicht mehr an meinem Verstand, weil ich zu verstehen beginne. Am Schluss des Gesprächs biete ich ihm an, meine Akte in die Chemoabteilung zurückzutragen. Er zögert, sie mir auszuhändigen. »Die Daten gehören mir«, sage ich. Ich bekomme die Akte. Endlich. Das war mein Ziel. Ich gehe den Gang entlang, setze mich im Wartebereich auf einen Stuhl und öffne mit zittrigen Händen den Ordner. Mache ich etwas Verbotenes? Ich blicke immer um mich, bin das personifizierte schlechte Gewissen. Ich lese: »***T2,*** HER-2/neu negativ***, Proliferationsgrad*** KI-67 zwanzig Prozent, ***IRS.***« Fachchinesisch.

Ich schreibe alles auf und hoffe, dass ich nicht erwischt werde – bei der Lektüre meiner eigenen Akte!!

Es lässt mich nicht mehr los. Einerseits will ich mich verkriechen, die Decke über den Kopf ziehen. Nichts mehr hören, nichts mehr lesen. Andererseits will ich alles wissen. Stundenlang sitze ich vor dem Internet, es ist wie ein Sog. Einordnen, erklären können. Und ich lerne: Der Zustand der Lymphknoten, das Grading, die ***Tumorgröße***, das Alter, die ***Hormonabhängigkeit*** des Tumors – das alles entscheidet über die Wahrscheinlichkeit, geheilt zu werden, länger oder kürzer zu leben. Wenn die Lymphknoten wirklich nicht befallen sind, dann ist viel gewonnen. Dann gibt es für mich eine

Chance auf Heilung. Auch wenn ich ein erhöhtes Risiko habe, weil der Tumor größer als zwei Zentimeter ist und weil das Grading zwischen zwei und drei liegt. Es gibt dennoch eine Chance auf Heilung! Das ist beruhigend. Noch beruhigender ist, dass ich erkenne: Die Uniklinik behandelt mich nach dem neuesten Qualitätsstandard. Verdammt, warum hat mir das vorher niemand gesagt? Warum legen die ihre Behandlung nicht offen, wenn sie nichts zu verbergen haben? Es hätte mich so beruhigt.

Während Eva trotz allem ihre Abiprüfung gut hinter sich gebracht hat, bin ich mit Pauken und Tompeten durchgefallen. Aber ich stelle mich der Nachprüfung! Ich werde mich weiter einarbeiten. Ich werde in keinen Termin mehr unvorbereitet gehen. Ich werde mir alle Fragen aufschreiben, damit ich nichts vergesse. Und ich will Antworten.

Dr. Mathias Warm

»Wie geht es? Welche Nebenwirkungen haben Sie? Gibt es Fragen? Probleme? Konnten die Termine eingehalten werden?« Das sind so die gängigen Fragen, die ich stelle, wenn ich die Frauen empfange. Die Untersuchung nach der zweiten Chemo hat vor allem einen Sinn: Ich will den Kontakt zu der Patientin halten. Das läuft mehr oder weniger immer nach dem gleichen Schema ab.

Vor dem Termin hatte ich von dieser Patientin einen Brief erhalten, in dem sie darum bat, dass nur ich die weiteren Untersuchungen vornehme und keine andere Ärztin oder ein anderer Arzt. Ein Wechsel ist überhaupt nicht üblich in der Uniklinik. Es ist unser Prinzip, dass immer der Arzt, der die Eingangsuntersuchungen gemacht hat, auch die Kontrollen übernimmt. So gesehen war da etwas schief gelaufen und ich konnte mir sehr gut vorstellen, zu welcher Verunsicherung das bei der Patientin geführt hat. Der Brief war völlig okay und trotzdem untypisch. Sie ließ nicht alles mit sich geschehen und ich fühlte mich in meinem Eindruck bestätigt: Diese Frau würde mir viel abverlangen.

Sie kam mit ihrer Freundin und ich meine, sie ließ gleich zu Beginn vorsichtig, aber deutlich einige kritische Bemerkungen zur Betreuung in der chemotherapeutischen Ambulanz fallen. Auch mich stört einiges an den Zuständen dort, doch wir haben letztlich nicht lang und breit darüber diskutiert. Die Patientin hatte keine Nebenwirkungen, was mich aber nicht weiter verwunderte. Über Chemotherapien gibt es die gruseligsten Geschichten. Dabei geht es weit über neunzig Prozent der Frauen gut, auch wenn sie mit einer hoch dosierten Chemotherapie behandelt werden. Epirubicin, aus der Familie der ***Anthrazykline***, und Paclitaxel, aus der Familie der ***Taxane***, gehören dazu. Obwohl es sich um hochwirksame Zellgifte handelt, sind sie in der Regel gut verträglich. Manche Frauen spüren zwei, drei Tage eine gewisse Übelkeit, bei anderen sinkt die Zahl der weißen Blutkörperchen ab. Beides ist medikamentös in den Griff zu bekommen; derartige Nebenwirkungen kann man tolerieren, schließlich handelt es sich bei diesen Zytostatika um keine Vitamininfusionen.

Ich frage immer nach dem Haarausfall. Bei manchen Frauen tritt er sehr schnell ein, bei anderen fallen die Haare erst nach zwei oder drei Chemotherapiezyklen aus. Wichtig ist immer, ob die Frauen selbst etwas in der Brust spüren. Diese Patientin klagte über Druck- und Schmerzgefühle – das ist immer ein gutes Zeichen, dass sich etwas tut. Wenn jemand gar nichts merkt, dann muss ich überlegen, ob die Chemo die richtige Mischung ist.

Nach diesem einführenden Gespräch kommt immer der aufwühlende Augenblick – das war dieses Mal nicht anders: die klinische und die Ultraschalluntersuchung. Der Tastbefund gibt meist nicht viel her, was leicht zu erklären ist. Denn wenn Tumorzellen zerstört werden, entstehen ***Ödeme,*** also Wassereinlagerungen; der Knoten verkleinert sich also optisch nicht. Auch an den Ultraschall darf man keine zu großen Erwartungen haben. Wenn der Tumor nicht größer geworden ist, dann ist das schon ein Erfolg. Bei ihr stellte ich einen Rückgang des Knotens um 0,5 Zentimeter fest. Wenn es eine solche Tendenz zur Verkleinerung gibt, bin ich schon zufrieden; eine Remission um ein Viertel ist schon gut; sehr, sehr selten schrumpft der Knoten mit zwei Chemotherapien auf die Hälfte. Das spräche dann dafür, dass am Ende der Chemotherapie das Karzinom vollständig verschwunden sein könnte. Gerade einmal bei knapp zwanzig Prozent der Frauen ist das der Fall. Am liebsten wäre mir, der Tumor wäre nach zwei Chemos verschwunden, doch das habe ich noch nicht erlebt, auch wenn ich bei jeder neuen Patientin auf einen solchen Erfolg hoffe. Gleichgültig ist mir niemand. Aber es gibt natürlich Patientinnen, denen wünscht man ganz besonders ein gutes Ansprechen auf die Chemotherapie. Obwohl diese Patientin sehr kritisch und auch interessiert war, stimmte einfach die Chemie, und aufgrund ihrer speziellen, nicht sehr glücklichen Vorgeschichte wünschte ich ihr ganz besonders ein gutes Ansprechen des Tumors. Gesagt habe ich das aber nicht, sondern bin meinen Prinzipien treu geblieben. Und dazu gehört unter anderem, die Frauen auf einen schlechteren Verlauf einzustimmen. Ich sagte auch zu ihr: »Wir brechen die Chemotherapie ab, wenn der Tumor nicht so reagiert, wie wir uns das erhoffen«, und deutete damit an, dass sich unter Umständen noch eine zweite, andere Chemotherapie anschließen würde. Mir ist bewusst, dass dieses Vorgehen schwierig zu vermitteln ist, aber das ist gerade der Vorteil der primären Therapie: Man macht eine Chemosensitivitätstestung im Körper. Ich glaube einfach an die Überlegenheit dieser Therapieform und setze stärker darauf als auf eine Chemosensitivitätstestung im Reagenzglas. Denn was ***ex-vivo*** funktioniert, muss noch lange nicht ***in-vivo*** klappen. Mit den Chemosensitivitätstests im Labor werden Hoffnungen bei den Frauen geweckt, die meines Erachtens nicht haltbar sind. Den Erfolg einer ***systemischen Therapie*** kann man nur überprüfen, wenn der Feind noch da ist und zwar im Körper! Ich versuche bei diesem zweiten Kontakt deshalb stets, die Frauen bei der Stange zu halten und sie von diesem Vorgehen zu überzeugen. Diese Therapie wird immer noch von vielen abgelehnt, obwohl man inzwischen seit mehr als zehn Jahren Erfahrungen damit gemacht hat und ***Studienprotokolle*** beweisen, dass die primäre Therapie bei gutem Erfolg das Überleben verlängern kann.

Die Grundprinzipien meiner Behandlung, die angestrebten Ziele und meine Überzeugung waren kein Thema. Ich habe meine Karten nicht auf den Tisch gelegt. Allerdings hat mich auch niemand nach meinen Karten gefragt.

Inzwischen bin ich noch länger im Geschäft und auch noch länger in einer Großstadt tätig. Es ist einfach ein Unterschied, ob man in einem Provinzkrankenhaus arbeitet oder an einer Universitätsklinik. Ich werde doch mit aufgeklärteren, kritischeren Patientinnen konfrontiert und gebe heute sicherlich Informationen weiter, die ich früher für mich behalten hätte. Ich habe also dazugelernt.

Dennoch habe ich die Erfahrung gemacht, dass man die Patientinnen zwar nicht im Dunkeln stehen lassen darf, aber auch eine Überforderung mit Informationen vermeiden muss. Inzwischen haben wir recht gute Patienteninformationen, Studienprotokolle, die den Frauen wirklich erklären, was passiert. Da haben wir uns verbessert. Allerdings muss man auch sagen, dass bei den meisten Frauen diese lebensbedrohliche Krankheit und die Ängste alles überschatten. Sie hören gar nicht zu. Man erzählt und erklärt, und sie behalten und wissen nichts.

Diese Patientin war auch alles andere als glücklich, und ich hatte das Gefühl, dass die Erkrankung sie ganz und gar nicht unberührt ließ, um es einmal vorsichtig auszudrücken. Sie hatte sich anscheinend einen größeren Erfolg von der Chemotherapie versprochen. Ich glaube, ich habe sie beruhigt – ich hoffe das jedenfalls. Sie fing aus dem Stand eine Diskussion über Wächterlymphknoten an, obwohl das operative Vorgehen überhaupt nicht auf der Tagesordnung stand. Die richtigen Fragen hatte sie noch nicht auf Lager. Ich glaube, sie suchte eher nach einem Konflikt, weil sie noch nicht wusste, worum es wirklich geht. Ich war ein wenig amüsiert und habe deutlich ablehnend reagiert. Die ***Sentineltechnik*** ist bei uns inzwischen Standard, wenn man die normale, traditionelle Reihenfolge – Operation, Chemotherapie, Strahlentherapie – wählt. Aber wenn man einen relativ neuen Weg wie mit der primären Therapie geht, dann kombiniert man nicht eine junge Methode mit einer noch jüngeren Methode. Die Gefahr, dass bei Patientinnen mit einem Tumor, der größer als zwei Zentimeter ist, die Lymphknoten befallen sind, ist sehr hoch. Der Pathologe kann einem während der OP nicht sagen, ob die Lymphknoten befallen sind oder nicht, und somit wäre die Gefahr groß, dass noch einmal operiert werden müsste. Deshalb bieten wir Frauen, die wir der primären Therapie zuführen, diese Technik nicht an. Daran hat sich nichts geändert.

Eine Woche nach der Untersuchung suchte die Patientin mich erneut auf – außer der Reihe – und stellte Fragen! Sie hinterfragte die Therapie, war aber auch einsichtig und ließ sich überzeugen.

Häufiger werde ich mit Frauen konfrontiert, die überlegen: »Lasse ich mich schulmedizinisch behandeln oder gehe ich doch lieber zu Wunderheilern?« Wenn ich ehrlich bin, gehen mir solche Diskussionen ziemlich auf die Nerven, das ist reine Zeitverschwendung. Ich billige jedem das Recht zu, zu Heilpraktikern zu gehen und alternative Methoden auszuprobieren. Doch eine derartige Diskussion: »Schauen wir mal, was die Uniklinik zu bieten hat – oder lasse ich mich doch lieber mit Bachblüten therapieren?«, die kann ich nur sehr schwer ertragen.

Dieser zweite Termin und auch die Diskussionen mit der Patientin festigten den Eindruck, den ich von Anfang an gehabt hatte. Sie wollte es ganz genau wissen – im Gegensatz zu den meisten anderen Patientinnen, die ich habe. Viele Frauen lassen alles mit sich machen und entsprechen dem Klischee: Da ist jemand im weißen Kittel, der hat den Krebs gefunden, jetzt wird alles gut, jetzt macht er mich gesund.

Ein bisschen genieße ich auch dieses blinde Vertrauen, es tut mir gut. Und es ist für mich unter anderem das Reizvolle an meinem Beruf. Ich bemühe mich, gute Arbeit zu leisten und vielleicht einen kleinen Tick besser zu sein als andere. Immer gelingt mir das nicht, aber doch manchmal. Ich weiß das mir entgegengebrachte Vertrauen zu schätzen und bin wirklich sehr bestrebt, es nicht zu enttäuschen. Die Frauen liefern sich mir aus, legen ihr Leben in meine Hand – komplett. Mein Eindruck: Sie möchten es so. Für mich ist das Normalität und völlig in Ordnung. Ganz besonders häufig erlebe ich dieses Verhalten bei Patientinnen, bei denen etwas schief gelaufen ist, bei denen vorher von Kollegen etwas übersehen wurde. Doch diesem gängigen Muster entsprach diese Patientin ganz und gar nicht.

Die Leukos liegen im grünen Bereich

Blutkontrolle

Die Patientin

Ich brauche Tage, um mich von den Gesprächen mit Dr. Warm zu erholen. Das Einzige was hilft: Ich laufe – weg von den schlechten Nachrichten – und renne um mein Leben. Dreimal die Woche. Im Fernsehen habe ich einen Beitrag über Lance Armstrong gesehen: »Als er mit 25 Jahren erkrankte, gaben die Ärzte dem Radsportler ... keine ... Überlebenschance. Die Diagnose: Hodenkrebs mit Metastasen in Lunge und Gehirn. Schon nach einem Jahr eines intensiven Kampfes der Ärzte gegen den Krebs stieg er wieder auf das Rad ... Drei Jahre nachdem ihm die Diagnose gestellt wurde und ein Jahr nach seiner letzten Chemotherapie gewann Lance Armstrong das anstrengendste Fahrradrennen der Welt: die Tour de France.«

Was bei Amstrong funktioniert hat, muss auch bei mir klappen. Die Tour de France steht zwar nicht auf meiner Liste, dafür die Stärkung meines Abwehrsystems. »Ich gehe ***Leukos*** produzieren«, sage ich immer scherzhaft und jogge los.

Sport treiben hat keine Nebenwirkungen und ist nicht giftig. Sport wird zu meinem Verbündeten. Gegen Krebs und gegen das Fatigue-Syndrom. Eine neue Bedrohung, auf die Dr. Warm en passant hingewiesen hat: »Das ist eine krankhafte Ermüdung, ein Erschöpfungszustand, der sich kaum beheben lässt. Eine der wesentlichen Ursachen ist eine Verminderung der roten Blutkörperchen unter der Chemotherapie.« ›Für das Syndrom bin ich wirklich kein Typ‹, habe ich entschieden, als ob ich das entscheiden könnte. Aber ich bilde mir ein, das Laufen hilft. Gegen Krebs und auch gegen Fatigue. Ich suche im Internet nach Bestätigung und finde sie! Untersuchungen der Technischen Universität München haben ergeben, dass Ausdauertraining das Immunsystem stimuliert. Der Körper aktiviert mehr Abwehrkräfte, das Brustkrebsrisiko sinkt. Ich ziehe die Joggingschuhe an, spüre, wie mein Körper funktioniert, wach ist und nicht müde!

Einen Tag später fahre ich mit dem Fahrrad zur Praxis meines Hausarztes. Ich lasse wieder einmal Blut abnehmen. Mein Leben hat andere Stichworte bekommen: Leukozyten, ***Erythrozyten***, ***Thrombozyten***, ***Hämatokritwerte***. Ich kenne Josef Meller, meinen Hausarzt, seit vielen Jahren – so manche Flasche Wein haben wir zusammen getrunken. Hätte ich bloß auf ihn gehört, vor einem halben Jahr die Bluse aufgerissen und ihm den Knoten gezeigt, anstatt ihm nur davon zu erzählen – an einem lauen Sommerabend auf seiner Terrasse: »Der muss raus, raus, raus«, hatte er gesagt, ohne ihn gesehen zu haben. Und ich habe ihn noch aufgezogen: »Warum wollt ihr Ärzte bloß immer gleich operieren?« Ich habe ihm die Diagnose meines Radiologen, des Experten, entgegengehalten: »Der sagt, da ist nichts.« Warum-Fragen: Warum habe ich nicht auf Josef gehört? Warum habe ich mich beruhigen lassen? Warum habe ich dem Facharzt vertraut, dem Hausarzt keinen Glauben geschenkt?

In der Praxis kennen sie mich schon. »Alles okay?«, fragt Katharina. Ich gehe gerne in diese Praxis. Die Atmosphäre ist freundlich, freundschaftlich.

»Es dauert nur ein paar Minuten.« Gestochen zu werden gehört jetzt zu meinem Alltag wie Zähneputzen und Zeitunglesen. Claudia, die Arzthelferin, lässt das Blut in die Röhrchen fließen: »Das Ergebnis haben wir wie immer am Nachmittag«, sagt sie. Ob ich am Wochenende wieder genügend Leukos produziert habe, wie alle Krebspatienten die weißen Blutkörperchen nennen? Ich erwarte die Blutwerte immer mit Spannung, geben sie doch Auskunft darüber, wie stark die chemotherapeutischen Zellgifte das Knochenmark in Mitleidenschaft ziehen. Stürzen die Werte ab, wird die Chemotherapie verschoben.

Josef Meller will kurz mit mir sprechen. Das ist ungewöhnlich. »Ich bekomme von der Uniklinik keinerlei Informationen. Wenn die Krankenkasse überprüft, auf welcher Basis ich Krankschreibungen und Rezepte ausstelle, bekomme ich Ärger. Ich habe keine Belege dafür, dass du wirklich Brustkrebs hast.«

Ich seufze, bin ratlos. »Was soll ich tun? Ich habe dich als behandelnden Arzt angegeben, ich habe deine Visitenkarte an meine Akte geheftet, ich habe schriftlich darum gebeten, dir die Arztbriefe zu schicken, ja, habe sogar scherzhaft darauf hingewiesen, dass du mir die Freundschaft kündigst, wenn du nicht die Unterlagen erhältst.« Es hilft nicht.

Zu Josef habe ich Vertrauen, er steht mir zur Seite. Auch das Herzecho habe ich ihm zu verdanken. Die Politik diskutiert derweil über Qualitätsstandards in der Brustkrebstherapie, über das so genannte Disease-Management-Programm (DMP). Vernetzung und Kommunikation sollen besser werden. In Zukunft. Meine Gegenwart sieht anders aus. Die Zusammenarbeit zwischen der Klinik und meinem Hausarzt ist gleich null. Mein und sein Bedürfnis nach Austausch und Information werden nicht gestillt.

Am Nachmittag kommt wie schon so oft der Anruf aus der Praxis: Die Leukozyten liegen bei 3350 und der Hämoglobinwert bei 11,9! Alles im grünen Bereich. Bingo! Ich gehe weiter joggen!

Josef Meller, 55, praktischer Arzt, eigene Praxis, verheiratet, ein Sohn

Ich werde es nicht vergessen: Acht, neun Monate vor der Diagnose saßen wir auf unserer Terrasse und die Freundin unserer Familie, die gleichzeitig meine Patientin ist, erzählte von den häufigen radiologischen Kontrollen der Brust, aus der vier Jahre zuvor ein gutartiger Knoten entfernt worden war. Ich habe diese vielen Untersuchungen nicht verstanden, weil ich eine Diagnose erzwingen würde, wenn ein suspekter Befund vorliegt.

Ich bin Pragmatiker, ich habe lange Jahre als Chirurg gearbeitet, bevor ich mich als praktischer Arzt niedergelassen habe. In Situationen wie dieser bin ich kein Anhänger der kontemplativen Medizin, sondern versuche mit dem Patienten zu pragmatischen Entscheidungen zu kommen. Ich finde es unverantwortlich, wie das bei meiner Patientin und Freundin gelaufen ist. Sicher, es ist immer schwierig, etwas im Nachhinein zu beurteilen, aber ihre Geschichte hat mich lange beschäftigt. Ich habe daraus – wieder einmal – gelernt, ganz genau hinzusehen. Sobald ich an einen Punkt gelange, wo ich spüre, das übersteigt meine Kapazität, meine Möglichkeiten, dann hole ich mir Rat bei jemandem, der dafür speziell ausgebildet ist.

Ich betreue eine Reihe von Karzinompatienten. Der Kontakt ist in der Anfangsphase immer am intensivsten. Ein Beispiel: Es gibt einen Verdacht auf Darmkrebs, es wird eine Darmspiegelung durchgeführt, der Patient wartet auf den ***histologischen Befund***. Das dauert für ihn meist elendig lange. Dann muss ich die Diagnose mitteilen. Obwohl ich solche Gespräche häufig führe, macht mir das immer noch viel aus. Ich bemühe mich, den Patienten trotz einer niederschmetternden Diagnose aufzubauen, ihm eine Perspektive zu geben – Prinzip Leben, Prinzip »Es geht weiter«, Prinzip Hoffnung. Niemand weiß, wie lange jemand mit der Diagnose ›Krebs‹ lebt. Wenn die Patienten fragen: »Wie lange habe ich noch, Herr Meller?«, dann erwidere ich: »Das kann Ihnen niemand sagen.« Ich wundere mich immer über Kollegen, die auf solche Fragen zeitliche Prognosen abgeben: »Sie haben höchstens noch ein Vierteljahr ...« Ich finde es nicht richtig, so etwas zu den Patienten zu sagen. Sie erfahren von mir, was sie wissen möchten. Aber manche wollen es nicht so genau wissen, und dann bin ich vorsichtig. Ich habe zum Beispiel einen Patienten, der hat ein langsam wachsendes Lungenkarzinom – ich glaube, der weiß das gar nicht mehr, er hat es verdrängt. Wenn ich ihm sage, er solle mal wieder zum Lungenfacharzt gehen, dann antwortet er immer: »Nein, mir geht es gut, das ist nicht nötig.« Das ist sicherlich eine Ausnahme, aber darauf muss ich Rücksicht nehmen. Die meisten Patienten kommen vom Facharzt und sagen zu mir: »Können Sie mir das übersetzen? Ich habe kein Wort verstanden.« Oder der Kollege hat gesagt: »Das erklärt Ihnen der Hausarzt.« Für viele Fachärzte ist das ein zeitliches Problem. Sie machen Funktionsuntersuchungen, das heißt, sie liefern einen Service und sind aufgrund der zeitlichen Belastung überhaupt nicht in der Lage, ausführlich mit dem Patienten zu sprechen. Deshalb ist das in aller Regel meine Aufgabe, die mich nicht unberührt lässt. Zu manchen Fachärzten gibt es einen sehr engen Kontakt, wir telefonieren miteinander, sprechen Therapien ab, haben eine gedeihliche Zusammenarbeit.

Im Fall dieser Patientin gab es keinen Austausch. Mit wem auch? Ich weiß, dass die Patientin mit großer Intensität versucht hat, Befunde und Informationen für mich einzuholen. Gebracht hat es wenig, ihre Akte ist immer noch dünn. Wahrscheinlich ist im Denkraster der Uniklinik nur der Gynäkologe fest verankert und nicht der Hausarzt. Doch auch ich war beteiligt. Ich kenne sie schon lange, konnte sie psychisch stabilisieren, Begleiterkrankungen, Nebenwirkungen therapieren. Deshalb hätte auch ich als Hausarzt unterrichtet werden sollen.

Krankenhaussysteme sind ungeheuer schwerfällig, reaktionsträge, um es wohlwollend auszudrücken. Nach einem Praxiswechsel habe ich anderthalb Jahre gebraucht, um in einem Krankenhaus meine alte Adresse im PC löschen und meine neue eintragen zu lassen – um nur einmal ein kleines Beispiel zu geben.

Nach der Diagnosestellung und der Diagnosemitteilung begleite ich die Patienten durch die Chemo- beziehungsweise Strahlentherapie. Genau in dieser Phase war diese Patientin auch häufiger in meiner Praxis, um das Blutbild kontrollieren zu lassen. Ihre Werte waren in all den Monaten immer stabil. Das ist nichts Ungewöhnliches. Die Chemotherapien sind inzwischen so optimiert, dass viele Patienten die Therapie gut vertragen. Die Patientin konnte ohne große Terminabsprachen zu ihren Blutuntersuchungen kommen, wir haben den Praxisbetrieb darauf eingestellt. Ich stehe auf dem Standpunkt, dass jemand, der einen Schnupfen hat, auch mal warten kann. Patienten mit schwerwiegenden Erkrankungen stehen unter einem anderen Druck und müssen bestimmte Fragen, Probleme sofort klären können. Sie haben einen gewissen Vorrang in meiner Praxis, sind sich dessen aber nicht immer bewusst. Ich erinnere mich beispielsweise, dass diese Patientin irgendwann morgens in der Praxis anrief, um mit mir über dieses und jenes zu sprechen: »Ich brauche mal 'ne Viertelstunde Zeit«, hat sie gesagt, ohne zu realisieren, dass ich in dieser Viertelstunde drei Termine, sprich drei Patienten hatte, die letzten Endes warten mussten. Das war machbar. Aber mein Arbeitstag muss geplant werden. Ich arbeite zehn bis zwölf Stunden pro Tag und versuche Privates und Berufliches zu trennen. Ich bemühe mich, meine Arbeit engagiert zu machen, aber ich vermag das nur, wenn ich auch irgendwann einmal abschalten kann. Ich habe nicht selten erlebt, dass Bekannte abends anriefen und sagten: »Ich möchte dich nicht in der Praxis stören, aber ich habe da ein paar Fragen ...« Denen muss ich dann klarmachen, dass sie mich sehr wohl in der Praxis stören müssen, weil auch ich jemand bin, der seine Freizeit und Freiheit braucht. Mit ihr war diese Trennung allerdings kein Problem.

Was mich tagtäglich Nerven kostet, sind die Regelungen, Verordnungen, Vorschriften des Gesundheitswesens. Ich darf nur in bestimmtem Maße Leistungen und Verordnungen erbringen, und wenn ich über dem festgelegten Budget liege, dann arbeite ich umsonst. Rund fünfzehn bis zwanzig Prozent meiner Arbeit leiste ich inzwischen unentgeltlich. Hinzu kommen die Begrenzungen durch die Kassenärztliche Vereinigung. Wenn ich die mir zugebilligte Summe für die Verordnung von Medikamenten überschreite, muss ich mit meinem Privatvermögen haften. Allerdings gibt es Budgetausnahmen für schwere und für chronische Erkrankungen – zum Beispiel bei ***Schmerztherapien*** mit Morphinen oder bei Insulintherapien bei Diabetes. In einem solchen Fall kann ich auch sehr teure Medikamente verschreiben, ohne dass sie im Budget zu Buche schlagen. Ich verstehe Kollegen nicht, die sich weigern, derartige Spezialmedikamente zu verordnen. Ich muss als Arzt schauen: »Was bietet das System?«, und die Kunst liegt darin, alle Möglichkeiten für die Patienten auszuschöpfen.

Ab 2010 wird es eng …

Chemotherapie 3 und 4

Die Patientin

Mücken lieben mich. »Du hast süßes Blut«, war immer die Erklärung meiner Großmutter.

Die Mücken bleiben mir treu – trotz Krebs. Sie wenden sich nicht von mir ab – trotz der Zellgifte in meinem Blut. Als ich wieder einmal gestochen worden bin und über den Juckreiz klage, fragt Johanna bei Pizza und Ruccolasalat: »Glaubst du, die Mücke stirbt an der Chemo?« – »Keine Ahnung«, sage ich. »Wer weiß, vielleicht wird der Mücke nur übel?«, überlegt mein Mann. – »Eine kotzende Mücke, das möchte ich sehen!«, wünscht sich Eva. – »Kotzen reicht mir nicht«, ist meine Meinung. »Die soll daran sterben. Dann hätte die Chemo noch einen sinnvollen Nebeneffekt.«

Krebs und Chemo haben auch ihre lustigen Seiten. Ich verspreche, die Ärzte zu fragen, ob Mücken sterben oder kotzen – wenn keine anderen Fragen anstehen.

Ich bin wieder einmal auf dem Weg zur Uniklinik. Drei Mal ist mir die Chemotherapie inzwischen verabreicht worden.

Meine Begeisterung für Epirubicin und Taxol ist seit dem ernüchternden Treffen mit Dr. Warm dahin. Dafür freue ich mich, dass ich das Gift wenigstens gut vertrage. Meine Vorstellungskraft reicht nicht aus, um zu realisieren, was in meinem Körper passiert.

Mein Blut wird zerstört, meine vollständige körpereigene Abwehr! Und ich sehe nichts und spüre – fast – nichts. Manchmal ist mir mein Körper unheimlich.

Ich feiere zurzeit nur zwei Tage nach den Chemos »krank« – der Job und die Kollegen sind meine Brücke zum wirklichen Leben. Das hat nichts mit Heldentum zu tun, sondern es lenkt einfach ab. Ich habe weniger Zeit zum Grübeln, weniger Zeit zum Verzweifeln.

Arbeiten gehen – das ist möglich, weil sich die Nebenwirkungen in engen Grenzen halten. Ist das Joggen oder sind die Medikamente von Professor Beuth dafür verantwortlich? Egal, das Ergebnis zählt.

Ein, zwei Tage nach der Infusion spüre ich meine Knochen, fühle mich ein wenig schlapp. Das ertrage ich alles. Das ist nicht die »Hölle«! Die »Hölle« sind nicht die Zellgifte, nicht die Nebenwirkungen, sondern die Routine, die Fließbandatmosphäre, das Gefühl, Teil eines ritualisierten Reparaturbetriebs zu sein.

Was werde ich dieses Mal erleben?

Inzwischen bin ich ernüchtert.

Das hat einen Vorteil. Ich kann nicht mehr enttäuscht werden.

Ich bin kein Chemo-Anfänger mehr. Ich fühle mich wie das Mitglied eines Geheimbundes. Ich habe Zugang zu einer von den Gesunden abgeschotteten Welt. Ich weiß, welche Regeln dort gelten.

Bei meiner zweiten Chemo habe ich eine Patientin erlebt, die ihre Medikamente detailliert prüfte. Sie war außer sich, als sie feststellte, dass von dem festgelegten Medikamentenplan abgewichen wurde. Ich schaute mit großen Augen zu. Und fand ihre Aufregung doch ziemlich übertrieben. Bis mir selbst ein falsches Medikament in den *Vorlauf* gegeben wurde – beim letzten Mal. Als ich die Schwester zur Rede stellte, bekam ich zur Antwort: »Ich habe keine Zeit, das zu kontrollieren und in die Akten zu schauen.« Wahrscheinlich hat sie Recht. Bei dem Andrang, bei so vielen Krebspatientinnen. Aber Vertrauen schafft das nicht gerade.

Nichts bleibt in der Chemo geheim – dank der Durchgangszimmer: Eine Patientin hatte schlechte Blutwerte. Sie bat um ein spezielles Präparat. »Das ist nicht Standard«, war die Antwort. Gibt es unterschiedliche Standards? Bekommen Kassen- und Privatpatienten unterschiedliche Medikamente? Die Patientin ließ nicht locker – und siegte.

Ob heute die Stühle für alle Patientinnen reichen werden? Beim letzten Mal war es so voll, dass die Frauen mit ihren Infusionsständern auf den flachen Heizkörpern am Fenster saßen. Ich war zeitig da und hatte noch einen Stuhl ergattert. Die Klinik hat die neuesten Ultraschallgeräte, die es auf dem Markt gibt. Aber für eine ausreichende Zahl von Sitzgelegenheiten ist kein Geld vorhanden?

Welche Ärztin werde ich heute kennen lernen? Neue Ärztinnen im Tagestakt. Bei jedem Chemo-Termin war es bisher eine andere. Die Klinik verspricht, dass die Ärzte für die Patienten da sind. Hohle Worte. Ein paar Mal habe ich versucht, eine Ärztin telefonisch zu erreichen. Sekretärinnen, Schwestern wimmelten mich ab: »Sie ist im OP.«, »Sie hat keinen Dienst.« Bitten um Rückrufe werden nicht erfüllt. Sie lassen die Gifte in einen Menschen hineinlaufen, als handele es sich um einen Ölwechsel.

Nach der Chemo kümmert sich niemand um die Patientinnen, keiner ist verantwortlich. Ich hole mir inzwischen Hilfe im Bekanntenkreis, bevor ich mich dem mühevollen Unterfangen unterwerfe, in der Uniklinik jemanden zu erreichen.

Wie gesagt: Ich bin ernüchtert. Ich kann nicht mehr enttäuscht werden.

»Hallo«, schon die Begrüßung ist heute anders. Wieder eine neue Ärztin, etwa Mitte dreißig, blond: Frau Dr. Stier. Sie macht genau dasselbe wie alle anderen zuvor auch. Sie nimmt Blut ab, sie kontrolliert die Werte, schließt die Infusion an und doch herrscht eine andere Atmosphäre.

Wieder einmal werde ich Ohrenzeuge: »Das war so schrecklich dort. Ich wollte nicht mehr in das andere Krankenhaus gehen ...

Wäre doch nur bald alles vorbei.« Dr. Stier nimmt sich Zeit. Sie tröstet, sie beruhigt: »Nicht ans Sterben denken, sondern an das Leben. Wir bekommen das in den Griff.«

Ich bin an der Reihe.

Sie hat sich meine Akte angeschaut. Sie ist im Bilde. »Selbst wenn Sie auf diese Chemo nicht ansprechen sollten, wie gewünscht, Sie haben gute Chancen geheilt zu werden«, sagt Dr. Stier. Meine Stimmung ist nicht die beste. Sie spürt das: »Lassen Sie nicht den Kopf hängen. Sie müssen nicht an Krebs sterben.« Sie spricht die Ängste aus. Sie redet nicht drum herum. Sie wirkt mitfühlend und kompetent. Es ist die erste Ärztin, bei der ich den Eindruck habe, dass sie die Komplexität der Erkrankung wahrnimmt, die Gefühle anspricht, die Ängste sieht.

An diesem Tag klappt alles in der chemotherapeutischen Ambulanz. Die Gifte fließen ereignislos in meine Venen.

Es ist sogar Zeit für Blödsinn: »Wissen Sie, ob Mücken sterben, wenn sie Chemoblut saugen?« – »Die Frage hat noch niemand gestellt«, Dr. Stier lacht. »Ich denke, denen wird nur speiübel. Es ist ja nur sehr kurz eine hohe Konzentration an Zellgiften im Blut.«

Ich bekomme anschließend die nötigen Tabletten ausgehändigt, die Ärztin fragt, ob ich eine Krankschreibung brauche. »Und wenn Sie irgendwelche Nebenwirkungen haben, melden Sie sich. Ich kann vielleicht nicht in dem Moment mit Ihnen sprechen, aber ich rufe zurück, wenn Sie mir einen Zettel hinterlassen – da können Sie sicher sein.« Was für ein Angebot! Ich könnte sie umarmen, so dankbar bin ich. Ich bilde mir ein, ihr nicht egal zu sein.

Tage später habe ich plötzlich ein Kribbeln in den Händen und Füßen. So, als ob tausend Nadeln hineingestochen werden. Ich kann kaum mehr auftreten. ***Polyneuropathie*** heißt das Fachwort. Meine Nervenzellen leiden unter den Zellgiften. Eine übliche Nebenwirkung der Taxane, dieser Eibengifttherapie.

Ich versuche es! Ich rufe in der Klinik an. »Könnten Sie Frau Dr. Stier eine Nachricht hinterlegen? Ich bitte um Rückruf.«

Am Nachmittag meldet sich die Ärztin. »Hey – Sie haben Probleme? … Nehmen Sie hoch dosiertes Vitamin B.« – »Muss ich Angst haben, dass sich die Beschwerden nicht zurückbilden?« – »Nein, das ist sehr selten der Fall. Ich bin mir sicher, die Beschwerden werden schnell verschwinden.« Das Gespräch hat vielleicht drei, vier Minuten gedauert und hat eine unmittelbar heilende Wirkung. Ich mache mir weniger Gedanken, besorge mir umgehend die Tabletten, schlucke sie und bilde mir ein, das Kribbeln wird schon geringer.

Wir sind auf einer Geburtstagsfeier. Eine Freundin wird sechzig. Ob ich auch sechzig werde? Mein Denken hat sich verschoben. Meine Freunde trinken Pinot Grigio, ich trinke Saft – meine Leber wird schon mit genug Giften traktiert. Wir diskutieren zu viert über die private Altersvorsorge, über den dritten Lebensabschnitt. Ich fühle mich unbeteiligt. Wie egal ist die Frage nach dem Wohlstand mit sechzig, wenn man nicht weiß, ob man überhaupt sechzig wird! Irgendwann geht es um Krebs, um den Freund, der es geschafft, und die Bekannte, die es nicht geschafft hat. Was ist mit »schaffen« gemeint? Die Frage schwebt für mich unausgesprochen im Raume. Für die anderen nicht. Stattdessen: »Weißt du eigentlich, wie viele Menschen an Krebs erkranken?« »In Europa jeder Dritte!«, ist meine Antwort. »So viele?« Erstaunen, Entsetzen. Ich beruhige die Gesunden: »Noch braucht ihr euch keine Sorgen zu machen. Schaut …« Ich zähle ab: »Ein, zwei, drei – ich bin der Dritte. Aber ab 2010, da wird es eng, ab dann müsst ihr aufpassen. Ab dann soll Krebs Todesursache Nummer eins sein.«

Dr. Ursula Stier, 34, Assistenzärztin in der Uniklinik, inzwischen Oberärztin für Gynäkologie in einem anderen Krankenhaus, verheiratet, ein Kind

Zwischen der Patientin und mir sprang sofort ein Funke über, als wir uns in der Chemoambulanz begegneten. Ich hatte den Eindruck, sie stand mit beiden Beinen im Beruf und im Leben, ihr Job und ihre Familie nahmen sie voll in Anspruch. Bis zu dem Zeitpunkt der Krebs-Diagnose hatte sie sich wenig Gedanken über ihren Gesundheitszustand gemacht und machen müssen. Sie hatte den Anspruch, ihr Leben im Griff zu haben – und plötzlich war alles ins Wanken geraten, was sonst so selbstverständlich war. Sie erschien mir emotional stark betroffen von dieser Erkrankung, die man nicht eben beiseite schieben kann, sondern die existenziell und lebensbedrohlich ist. Sie war stark verunsichert und ich hatte das Gefühl, in dieser Situation suchte sie einen kompetenten Apparat, der gut organisiert und strukturiert ist, wo sie eine zügige Behandlung ihrer Erkrankung und eine Bewältigung der daraus resultierenden Probleme erwarten kann.

Als wir uns begegneten, war sie schon mitten in der Chemotherapie und ich dachte: » Die hat schon einiges erlebt hier. Der ist klar, wie fragwürdig die Situation ist. Die Chemoambulanz strahlt für sie nicht die Kompetenz aus, die sie erwartet hat.« Ich glaubte, zu ihr nur eine Basis aufbauen zu können, wenn wir als Partner miteinander arbeiteten und sie in mir das fände, was sie zu suchen schien: einen kompetenten Ansprechpartner.

Einer meiner Grundsätze als Ärztin ist, offen und ehrlich mit den Patientinnen umzugehen. Es ist das Recht jedes Menschen, sich mit dieser Erkrankung auseinander zu setzen. Und dazu gehört auch der Gedanke an den Tod. Ich fände es fürchterlich, diese Gedanken herunterzuspielen. Nach dem Motto: »Ach, das wird schon wieder. Na gut, Sie haben jetzt ein Mammakarzinom. Das haben viele ...« Das sind leere Phrasen. Bei jeder Patientin, die diese Diagnose erfährt, gehen die Rotlichter an: »An dieser Erkrankung kann ich sterben!« Das ist so und deshalb spreche ich das an, damit sie weiß, dass ich weiß, was sie denkt. Wir brauchen beide nicht zu schauspielern. Meine Botschaft ist: »Wir sind uns einig. Die Situation ist ernst und ich möchte jetzt alles tun, damit Sie bestens versorgt werden.« Das ist eine Grundlage, auf der man aufbauen kann. Ehrlichkeit heißt auch, den Frauen zu sagen: »Ich weiß das jetzt nicht ... Keine Ahnung, darüber hat niemand mit mir gesprochen. Ich kann das heute nicht klären.« Ich schaue dann beispielsweise in die Akte, und die Patientin braucht sich nicht zu fragen: »Warum schaut die jetzt in die Akte? Ist irgendetwas nicht in Ordnung?«

Normalerweise habe ich mich immer, bevor die Patientinnen in die Ambulanz kamen, in die Akte eingelesen. Ich wollte wissen: Wer erscheint da? Was steht an? Welche Untersuchungen sind gemacht und – vor allem – welche sind vergessen worden?«

In der Ambulanz ist einiges nicht so gelaufen, wie es hätte laufen sollen. Dort gibt es viele Stellen, die wirklich gefahrvoll sind. Man muss die richtige Dosierung bestellen, man muss sie kontrollieren, denn manchmal wird nicht das Richtige geliefert. Manchmal werden die Medikamente des Vorlaufs auch verändert. Das muss nicht zum Nachteil der Patientinnen sein, weil manche Mittel gleichwertig sind. Aber man muss das den Patientinnen erklären, ansonsten fragen sie sich: »Hilfe, was fließt denn da in meine Venen?« Dies betrifft auch die Reihenfolge der Medikamente. Man muss ebenso auf die Staging-Untersuchungen aufpassen. Manche Patientinnen waren zu diesen Untersuchungen gar nicht angemeldet worden, andere kamen schon seit zwei Jahren, ohne dass diese Untersuchungen erfolgt waren, wieder andere erhielten Therapien, ich weiß nicht, wie lange schon, und niemand hat sich darum gekümmert, dass sie hätten abgesetzt werden müssen. Ich will nicht weiter ins Detail gehen, aber das war der Alltag dort und plötzlich hatte ich eine Patientin vor mir, wo ich begriff: »Holla, die durchschaut das nicht im Detail, aber sie spürt die Diskrepanz zwischen Anspruch und Wirklichkeit.«

Um die Verhältnisse in der Chemoambulanz zu verstehen, muss man eines wissen: Dort wollten nur wenige Kollegen aus freien Stücken arbeiten. Häufig wurden Kollegen eingesetzt, die wenig oder gar kein Berufserfahrung hatten, aber gerade deshalb meinten, alles wissen zu müssen. Und wenn sie es nicht wussten, versuchten sie, es zu überspielen. Damit habe ich am Anfang meiner beruflichen Laufbahn auch gekämpft.

Manchmal aber konnten sie auch nur inkompetent wirken,

weil sie von den Oberärzten und dem Chefarzt nicht die Informationen bekommen haben, die sie benötigt hätten. Die Patientinnen wollten informiert sein. Das ist ihr gutes Recht. Manche Oberärzte, einschließlich des Chefarztes, übertrugen diese Gespräche gerne auf die Ärzte in der Chemoambulanz, weil sie häufig zeitraubend und lästig sind. Die Ärzte in der Chemoambulanz konnten den Patientinnen dann aber oft nicht die Informationen geben, die sie haben wollten, weil sie sie selbst nicht hatten.

Aber nicht nur Berufsanfänger wurden in der Chemoabteilung eingesetzt, sondern auch Reisende, die man nicht aufhalten konnte. Ich habe in der Chemoambulanz gearbeitet, kurz bevor ich eine Oberarztstelle in einem anderen Krankenhaus angenommen habe.

Ich habe immer gerne mit onkologischen Patienten gearbeitet und habe das nie als depressiven Arbeitsplatz erfahren, weil bei den Menschen, die sich in einer solchen Grenzsituation befinden, immer auch menschliche Reserven frei werden, die mich gereizt haben. So gesehen war es nicht so, dass ich gesagt habe: »Chemoambulanz – wie furchtbar.« Aber wenn man sich auf eine Oberarztstelle bewerben möchte, ist man darauf angewiesen, operieren zu lernen. Als Frau ist es schwer genug, sich in der Chirurgie durchzusetzen. Es hilft einem dann gar nichts, wenn man sagt: »Ich habe die Chemoambulanz geführt.«

Ich bin also nicht aus einer freien Entscheidung heraus in diese Abteilung gegangen. Trotzdem habe ich mich sehr bemüht, meine Arbeit dort gut zu machen. Es war alles andere als ein Halbtagsjob, ich bin selten vor abends acht Uhr nach Hause gegangen. Denn nach Dienstschluss habe ich erst die Zeit gefunden, die lange Liste der Patientinnen zur Hand zu nehmen, die angerufen hatten. Man kann in einer Klinik nicht ununterbrochen erreichbar sein, aber es muss möglich sein, jemanden ans Telefon zu bekommen, der die Fragen und Informationen weitergibt. Praktisch war es in der Chemoabteilung so, dass man dort ziemlich allein auf sich gestellt war. Manchmal fragte man sich, ob die dort tätigen Schwestern wirklich über die notwendige Kompetenz verfügten, denn jeder Handgriff musste auf das Genaueste überprüft werden.

Die Uniklinik nutzt die Arbeitskraft ihrer Ärzte maximal aus. Viele Ärzte gehen nicht vor zweiundzwanzig Uhr nach Hause und haben an einem solchen Tag sechs unbezahlte Überstunden hinter sich. Man muss lernen, irgendwann ein Ende zu finden, denn ein solches Arbeitspensum kann man nicht über Jahre durchhalten.

Das gilt auch für die Schicksale, mit denen man konfrontiert wird. Ich persönlich habe es als Manko empfunden, dass es nur für die Schwestern in der Uniklinik eine ***Supervision*** gibt. Weil es an der Uniklinik ein solches Angebot für Ärzte nicht gab, habe ich mir neben meinem Job eine so genannte ***Balint***-Gruppe gesucht. Zusammen mit anderen Ärzten unterschiedlicher Fachbereiche konnte ich dort über Erfahrungen und Erlebnisse sprechen, mit denen ich konfrontiert worden bin. Es geht also in diesen Gruppen letzten Endes um die Beziehung zwischen Arzt und Patient. Nicht nur, aber auch für die Ärzte in der Chemoabteilung wäre eine solche Reflexion sehr hilfreich.

Damit sind wir beim Thema Verbesserungen: Ich glaube, man könnte die Situation in der Chemoambulanz tatsächlich optimieren. Räumlich ist sie zu klein konzipiert. Ich würde mich nicht wohl fühlen, wenn ich mit fünf Patientinnen in einem Raum sitzen müsste. Und ganz wichtig: Die Patientinnen müssten wissen, dass sie nach jeder Chemotherapie die Möglichkeit haben, mit dem Arzt unter vier Augen zu sprechen. Wie oft habe ich es erlebt, dass die Frauen die intimsten Probleme in den Behandlungsräumen vor allen anderen Patientinnen ansprechen, aus lauter Sorge, es gäbe hinterher wieder keine Zeit, ihre Fragen loszuwerden. Im Prinzip bräuchte man dafür eine personelle Verstärkung. Ein Arzt allein kann das bei so vielen Patientinnen nicht schaffen.

Ich finde, in der Chemoambulanz dürften nur kompetente und erfahrene Ärzte arbeiten und sie bräuchten sehr fachkundige Schwestern an ihrer Seite. Am besten wäre es, wenn es in Deutschland eine Subspezialisierung »onkologische Gynäkologie« gäbe, wie das in den Vereinigten Staaten der Fall ist. Dann müssten alle

Ärzte, die onkologisch interessiert sind, in der Chemoambulanz Erfahrungen sammeln und könnten dies auch als Teil der Ausbildung geltend machen.

Solange eine solche Subspezialisierung nicht existiert, müsste man Anreize schaffen, beispielsweise, dass die Ärzte in dieser Zeit bestimmte Weiterbildungen machen dürften oder dass klar ist, sie dürfen nach einem Jahr Chemoambulanz ein Jahr lang nur operieren. Man müsste die Kollegen unterstützen und ihnen etwas anbieten, damit diese wichtige verantwortungsvolle Arbeit nicht als Sackgasse gesehen wird.

4. T2/N0/M0 – der Tumor wird entfernt

Schluss mit Chemo – Operation Montag in zwei Wochen

Abbruch der primären Chemotherapie

Die Patientin

Eine Freundin will mich zum Essen einladen. Nächsten Dienstag. Ich weiß nicht, ob ich kommen kann; ich weiß nicht, ob ich dann überhaupt noch zu Hause bin oder operiert werde. Meine Kollegen wollen wissen, ob ich in der nächsten Woche eine Schicht übernehme. Ich kann nicht zusagen, weil ich nicht weiß, wie es weitergeht. Ich habe keine Kontrolle mehr über mein Leben. »Ruft die Klinik an«, ist mein Tipp sowohl an die Freundin als auch an die Kollegen. »Vielleicht geben sie euch Auskunft. Meine Terminplanung liegt nicht mehr in meiner Hand. Sie liegt in der Hand der Uniklinik, in der Hand von Dr. Warm.« Ob ihm bewusst ist, wie sehr er in meinen Alltag hineinregiert?

Nach der vierten Chemo steht jetzt die Entscheidung an. Werde ich noch zwei weitere Zyklen der anthracyclinehaltigen Chemotherapie erhalten, diese angebliche Wunderwaffe gegen bösartige Tumoren? Oder wird nach vier Gaben Schluss sein? Werde ich operiert? Und wenn ja, wann? Morgen oder übermorgen oder in einer Woche? Rudolf, mein Mann, und ich sitzen im Wartezimmer der Uniklinik. Ich nutze die Zeit und bitte die Sekretärin, mir meine Akte zu geben. Ich möchte für das Gespräch, für die Entscheidungen, die getroffen werden müssen, alle Arztbriefe und Diagnosen kennen. »Ich frage Dr. Warm, ob das möglich ist«, ist ihre Antwort. Demütigend. Entmündigend. »Das sind *meine* Daten«, möchte ich erwidern, aber ich halte den Mund. Sie sagt immer den gleichen Satz, wenn ich um die Akte bitte. Die Antwort ist mir inzwischen wohl vertraut. Krankenhaushierarchie. Er – der Arzt – entscheidet, ob ich – die Patientin – meine Akte lesen darf. Er erlaubt es. Danke!

Ich habe mich auf den Termin mit Dr. Warm generalstabsmäßig vorbereitet, ich versuche, Kontrolle zurückzuerlangen. Ob ich das darf, ob das erwünscht ist? Eva, meine Tochter, lernt für ihre Philosophieprüfung. Bei Immanuel Kant findet sie Trost für mich, philosophische Unterstützung für meine Fragen, für mein Forschen nach Wissen: »Habe Mut, dich deines eigenen Verstandes zu bedienen, hat der Philosoph der Aufklärung geschrieben«, sagt Eva zu mir. »Nur wenn du dich traust zu denken, kannst du aus der Unmündigkeit heraus.« Mein Verhalten kann also nicht falsch sein.

Ich habe alle meine Fragen auf Papier festgehalten, damit ich nicht wieder das Denken einstelle, um Fassung ringe, wenn Dr. Warm mir schlechte Nachrichten überbringt, damit ich nicht erneut dusselige Diskussionen vom Zaun breche, wie beim letzten Treffen, damit ich nicht vergesse, die Fragen zu stellen, die ich beantwortet haben möchte. Es sind so viele, weil ich mich nicht unterrichtet, nicht informiert, nicht aufgeklärt fühle, von ihm, von den anderen Ärzten, von der Uniklinik. »Hallo, wie geht es?«, fragt Dr. Warm. Gute Frage, die hat er schon beim letzten Termin gestellt. Ich weiß immer noch nicht, was ich darauf antworten soll.

Rund neunzig Minuten kenne ich ihn jetzt. Naiv wie ich war, habe ich geglaubt, er ist mein behandelnder Arzt. Von Arbeitsteilung war nie die Rede gewesen, auch nicht davon, dass er »nur« für Diagnose und Operation zuständig ist, die andere Arbeit von anderen Ärzten gemacht wird. Hätte ich das wissen müssen? Niemand hat mich aufgeklärt, wie die Behandlung organisiert ist, wer was macht. Ich habe bis jetzt vier Ärzte in der Chemotherapie kennen gelernt, vier weitere haben die Voruntersuchungen gemacht. Von manchen weiß ich nicht einmal die Namen, mein Hausarzt und meine Frauenärztin mischen auch noch mit. Ich beginne zu begreifen, wie Krankenhausalltag und Hochleistungsmedizin funktionieren. Allmachtsanspruch und Unterwerfung, Nichtinformation und Gängelung. Und das alles mit dem Anspruch, mir zu helfen. Ich werde es akzeptieren müssen. Wie es mir geht? »Danke gut«, ist meine Antwort.

»Wie haben Sie die Chemo vertragen?« Während ich bei unserem letzten Treffen meine Erfahrungen nur angedeutet habe, lässt die Frage nun einen Damm in mir brechen. »Die Medikamente habe ich gut verkraftet, die Situation in der Chemoabteilung allerdings weniger gut. Ich habe gedacht, mit einem Arzt oder einer Ärztin zu tun zu haben. Es gab keinerlei Kontinuität. Jedes Mal musste ich mich auf jemand Neues einstellen. In der Chemotherapie geht es nicht um Beinbrüche. Sind alle Ärzte überhaupt angemessen in der Lage, die belastende Situation dort zu meistern? Ist die ärztliche Betreuung in dieser Abteilung ein ungeliebter Job? Medizinisch so simpel, dass man dort die jungen Ärzte hineinsteckt, verheizt, egal, ob sie die seelische Reife haben, die lebensbedrohlich erkrankten Frauen zu betreuen? Ich hatte nie einen festen Ansprechpartner für Fragen, für auftretende Nebenwirkungen.« Ich hole nur kurz Luft: »Sie versprechen in Ihren Informationen den Patientinnen, dass sie jederzeit mit den verantwortlichen Ärzten sprechen können. Die Realität sieht anders aus. Die Ärztinnen kann man nie erreichen, und wenn man sie um Rückruf bittet, bekommt man diesen Wunsch nicht erfüllt.« Die Erfahrungen, Erlebnisse der vergangenen drei Monate sprudeln nur so aus mir heraus. »... und die Atmosphäre in der Ambulanz. Es gibt keine Möglichkeit sich zurückzuziehen, allein zu sein. Es gibt keine Möglichkeit, mit der Ärztin in Ruhe zu reden. Nirgends ein Minimum an Intimität. Ich habe einen so großen Andrang erlebt, dass nicht einmal für alle Frauen ein Stuhl vorhanden war.« Nein, ich will eigentlich nicht nur nörgeln. Kommt es nicht letztlich nur auf eine medizinisch optimale Versorgung an? Und die scheint vorhanden zu sein. Kann man diese Kleinigkeiten wie Atmosphäre, Betreuung nicht vernachlässigen? Ich mache Verbesserungsvorschläge.

Dr. Warm hört sich alles an – und überrascht mich. Mal wieder. Er reagiert außerordentlich verständnisvoll auf meine Kritik. Er sieht all diese Defizite. Er möchte es gerne anders organisieren. Er kann nicht. Er arbeitet in einem Apparat. Er ist Täter und Opfer des Medizinbetriebs. Die Zustände in der Chemotherapie – die haben wir jetzt abgehandelt.

Es gibt kein Entrinnen mehr. Mein Herz schlägt plötzlich schneller, meine Hände werden feucht. Nun geht es um mich. Um Erfolg oder Misserfolg. »Sollen wir sofort die Untersuchung machen?« »Bitte nicht, erst meine Fragen klären.« Zeit gewinnen.

Ich frage – Kant im Hinterkopf, »Trau dich« – nach Widersprüchen, die mir in den Arztbriefen aufgefallen sind. Nach dem Ultraschall hat das Karzinom eine andere Größe als nach der Berechnung des MRT. Jeder Millimeter weniger an karzinomatöser Masse erhöht meine Lebensaussichten – habe ich herausgefunden. »Das MRT ist genauer«, ist seine Antwort. Vier Millimeter gewonnen, das bedeutet mehr Leben. Was immer das heißen mag. Ich frage weiter: »Ein Karzinom ist ein dreidimensionales Gebilde, es hat ein Volumen. Wie können Sie da den Rückgang in Zentimetern angeben, nur bezogen auf einen Wert?« Ich habe gerechnet. Zuerst sei das Karzinom 2,5 mal 1,8 mal 1,5 Zentimeter groß gewesen, nach der zweiten Chemotherapie sah er es auf 2,3 mal 1,5 mal 1,2 geschrumpft. Nach Adam Riese – einfacher Dreisatz – ist mit zwei Chemotherapien das Karzinom also um 39% zurückgegangen. Das wäre eine andere Aussage als: Das Karzinom hat sich pi mal Daumen um rund 0,3 cm zurückgebildet. Seine Antwort befriedigt mich nicht: »Die Zentimeter geben eine grobe Orientierung.« Aber eine sehr grobe! Wenn Mediziner mathematisch so ungenau arbeiten, wie können sie sich dann anmaßen, aus solchen Zahlen ***Überlebensprognose*n** abzuleiten?

Das gängige Behandlungsschema ist ein anderes. Es lautet: erst Operation, dann Chemotherapie. Dr. Warm hat mir nie die Wahl gelassen, mir nie Alternativen aufgezeigt, nie die Vor- und Nachteile der verschiedenen Behandlungsformen auf den Tisch gelegt. Nur die primäre Therapie, nichts anderes hat er mir angeboten. Es war keine Entscheidung von uns beiden. Er hat entschieden! Die ausgeteilten Patienteninformations-Blätter geben auch keine Auskunft über Risiken und Chancen der unterschiedlichen Wege, ein Karzinom zu behandeln. Sollen Patienten das Denken einstellen? Ist Denken hinderlich?

Ich frage ihn nach der Chemosensitivitätstestung und warum sie nicht gemacht worden ist. Dieser Test, auf den ich so gesetzt habe, mit dem nicht nur diese Klinik wirbt! In der Patienteninformation steht schwarz auf weiß, dass das Ansprechen des Gewebes mittels einer Chemosensitivitätstestung erfolgt. Für diesen ***ATP-Test***, habe ich nachgelesen, werden Tumorzellen mit den Zellgiften zusammengebracht, und wenn die Zellen sterben, ist diese Wirkstoffkombination auch für die Tumorzellen im Körper tödlich. Dr. Warm schüttelt den Kopf. »So einfach ist das nicht. Was im Reagenzglas funktioniert, muss im wirklichen Leben noch lange keine Wirkung haben«, klärt er mich auf. »Außerdem hätten wir dafür viel mehr bösartiges Gewebe gebraucht als wir mit fünf Proben durch eine Stanzbiopsie erhalten.« Einleuchtend. Aber warum habe ich das nicht früher erfahren? Warum wurden falsche Hoffnungen geweckt? Habe ich nicht richtig zugehört, oder hat er mich im guten Glauben gelassen, die Informationen der Uniklinik hätten ihre Richtigkeit, auch wenn sie nicht der Wahrheit entsprechen? Er versucht mich zu trösten: »Die primäre Therapie ist praktisch ein Chemosensitivitätstest. Wir stellen an dem Grad der Remission fest, ob die Chemo gewirkt hat, weil der Feind ja noch im Körper ist.« Das verstehe ich, aber es ist etwas anderes, als in der Information zu lesen ist. Ich frage mich, ob er immer nur etwas preisgibt, wenn ich nachhake, wenn ich darauf bestehe. Das ist anstrengend.

Die Untersuchung lässt sich nicht mehr hinausschieben. Ich ziehe mich aus, lege mich auf die Liege. Er verteilt das gelartige Kontaktmittel auf meiner Brust.

Er wandert mit dem Ultraschallkopf von links nach rechts »Ich weiß nicht, wo ich die Grenzen ziehen soll. Hier oder dort«, Dr.

Warm scheint am Ende mit seiner Weisheit zu sein, und ich denke an Hiob. Er ist zwar ein Mann und ich bin eine Frau, aber heimgesucht werde auch ich von Unglück und Schrecken, genau wie diese Figur im Alten Testament. Dr. Warm in der Rolle des Unglücksboten: »Ich kann es nicht definieren. Ist dieses Gewebe bösartig oder sind es Wassereinlagerungen oder abgestorbene Zellen, also ***Nekrosen***?« Die Knechte von Hiob wurden erschlagen mit der Schärfe des Schwertes. »An den ***Rändern*** eindeutige ***Hypervaskularisation.***« Fachchinesisch. Was auch immer das bedeuten mag: Das Feuer Gottes fiel vom Himmel und verzehrte Schafe und Knechte. »Die Chemotherapie hat nicht den Erfolg gehabt, den ich mir erhofft habe. Wir brechen ab und operieren«, höre ich Dr. Warm sagen ... und da fiel das Haus auf Hiobs Söhne und Töchter, dass sie starben.

Ich ziehe mich an, versuche mich zu konzentrieren, nicht schlappzumachen, versuche, die Tränen zu unterdrücken, die darauf warten, fließen zu dürfen, versuche, die Trauer im Zaume zu halten. Warum nur messe ich seinen Worten eine solche Bedeutung bei? Er ist nicht allmächtig! Was heißt, er hätte sich mehr erhofft? Wer weiß, ob er auf den Bildern einfach nichts erkennen kann oder ob er Schwierigkeiten hat, sie zu interpretieren, oder ob er wirklich SEHEN kann, dass eine Fortsetzung der Chemo nichts mehr bringt. Wer weiß, ob er sich von meiner Fragerei in die Ecke gedrängt fühlt, lieber auf Nummer Sicher geht und deshalb abbricht und operiert. Was auch immer der Grund ist, für mich lautet seine Botschaft: Drei Monate Chemotherapie waren mehr oder minder umsonst. Mir kommt die andere Ärztin, das andere Krankenhaus in den Sinn. Die war von vornherein skeptisch, dass diese primäre Therapie bei mir einen Sinn macht.

Frauen, bei denen sich der Tumor komplett zurückbildet, überleben länger, haben ein längeres ***rückfallfreies Überleben*** – das wenigstens sagen Studien. Welche Lebenserwartung habe ich? Was bedeutet der Abbruch der Chemo für meine Prognose? »Darauf sage ich nichts.« Dr. Warm weicht aus, will sich nicht festlegen: »Wenn die Lymphknoten frei sind, haben wir viel gewonnen.«

Wieso wir? Er erzählt etwas von untypischen Verläufen, von Frauen mit schlechteren Ausgangsdaten, die es dennoch geschafft hätten. Unbefriedigend. Ich lasse sein Ausweichen zu – es gibt handfestere, praktischere Fragen zu klären.

»Wie wollen Sie operieren? Mit welchem Grad an Verstümmelung muss ich rechnen?« Ich will die OP als das benennen, was sie sein wird: eine Verstümmelung. Er erklärt mir, dass er gut ein Drittel des Volumens meiner Brust entfernen muss. Kleine Brust, schlank, kein Fettgewebe – das macht es schwierig. Ein Drittel der Brust weg? Steht mir das Entsetzen auf dem Gesicht geschrieben? Ich hatte so auf eine brusterhaltende Operation gehofft. Hoffnung und Enttäuschung sind ein Paar.

»Ich kann Ihre andere Brust in einer zweiten OP anpassen, sie entsprechend verkleinern.« Das Gruselkabinett hat immer noch neue Schrecken zu bieten. Ich reagiere trotzig: »Und dann mache ich mir ein Schild auf die Stirn: Ich bin ein Warm'sches Kunstprodukt, ein Golem aus Ihrer Hand.« ICH WILL DAS ALLES NICHT.

Hiob tat seinen Mund auf und verfluchte den Tag. »Und was ist, wenn Sie während der OP zu anderen Einschätzungen kommen? Wenn Sie eigentlich anders operieren müssten? Wer entscheidet dann? Ich gebe Ihnen keinen Blankoscheck«, sage ich. – »Den will ich auch gar nicht! Frauen erleben bei uns keine Überraschungen. Wenn die Ränder nach der OP nicht sauber sind, müssen Sie erneut Ihre Einwilligung geben, denn dann muss die Brust in einer zweiten Operation ganz ab.« Warum stürzt der Himmel nicht ein, warum tut sich der Boden nicht auf? Warum steht alles an seinem Platz? »... danach wird sich eine zweite Chemotherapie anschließen. Das hängt aber vom genauen pathologischen Ergebnis ab.«

Ich will keine zweite Chemo. Ich fühle mich nur noch als Objekt, das Subjekt ist verloren gegangen. Rudolf spürt mein Ringen um Fassung, versucht mich zu trösten: »Du bestehst nicht nur aus Brust.« Er hat Recht und dennoch holt mich dieses Wissen nicht aus der Tiefe meiner Verzweiflung.

Dr. Warm wird für mich immer mehr zum Inbegriff, zum Synonym schlechter Nachrichten. Mein persönlicher Hiobsbote. Ich weiß, dass er nichts dafür kann. Ich weiß, dass ich ungerecht bin und trotzdem bin ich wütend. Er vermittelt keine Hoffnung, macht keinen Mut ... Dennoch vertraue ich ihm und habe den Eindruck, bei ihm gut aufgehoben zu sein. Ich habe letztlich ja auch keine Alternative.

»Die Wirkung der letzten Chemo muss erst abklingen. Operation Montag in zwei Wochen. Passt Ihnen das?« Ich leiste keinen Widerstand. »In Ordnung – Montag in zwei Wochen.«

Hinnehmen, aushalten, ertragen. Mehr ist nicht drin. »Du musst optimistisch sein, du musst positiv denken.« Ich kann diese Tipps und Ratschläge von Freunden nicht mehr hören. Wie soll ich auch noch solche Forderungen erfüllen? Wie soll ich optimistisch sein, wenn Hoffnung zerstört wird? Glatzköpfig und verstümmelt – wie soll da positives Denken entstehen? Hiob hoffte auf Licht und es kam Finsternis. Was er gefürchtet hat, ist über ihn gekommen, und wovor ihm graute, hat ihn getroffen.

Ich sehe kein Licht am Ende des Tunnels.

Reifeprüfung. Eva ist enttäuscht: »Kann er dich nicht früher operieren? Ich habe doch vier Tage später meinen Abi-Ball. Hast du das vergessen?« – Ja, ich habe es vergessen. Der Abschluss der dreizehnjährigen Schullaufbahn meiner Tochter wird ohne mich stattfinden müssen. Ich wüsste eh nicht, was ich anziehen sollte.

Dr. Mathias Warm

Als sie hereinkam, drückte sie mir drei Blätter in die Hand. Darauf standen vierzehn Fragen! Ich war schon überrascht und habe im Innern gestöhnt. Ihre Fragen zeigten mir, dass sie sich intensiv mit der primären Therapie, den ***tumorbiologischen Faktoren*** und der ***Prognose*** auseinander gesetzt hatte.

Aber bevor wir ihre Liste im Einzelnen abhandelten, stellte ich die obligatorische Frage, die ich immer zu Beginn des Gesprächs stelle: »Wie geht es Ihnen?« Ihre Antwort lautete: »Eigentlich ganz gut, aber …«, und dann schilderte sie die Umstände in der Chemoambulanz. Sie stellte unangenehme Fragen, zum Beispiel, warum es diesen ständigen Wechsel in der Chemoambulanz gibt. Tja, was sollte ich darauf erwidern? Mir war bewusst, dass wir personelle Schwierigkeiten hatten, und trotzdem waren Neueinstellungen aufgrund der angespannten Finanzlage nicht in Sicht. Sie machte allerdings auch Verbesserungsvorschläge, etwa Ruhezonen einzurichten. Mich hat das sehr betroffen gemacht. Natürlich wusste ich, dass dort nicht alles zum Besten stand, denn viele der Kritikpunkte waren unter den Mitarbeitern häufig Thema. Aber wenn eine Patientin sich damit beschäftigt und detailliert die Atmosphäre, die Nichterreichbarkeit der Ärzte, die schlechte Aufklärung schildert, wirkt das stärker auf mich. Es ist eben der Blick von außen.

Ich habe vor Jahren in Stralsund eine chemotherapeutische Ambulanz aufgebaut und weiß, wie wichtig es ist, wie die Patientinnen in Empfang genommen werden und welche Bedeutung der sie betreuende Arzt hat. Damals in Stralsund hat übrigens meine Karriere als Gynäkologe und Mammaspezialist ihren Anfang genommen. Eigentlich wollte ich nie Frauenarzt werden und schon gar nicht »nur« Brüste operieren. Ich wollte Gefäßchirurg werden. Außerdem war mein Vater Gynäkologe – und allein das war schon ein Grund, diese Fachrichtung nicht einzuschlagen. Doch noch zu DDR-Zeiten rief mich ein Freund aus Stralsund an und erzählte mir von einer sehr guten Stelle dort. Zufall, Schicksal eben – so ist das manchmal. Ich habe dort dann meinen Facharzt als Gynäkologe gemacht. Nach der Wende sanken die Geburtenraten in den neuen Ländern ins Bodenlose und mein damaliger Chef suchte händeringend nach neuen Arbeitsfeldern. Die Mamma-Chirurgie war bis dahin Sache der Chirurgen.

Aus der Zeit in Stralsund weiß ich also, dass für die Frauen die Chemoambulanz eine absolute Stresssituation bedeutet. Sie sitzen Stunden da und wissen: »Alle diese Frauen um mich herum kämpfen gegen Krebs.« Die Frauen müssen »gut gestochen werden«, wie das im Ärztejargon heißt, die Bestellungen der Chemotherapeutika müssen stimmen, die Laufzeiten der Medikamente müssen eingehalten werden, das heißt, sie dürfen nicht zu schnell und auch nicht zu langsam in die Venen fließen. Damals in Stralsund hatten wir fünf Patientinnen am Tag. In der Uniklinik schicke ich inzwischen so viele Patientinnen in die Chemo, dass manchmal sechsundzwanzig Frauen täglich behandelt werden müssen. Sie alle zu versorgen, ist schon logistisch eine Herausforderung. Daneben müssen unzählige Telefongespräche geführt, Befunde besorgt, Termine gemacht werden.

Trotzdem: Die Kritik der Patientin ist damals bei mir auf fruchtbaren Boden gefallen. Ich bemühe mich sehr, einen Arztwechsel in der Chemoambulanz zu vermeiden. Ganz gelingt mir das aber nicht, weil die jungen Ärzte immer nur eine gewisse Zeit bei uns im Hause sind.

In diesem Gespräch mit der Patientin sollte es aber eigentlich nicht um die Umstände und Zustände in der Chemoambulanz gehen, sondern wir hatten einen Termin miteinander, um das weitere Vorgehen zu besprechen. Das ist immer so: Der Untersuchungstermin nach der vierten Chemo ist der Tag der Entscheidung: Soll die Chemotherapie fortgesetzt werden, oder nicht? Deshalb folgt immer sehr zügig die Ultraschalluntersuchung. Diese Patientin aber wollte zuerst Antworten auf ihre Fragen haben.

Eine war zum Beispiel, wie man den Rückgang des Karzinoms erkennen und berechnen kann. Die meisten glauben, ein Karzinom schrumpfe von außen nach innen. Das tut es aber nicht, sondern es gehen hier und dort Tumorzellen kaputt. Man muss sich das wie bei einem Schwamm vorstellen: Die Hülle bleibt unter Umständen bestehen, auch wenn darin viele, viele Löcher sind. Die wissenschaftliche Auswertung der Studie, an der diese Patientin teilgenommen hat, hat später ergeben, dass sich bei achtzehn Prozent der Patientinnen das Karzinom komplett zurückbildete. Meine Erwartungen an dieses Therapieschema sind dennoch nicht erfüllt worden. Ich hatte mir eine höhere Rate versprochen. Aus diesem Grund haben wir in einer späteren, neueren Studie die

Zeitabfolge und die chemische Zusammensetzung geändert. Die Erfolgsquote ist dadurch von achtzehn auf dreiundzwanzig Prozent gestiegen. Nun kann man einwenden, fünf Prozentpunkte mehr, das ist nicht viel. Das stimmt zwar, aber für die vier oder fünf Frauen je Hundert, bei denen sich nun – zusätzlich zu den anderen achtzehn – der Tumor komplett zurückbildet, ist das ein entscheidender Vorteil.

Ich wünsche mir größere Erfolge, aber ich habe nichts Erfolgversprechenderes in der Hand. Das ist das Dilemma.

Eine komplette Rückbildung kann ich im Ultraschall erkennen, und im besten Fall findet der Pathologe bei einer späteren Untersuchung keine aktiven Krebszellen mehr. Bei rund zehn Prozent der Frauen wächst der Tumor unter der Chemotherapie, bei rund siebzig Prozent findet eine partielle Remission statt. In diesen Fällen kann der Pathologe nur sagen: Es hat ein Rückgang stattgefunden. Wie hoch der ist, weiß niemand. Denn auch der gewebliche Bericht hängt von dem Pathologen ab, der die Untersuchung durchführt. Die Einschätzung, wie bösartig der Tumor ist – das so genannte Grading –, aber auch welchen Erfolg die primäre Therapie hatte, ist subjektiv. Man kann das vergleichen mit einem Deutschaufsatz. Es gibt zwar klare Kriterien, aber die Bewertung, die Einschätzung, ob diese Kriterien erfüllt sind, die hängen von der jeweiligen Person ab, in diesem Fall vom Pathologen.

Ob ein Tumor um zwanzig, vierzig oder achtzig Prozent pathologisch schrumpft, wissen wir letzten Endes nicht, weil man es nicht messen kann. Dennoch ist bewiesen: Je besser der Tumor auf die Chemotherapie anspricht, desto höher ist die Überlebenswahrscheinlichkeit.

Nicht nur diese Patientin, alle fragen irgendwann nach ihrer persönlichen Prognose. Ich sage daraufhin immer: »Das sind alles nur statistische Werte.« Denn wenn beispielweise eine Frau ein kleines Karzinom mit einer geringen Aggressivität hat, liegt ihre rechnerische Überlebenswahrscheinlichkeit bei neunzig Prozent. Aber was nutzt ihr das, wenn sie zu den anderen zehn Prozent gehört? Wir haben Patientinnen, die sehr gute Befunde haben und trotzdem ***metastasiert*** sind, das heißt, die Erkrankung schreitet voran. Bei anderen Frauen hingegen, die beispielsweise einen starken Lymphknotenbefall haben und einen großen und aggressiven Tumor, sagt man sich im Stillen: »Oh Gott, oh Gott, oh Gott«, weil alle Daten so ungünstig sind. Und? Sie leben schon Jahre, ohne dass es Anzeichen gibt, die Erkrankung käme wieder.

Ich mache meine Arbeit gerne, obwohl sie oft sehr belastend ist. Um sie ausüben zu können, muss man – glaube ich – Optimist sein, gerade weil man mit so vielen niederschmetternden Daten, negativen Krankheitsverläufen und persönlichen Schicksalen konfrontiert wird. Nicht selten sind die Befunde so, dass es kaum Hoffnung gibt, und gerade dann ist es erforderlich, Zuversicht und Optimismus zu verbreiten. In einer solchen Situation schlüpfe ich in eine Rolle – entgegen meinen wahren Gefühlen – und zeige mich zuversichtlicher, als ich es in Wahrheit bin: Eine sehr junge Frau ist meine Patientin, sie hat ein Kind, ihre Befunde sind sehr schlecht. Sie ist sich dessen bewusst, steht aber dennoch einer Chemotherapie sehr kritisch gegenüber. Sie hat aber keine andere Chance, weil ihre Hormonrezeptoren negativ sind. Ich versuche nun, so überzeugend zu wirken, dass die ***systemische Therapie*** helfen kann, damit auch sie daran glaubt. Ob es funktioniert? Das weiß niemand.

Ich betreibe keine Voodoo-Zauberei, aber man muss dennoch sagen, dass die Medizin bei der Krebstherapie in den Anfängen steckt. Ich habe letzten Endes nur unzureichende Medikamente zur Verfügung, die nicht einmal zwischen guten und bösen Zellen unterscheiden können, denn jede Chemotherapie tötet gesunde wie kranke Zellen gleichermaßen. Aber das Problem ist, es gibt nicht Besseres. Die Genforschung könnte uns helfen, aber das wird noch Jahrzehnte dauern, bis einsatzfähige Therapien und Medikamente entwickelt worden sind. Eine wichtige Frage in der Krebstherapie ist auch, was ich tun müsste, damit die Patientin geheilt wird. Angeblich soll es eine Krebsmutterzelle geben. Wenn man die zerstört, hat man gewonnen. Nur wo ist sie? Und wie kann ich überprüfen, ob ich sie erwischt habe?

Über all das haben wir damals diskutiert und dann kam – wie bei jedem dieser Termine nach der vierten Chemo – der entscheidende Moment. Ich habe mir im Ultraschall das betreffende Gebiet angeschaut und kam zu dem Ergebnis, die Chemotherapie abzubrechen. Denn zum einen war die Abgrenzung des Tumors oder seiner Reste in diesem mastopathischen, also verhärteten und geschwollenen Brustdrüsengewebe schwierig. Zum anderen handelte es sich um einen hormonabhängigen Krebs. Bei dieser Form kommt es unter einer Chemotherapie sehr viel seltener zu einem kompletten Rückgang des Tumors, da die Zellen anders reagieren und so die Chemotherapie nicht alle Zellen während der Teilungsphase erwischt. Umgekehrt gilt: Tumoren, die sehr aggressiv sind, sich schnell teilen, sind zwar leider meistens hormonunabhängig, sprechen aber besonders gut auf eine Chemotherapie an. Außerdem stellte ich bei der Untersuchung fest, dass das Gebiet noch eine erhöhte Durchblutung aufwies, ein Zeichen für noch vorhandene bösartige Zellen. Bei den gegebenen tumorbiologischen Daten – hormonabhängig wachsend – machte es deshalb für mich wenig Sinn, diese Chemotherapie weiterzuführen. Klar war für mich aber auch, dass sich nach der Operation eine weitere, eine andere Chemotherapie anschließen musste, denn vier Chemotermine waren zu wenig – da gab es kein Vertun. Das war für die Patientin ein sehr schwieriger Moment, und ich war mir dessen bewusst. Auch wenn sie immer versuchte, in den Gesprächen einen klaren Kopf zu behalten, ging ihr das alles sehr nahe. Ich zweifelte allerdings nicht daran, dass sie alle Therapien mit zusammengebissenen Zähnen hinter sich bringen würde.

Ich erlebe oft, dass Patientinnen eine Abwehrhaltung gegen sämtliche Maßnahmen aufbauen, die von mir, also von der anderen Seite, vorgeschlagen werden. Salopp formuliert denken manche: »Der spinnt doch.« Ich weiß, wie wichtig zum Beispiel die chemotherapeutische Therapie für das weitere Überleben gerade jüngerer Patientinnen ist, und ich sehe meine Aufgabe darin, sie da durchzuziehen. Auch dann, wenn es den Patientinnen sehr schwer fällt, auch dann, wenn manche – wie diese – einer weiteren Chemotherapie äußerst ablehnend gegenüberstehen, oder wenn von anderen Frauen meine Kompetenz in Zweifel gezogen wird. Im Laufe der Zeit bin ich da härter geworden. Ich versuche mein Wissen und Gefühl durchzusetzen, egal ob die Patientinnen nerven oder nörgeln, schwierig oder verzweifelt sind oder oft auch einfach alles mit sich machen lassen.

Ganz anders ist die Situation, wenn Frauen Metastasen in Knochen oder Organen haben. Dann verhalte ich mich völlig anders. Dann bin ich nicht hart und bestimmend, sondern sehr zurückhaltend. Ich frage mich dann, wie verträgt die Patientin diese Therapie, muss die Dosis so hoch sein. Kurz und gut: Die Erhaltung der Lebensqualität steht hier im Vordergrund. Manchmal suche ich auch verzweifelt nach Alternativen, setze dann zum Beispiel auch experimentelle Therapien ein wie die ***Interleukintherapie***. Hierbei wird die körpereigene Abwehr stimuliert, um bösartige Zellen abzutöten. Diese Patientin aber hat eine Chance, geheilt zu werden, und so kannte ich kein Pardon.

Am Schluss eines solchen Gesprächs kommt immer die Frage: »Wie wird operiert? Muss die ganze Brust entfernt werden?« Ich habe der Patientin das vorgeschlagen, was ich meistens vorschlage: Die betroffene Brust stark zu verkleinern und später die andere, die gesunde Brust entsprechend anzupassen. Diese Methode hat den Vorteil, dass man größere Gewebegebiete entfernen kann und das kosmetische Ergebnis im Endeffekt trotzdem sehr gut ist. Sie reagierte wie die meisten Frauen: ablehnend und sehr skeptisch. Sie verstand nicht – und damit steht sie nicht allein –, dass auch noch die andere, die gesunde Brust operiert werden sollte.

Manchmal denke ich aber auch über Nacht noch einmal über die Operationstechnik nach und komme dann zu anderen Ergebnissen. Manchmal ändere ich auch während der Operation mein Vorgehen, weil die Gegebenheiten im Gewebe sich anders darstellen, als ich vermutet habe, beispielsweise dann, wenn der Knoten gut abgrenzbar ist und das übrigen Brustgewebe zur Auffüllung ausreicht.

Meine Strategie in solchen Gesprächen ist immer dieselbe: Ich verhalte mich genauso wie beim ersten Termin, wenn ich die Frauen auf den eventuell bösartigen Befund hinweise. Ich möchte den Patientinnen auf keinen Fall zu viel versprechen, deshalb stimme ich sie immer auf den schlechteren Fall ein: »Es kann sein, dass in einer zweiten Operation die Brust ganz abgenommen werden muss.«

Gerade nach einer primären Therapie taucht ja die Frage auf, wie operiere ich, innerhalb der alten oder der neuen Tumorgrenzen? Kann ich den Tumor gut gegenüber dem gesunden Gewebe abgrenzen? Kann ich ausschließen, dass es noch versprengte Tumornester gibt? All das muss ich berücksichtigen.

Ich versuche mich weitgehend an den neuen Grenzen zu orientieren, denn nur so kann man nach einer primären Therapie, die ja zum Ziel hat, den Feind im Körper zu töten oder zumindest zum Rückzug zu bewegen, auch große Tumoren noch brusterhaltend operieren. Allerdings ist das in der Wissenschaft nicht unumstritten, weil ein Nachteil der brusterhaltenden Operationen nach primärer Therapie eben ist, dass häufiger Zweitoperationen nötig sind. Bewiesen ist aber auch, dass durch diese Therapiereihenfolge deutlich mehr brusterhaltende Operationen möglich sind.

Ich machte die Patientin darauf aufmerksam, dass bei einer kleinen Brust wie ihrer bei einer zweiten Operation keine Brusterhaltung mehr möglich ist, sie also ganz entfernt werden müsste. Sie war entsetzt, als ich ihr diese Zusammenhänge erklärte, sie hatte überhaupt nicht damit gerechnet, ihre Brust zu verlieren, wenn – laut pathologischem Befund – in den Operationsrändern und darüber hinaus noch Krebszellen gefunden würden. Die Reaktion passte zu ihr: Sie weigerte sich, mir von vornherein einen Blankoscheck für eine solche weitergehende Operation auszustellen, was ich völlig in Ordnung fand. Ich war mir allerdings sicher, dass sie, falls es nötig wäre, sich einer solchen Operation nicht verweigern würde.

Ich schlage immer die Hände über dem Kopf zusammen, wenn Frauen sich gegen eine Brustentfernung entscheiden, zum Beispiel, wenn mehrere Karzinome in einer Brust vorhanden sind und eine brusterhaltende Operation deshalb nicht möglich ist. Ich gehe dann so vor, wie sie es möchten, in dem Wissen, dass sie das später bereuen werden. Das andere Extrem sind die Patientinnen, die sagen: »Machen Sie mal.« Das gefällt mir auch nicht. Ich finde, die Frauen sollten kritisch sein und sie sollten auch mitentscheiden, ja, mit entscheiden, wie vorgegangen wird. Denn etwas möchte ich auch zu sagen haben.

Es ist gut gelaufen. Der Krebs ist raus
Operation

Die Patientin

Das Leben ist gar nicht so, es ist ganz anders.

Walcheren ist eine holländische Insel mit besonderem Flair. In drei Tagen werde ich operiert. Werde ich noch »ich« sein? Das Haus hinter der Düne hat Meerblick. Der Ort Domburg war früher eine Künstlerkolonie. Blauer Himmel. Unser Zimmer heißt »Piet Mondrian«, nach einem niederländischen Maler. Die Spannung seiner Gemälde beruht auf einem System horizontaler und vertikaler Linien und einem Gleichgewicht reiner Flächenbeziehungen. Eva und ich essen Scholle. Ich liebe Fisch. Ich habe Angst vor Verstümmelung und weiß doch, dass sie die Voraussetzung für Zukunft ist. Welche Zukunft? Immer dieselbe Frage. Drei Tage bin ich weg aus meinem wirklichen Leben. Eva und ich gehen am Meer entlang, sammeln Muscheln. Fremde Männer werden meinen Körper aufschneiden. Eine Freundin hat meine Gefühle erfasst und mir Tucholsky in die Hand gedrückt: *Das Leben ist gar nicht so, es ist ganz anders.*

In zwei Tagen werde ich operiert.

Die Sonne scheint. Wie kann sie scheinen? Habe ich die Dimension der Erkrankung verdrängt? Nicht richtig wahrgenommen? Habe ich gedacht, man kann Krebs bekämpfen wie eine Grippe? Wie naiv. »50:50 stehen die Chancen, dass Sie Ihre Brust behalten.« Ich jogge barfuß. Es ist Ebbe ... amputierte Brust ... Abschied nehmen von dem kurzen, tief ausgeschnittenen Sommerkleid mit den roten und lila Blumen. Beide Töchter haben meine Figur. Wie praktisch: Sie können das Kleid tragen. Die Operation ist nicht das Ende dieses Albtraums. Es geht weiter. Wie lange noch? Das Wasser hat eine Temperatur von neunzehn Grad. Ich stürze mich hinein. Vielleicht noch eine Chemo, auf jeden Fall Strahlen- und Hormontherapie. Der schwarze Bikini – er wird Johanna gut stehen. Werde ich jemals wieder gesund sein? Kinder lassen Drachen steigen. Ich bräuchte Urlaub – länger. Die Tops und T-Shirts ... Schrank ausmisten einmal anders.

Noch ein Tag.

Ich liege am Strand. Die Chefin des Hotels hat mir heute ein Kompliment gemacht, als ich barhäuptig zum Frühstück kam: »Sie sehen gut aus – ohne Haare.« Langsam glaube ich es. Was werde ich alles aushalten müssen – in der kommenden Woche? Ihre Schwester hat auch Brustkrebs. Alle meine Gefühle haben viele andere Frauen auch schon gehabt. Nichts Neues also. Ich liege oben ohne auf dem warmen Sand. Oben ohne – im doppelten Wortsinn. Glatzköpfig und ohne Bikinioberteil. Eine Massenerkrankung. Das Leben wird auch mit einer Brust lebenswert sein – hoffe ich. Brustkrebs ist Todesursache Nummer eins bei Frauen zwischen vierzig und fünfzig.

Die Menschen starren im Vorbeigehen. Es ist mir so egal. Ich lebe jenseits. Die Sonne wärmt Glatze und Busen. Surreal und schön. Ich nehme Abschied. Wie oft noch? Die Frauen im Liegestuhl vor mir haben beide zwei Brüste. Sie behalten sie. Ich höchstens einen schäbigen Rest, wenn ich Glück habe! Eva hat ein Eis geholt. »Mit Glück überleben Sie«, hat meine Frauenärztin Dr. Hanke gesagt. Und ohne? Leben als Lottospiel. Ich creme mich mit Sonnenmilch ein. Fünf Richtige plus Zusatzzahl – das wäre, wenn die Lymphknoten frei, der Tumor kleiner, die Chemo ein Erfolg und keine zweite OP nötig wäre. Sandkörner rieseln durch meine Finger. Nach der Operation werde ich es wissen. Ich lege meinen Kopf in den Sand. In meinem Lottospiel kann man auch verlieren: Krebszellen an den Rändern, die Brust muss ab, das Karzinom ist größer als erwartet, die Lymphknoten sind befallen, die Chemo kein Erfolg. Gewinnen und verlieren – beides ist möglich. Domburg ade. Die Klinik ruft.

Das Leben ist gar nicht so. Es ist ganz anders.

Hundertneunzehn Tage lebe ich jetzt mit der Diagnose Krebs. Hundertneunzehn Tage lebe ich mit dem Wissen, dass sich in meiner Brust ein bösartiger Tumor befindet. Heute soll er entfernt werden. Fürs Erste? Um sieben Uhr bin ich am Morgen mit Eva in der Klinik. Nüchtern auf Station vier. Dort hat man nicht mit mir gerechnet: »Sie stehen nicht auf dem OP-Plan. Sie werden erst am Donnerstag operiert«, erklärt mir eine Schwester, die sich mit Natalie vorstellt. Ich warte. Warte auf Dr. Warm. Irgendwann kommt er und beruhigt mich: »Keine Panik, Hauptsache, Sie stehen auf meinem OP-Plan. Und da stehen Sie.« Die eine Hand weiß hier nicht, was die andere tut. Eva will wissen, ob ihre Mutter zu ihrem Abi-Ball in vier Tagen kommen kann. »Das kriegen wir hin«, meint Dr. Warm optimistisch. Ich frage mich im Stillen, ob mir in vier Tagen der Sinn nach einem Ball steht. Vier Tage – das ist noch so lange hin. »Dann bis gleich.« Er geht operieren, ich gehe in Zimmer 412 und mache die Bekanntschaft mit meiner Bettnachbarin, Stefanie Hesdahl. Ich warte, bis ich dran bin, packe meine Koffer aus. Warte.

Schwester Natalie bereitet mich auf die Operation vor. Das Beruhigungsmittel schlucke ich brav, ich bräuchte es nicht. Ich empfinde keine Angst. Keine Angst vor der Operation, keine Angst vor Schmerzen, keine Angst vor dem Tod. Die Angst habe ich in Domburg gelassen. Oder unterdrücke ich sie nur meisterhaft?

Schwester Natalie gefällt mir. Sie ist geradeheraus, zupackend. Sie fährt gerne Motorrad, erzählt sie mir.

Ich tausche meinen blauen Hosenanzug gegen weiße Thrombosestrümpfe und den obligatorischen weißen OP-Kittel. Mein blaues Tuch verdeckt meinen kahlen Kopf. Ob ich es anbehalten darf? Ich wage nicht zu fragen. Dabei hat diese Bagatelle für mich eine große Bedeutung. Ob sie mir diesen kleinen Rest an Intimität lassen? Ich werde die Etagen hinunter zum Operationssaal gefahren. Ich denke an meinen alten Vater und den Sechszeiler von Eugen Roth, den er mir mit auf diesen Weg gegeben hat:

»Ja, der Chirurg, der hat es fein,
er macht dich auf und schaut hinein.
Er macht dich nachher wieder zu
– auf jeden Fall hast du jetzt Ruh,
wenn mit Erfolg für längere Zeit,
wenn ohne für die Ewigkeit.«

Schwarzer Humor – geliebter Freund –, da bist du ja wieder!

Ich bin gelassen. Kein Herzklopfen, keine feuchten Hände, ich nehme hin, was kommt. Draußen dreiunddreißig Grad im Schatten, in dem klimatisierten Operationstrakt ist es kalt. Ich erhalte eine Decke und ich bin sehr dankbar für diese Aufmerksamkeit. Die Atmosphäre finde ich angenehm gelassen, ruhig, freundlich und warmherzig. Professor Mallmann stellt sich vor, er ist Chef der Klinik. Er spricht mit mir über Politik, über meinen Job, obwohl wir uns vorher noch nie gesehen haben. Der Anästhesist kommentiert derweil meinen Blutdruck: »Menschen mit niedrigem Blutdruck leben besonders lange.« Situationskomik. Ich muss lachen. Der weiß sehr wohl, warum ich hier bin. Sie schieben mich in den OP-Saal. Ich klettere auf die kalte, ebenfalls grün abgedeckte OP-Liege. In meinem Engelchenhemd und den weißen Overknees. Dessous der besonderen Art. Krebs ist eben nicht sexy. Dr. Warm erscheint, winkt von hinten. Er führt Regie, hat jetzt das Kommando.

Die Patientin schlief, sie wurde künstlich beatmet. Die Arme lagen rechts und links ausgebreitet auf Schienen, eine Haltung wie Jesus am Kreuz. So ist der Brustkorb weit geöffnet. Die Operationsschwester, die Assistenzärztin und ich, wir haben sie mit Desinfektionsmittel abgewaschen, mit sterilen Tüchern abgedeckt, nur die rechte und die linke Brust blieben frei. Denn obwohl ich nur die rechte Brust operieren wollte, brauchte ich die linke zum Vergleich. Ich habe die Mammographiebilder und die Ultraschallbefunde aufgehängt und habe dann in Gedanken die Operation und mein chirurgisches Vorgehen durchgespielt.

Das läuft mehr oder weniger immer nach dem gleichen Prinzip ab: »Skalpell.« Ich mache einen etwa vier Zentimeter großen Hautschnitt im oberen Rand der Brustwarze. »Strom bitte.« Strom nennen wir das elektrische Messer. Mit ihm löse ich immer Schicht für Schicht, entsprechend den anatomischen Gegebenheiten. Ich trenne also die Haut vom ***subkutanen Fettgewebe*** und das Fettgewebe vom Brustdrüsengewebe. Und zwar nicht nur in Richtung Tumor, sondern rundherum, nach allen Seiten. Der Mediziner nennt das mobilisieren. Die Ärztin an meiner Seite assistiert, hält mit einem oder zwei Haken die geöffneten Schichten auseinander, damit ich in der Brust arbeiten kann. Da die Brust praktisch auf dem Brustmuskel schwimmt, kann man, wenn alle Schichten gelöst sind, mit der Hand unter der gesamten Brust herumfahren. Ich falte die Brust also bis in die tiefen Regionen auseinander.

Bei dieser Patientin hatte ich mich die Tage zuvor entschieden, anders zu operieren, als ich es ihr angekündigt hatte. Manchmal hat man eine Art innere Eingebung, vor allem, wenn man darüber geschlafen hat. Das Wichtigste bei der Brustchirurgie ist die Diagnostik, eine gute Vorbereitung und Planung. Wo habe ich das Problem? Kann ich Überraschungen erleben? Wie bekomme ich ein gutes kosmetisches Ergebnis hin? Darüber nachzudenken schadet nicht. Im Gegenteil! Und ich hatte nachgedacht: Sie war schlank, die Brust war nicht groß, der Tumor nicht klein. »Mensch«, habe ich mich gefragt, »ob du das brusterhaltend hinbekommst?« Ich war mir einfach nicht sicher – auch wenn ich der Patientin das so nicht direkt vermittelt habe.

Die große Unbekannte bei diesen Operationen sind nämlich die In-situ-Karzinome, die so genannten Fünf-vor-zwölf-Karzinome. Noch vor zehn Jahren machte sich niemand Gedanken über diese Krebsvorstufen, heute müssen auch sie mit einem genügend großen ***Sicherheitsabstand im Gesunden***, wie das heißt, entfernt werden. Niemand weiß aber, ob solche Krebsvorstufen zusätzlich zum Tumor vorhanden sind oder nicht. Man sieht sie oft auf keinem Ultraschall, auf keiner Mammographie, nur unter dem Mikroskop. Wenn der Pathologe dann später bei der geweblichen Untersuchung solche Zellen an den Rändern findet, ist das ein Zeichen, dass sich diese Fünf-vor-zwölf-Karzinome in den Milchgängen ausgebreitet haben. Dann muss nachoperiert werden. Diese Krebsvorstufen machen Operationen für mich oft unkalkulierbar und erfordern letztlich weitere operative Schritte.

Ich habe deshalb bei der Beantwortung der Frage: »Wie gehe ich bei dieser Patientin vor?«, nicht nur einen, sondern zwei Schritte weiter gedacht: »Vielleicht kann ich es schaffen, nur den Tumor zu entfernen, kosmetisch wäre das viel schöner. Und wenn der Pathologe dann doch solche Krebsvorstufen findet und ich noch einmal operieren muss, ist die Brust so oder so nicht zu retten.«

Deshalb habe ich mich für den kleinstmöglichen Eingriff entschieden – wenn auch mit hohem Risiko. Der kleine Schnitt am Rand der Brustwarze ließ mir alle operativen Möglichkeiten offen. Sowohl für eine ***Ablatio*** als auch für eine ***Brustrekonstruktion***. Bei einer Brustverkleinerung hingegen hätte ich die Schnitte anders führen müssen. Ein erneut notwendiger chirurgischer Eingriff wäre dann nicht nur schwieriger gewesen, sondern auch kosmetisch problematischer.

Sie wusste von all dem nichts und schlief.

Die verschiedenen Schichten waren gelöst. Ich habe dann mit den Fingern das Karzinom ertastet.

Die Hand und der Finger sind das wichtigste Instrument eines Chirurgen. Man muss sich in der geöffneten Brust räumlich gut orientieren können und einen guten Tastsinn haben. Auch wenn man vorher nichts gespürt hat, fühlt man während der Operation nach, und manchmal ertastet man dann etwas, weil die einzelnen Hautschichten geöffnet sind. Ein Tumor fühlt sich immer härter an als das ihn umgebende gesunde Gewebe.

Bei der Patientin war der Knoten gut tast- und abgrenzbar, frei beweglich zwischen Haut und Brustmuskel.

Manchmal finde ich als Operateur sehr hartes festes Gewebe, das überhaupt nicht aufhört. Dann weiß ich oft gar nicht mehr, wo ich schneiden soll. Diese Entscheidung war bei ihr hingegen einfach zu treffen. Ich entferne in einem solchen Fall dann das ***Segment*** bis zur Brustwarze hin, also entsprechend dem anatomischen Aufbau mit dem nötigen Sicherheitsabstand. So, als ob ich ein Achtel Kuchenstück entferne. Die Brustwarze ist die Kuchenmitte.

Das Gewebe untersuche ich inzwischen häufig im OP mit dem Ultraschallgerät, um sicherzugehen, dass ich alles erwischt habe. Um später diese Stelle bei der Bestrahlung zu finden und auch, um bei den Nachuntersuchungen zu wissen, wo das Karzinom gesessen hat, markiere ich das ehemalige ***Tumorbett*** immer mit zwei, drei ***Titanclips***. Dann wird die ***Drainage*** gelegt, denn Gewebewasser und Blut müssen sorgfältig abgeleitet werden, die Blutung wird gestillt.

Die Atmosphäre bei einer solchen Operation ist meist eher ruhig. Klar, manchmal unterhält man sich, aber die meiste Zeit arbeitet man äußerst konzentriert. Ganz besonders dann, wenn es gilt, das Loch zu schließen: Bei einer solchen ***Segmentresektion*** verschiebe ich das Brustdrüsengewebe. Die einzelnen Gewebeschichten hatte ich ja zuvor voneinander gelöst. Der »Kuchen« wird also in die entstandene Lücke verschoben. Ich verteile das vorhandene Gewebe und verwende – wenn vorhanden – zum Beispiel Fettgewebe aus der Achselhöhle und fülle damit den Defekt auf.

Meistens setzen wir die narkotisierten Frauen in dieser Phase der Operation einmal auf und schauen, ob die Brüste auch aufrecht optisch identisch sind. Bei größeren Operationen, zum Beispiel dann, wenn beide Seiten operiert und verkleinert werden, nehme ich ein Zentimetermaß zur Hand und messe die einzelnen Abstände aus.

Bei dieser Patientin war ich mit dem Ergebnis vollauf zufrieden, nur im oberen Bereich, in Richtung Achsel, zog sich die Haut noch ein wenig ein, sie »ging« sozusagen mit dem verschobenen Brustdrüsengewebe mit. Ich löste erneut die Haut von dem darunter liegenden Brustdrüsengewebe und nähte das Gewebe nochmals zusammen. Übrigens: Bei Frauen und Männern, die sich das Gesicht liften lassen, ist das Verfahren das gleiche!

Der größte Teil der brusterhaltenden Operation war geschafft, nur noch die Lymphknoten mussten entfernt werden. Die Entfernung der Lymphknoten ist ein wichtiger Maßstab für die Ausbreitung des Krebses im Körper. Sind sie befallen, ist die Prognose der Frauen schlechter. Findet man Metastasen in den Lymphknoten, hat das auch therapeutische Konsequenzen: Bei der später erfolgenden Bestrahlung muss dann manchmal auch die Achselhöhle bestrahlt werden.

Ich machte wieder mit dem Skalpell einen Schnitt, senkrecht in die Achselhöhle, und nutzte dann das elektrische Messer, um die Strukturen freizulegen. Ich muss immer den Brustmuskel sehen, den unteren Rand der Brustvene, die in der Achsel verläuft, ein bestimmtes Gefäß-Nerven-Bündel und den Rückenmuskel. Und in diesem Bereich, der zwischen diesen Venen, Muskeln, Nerven liegt, entferne ich die Lymphknoten. Ich bin bei der Entfernung immer sehr zurückhaltend, um die Bewegungseinschränkungen der Frauen so gering wie möglich zu halten, auch versuche ich die kleinen Nerven und Gefäße zu schonen. Ich fühle mit den Fingern, ob die Lymphknoten normal oder vergrößert sind, und wenn ich keine Auffälligkeiten finde, dann zupfe ich etwa zehn Lymphknoten heraus. Die Betonung liegt auf »etwa«, denn letzten Endes ist auch das Gefühl: Zählen kann ich sie nicht, vor allem, wenn sie sehr klein und unscheinbar sind, manchmal sind es zwanzig, ein anderes Mal nur sechs oder sieben, weil die anatomischen Gegebenheiten bei jeder Frau anders sind.

Bei kleinen Tumoren markieren wir heutzutage vor der Operation den so genannten Wächterlymphknoten mit einer radioaktiven Substanz und manchmal zusätzlich mit einer blauen Farblösung. Der Wächterlymphknoten ist die erste Filterstation in der Brust. Bei der Operation suchen wir diesen Knoten mit einer Art Geigerzähler auf und entfernen nur ihn. Doch das ist alles noch sehr experimentell und nur bestimmten Indikationen vorbehalten.

Bei Frauen, die eine primäre Chemotherapie erhalten haben, nutzen wird diese neue Technik noch nicht, weil sich unter der Chemotherapie die Lymphknoten verändert haben können.

Inzwischen war eine gute Stunde vergangen. Nur eine rund vier Zentimeter lange Narbe in der Brustwarze zeugte von dem operativen Eingriff und ein kleiner Schnitt in der Achselhöhle. Mit einem braunen Pflaster, einer Kompresse und Fixomull wurde die Brust verbunden. Fertig! Ich war mit dem optischen Ergebnis zufrieden, obwohl ich viel entfernt hatte.

Jetzt musste sie nur noch Glück haben.

Die Patientin

Es war keine Narkose für die Ewigkeit. Ich habe wunderbar geschlafen und wache langsam auf. Mein erster Gedanke gilt nicht meiner Brust, sondern meinem Kopf. Sie haben mir mein Tuch gelassen, das kleine Stück Stoff, das Inbegriff meiner Souveränität geworden ist. Ich liege im Aufwachraum. Seltsam verschwommen nehme ich meine Umgebung wahr. So wie auf Fotos von David Hamilton, dem Fotografen, der vor allem nackte Frauen mit einem Weichzeichner aufnahm, dessen Fotos bestimmt sind vom Wechselspiel zwischen Realität und Phantasie. Hier im Aufwachraum denke ich an seine romantisch kitschigen Bildkompositionen – seltsam, welche Streiche einem das Gehirn spielt.

Links, rechts, gegenüber – ich zähle fünf operierte Frauen. Ich bin nicht die Einzige hier. Ob sie alle Krebs haben wie ich? Eine Tür geht auf, und ich nehme Ärzte wahr, die in den Raum stürmen, jeder zu einem anderen Bett. Meiner fragt mich – wieder einmal: »Wie geht es Ihnen? Es ist alles super gelaufen.« Gute Nachrichten von meinem Hiobsboten? Das kann nicht sein: »Sind Sie sich sicher, dass Sie am richtigen Bett stehen? Wollen Sie nicht lieber noch einmal hinausgehen und überlegen, ob Sie sich nicht beim Bett geirrt haben?« Dr. Warm lacht. »Wach sind Sie also! Ich bin mir sicher, ich stehe am richtigen Bett. Der Tumor war klar abgrenzbar, eine einfache OP.« Eine einfache Operation und trotzdem Krebs. Widersprüche, die keine sind. Auch am Bett links von mir werden Botschaften überbracht. Ich bin Ohrenzeugin: »Es war sehr kompliziert. Wir mussten viel länger operieren als gedacht und mussten deshalb die Gebärmutter ganz entfernen.« – »Aber, es ist gutartig?« – »Ja, gutartig ...« – »Gott sei Dank.«

Dr. Mathias Warm

»Herr Doktor, ist alles gut gegangen? Wie sah es denn aus?« – das fragen die Frauen normalerweise im Aufwachraum, wenn ich am Nachmittag zu ihnen ans Bett gehe.

Ich möchte wissen, wie es den Patientinnen geht, ob sie Schmerzen haben, ob die Wunde nachblutet. Das mache nicht nur ich so, sondern alle Oberärzte. Jeder von uns ist auf ein Gebiet in der Frauenheilkunde spezialisiert. Der eine auf die Eierstöcke, der andere auf die Gebärmutter, ich eben auf die Brust. Das heißt: Die Frauen kommen zu den jeweiligen Oberärzten, wir haben in der Klinik eine personengebundene Einweisung.

Die Frage der Patientinnen, wie die Operation verlaufen ist, beantworte ich meist recht kurz und zurückhaltend, denn selbst wenn sie mit klarem Blick zuhören, haben sie später meist eine Erinnerungslücke. Ich sage auch deshalb wenig, weil mein Gefühl, wie die Operation verlaufen ist, mich auch täuschen kann. Ich bin schon so manches Mal hereingefallen. Aber wenn ich, wie ich es in diesem Fall getan habe, sage: »Es war einfach!«, dann war es auch einfach. Der Befund war klar abgrenzbar, er war unkompliziert aus dem Gewebe zu lösen und das kosmetische Ergebnis konnte sich sehen lassen. Ich hoffte, dass ihr eine weitere Operation erspart bleiben und sie sich über das Ergebnis freuen würde. So ganz uneigennützig war dieser Gedanke nicht. Denn mir stand überhaupt nicht der Sinn danach, mit ihr über eine Brustentfernung sprechen zu müssen.

Die Patientin

Das Leben ist gar nicht so. Es ist ganz anders.

Zimmer 412. Mein Arm tut weh, so als reiße das Gewebe. Um die Lymphknoten in der Achselhöhle zu entfernen, hat mein Operateur dort einen Schnitt gemacht. Dieser Schnitt beeinträchtigt die Bewegung des Schultergelenks gewaltig. Theoretisch wusste ich das, hatte es erwartet, aber Fühlen ist etwas anderes. Ich kann das Gelenk kaum bewegen, geschweige denn auf dem Arm liegen. Ich versuche, jede Bewegung zu meiden. In meiner Achselhöhle steckt eine Drainage. Zwei Beutel hängen an der Seite. Meine Brust spüre ich nicht. Sie interessiert mich auch nicht. Kleiner, straffer, anders als vorher? Sie ist irgendwie ...

Ich habe Hunger und beginne mit den Schwestern um die Anzahl der Brotscheiben zu feilschen. »Sie dürfen eigentlich nur eine Scheibe«, bekomme ich zu hören. Ist mein Hunger Ausdruck meines Lebenswillens? Ich bekomme zwei. Ich habe ein traumhaftes Bett, ich kann es in der Mitte, am Kopf- und am Fußteil automatisch verstellen, ich kann es hoch und runter fahren. »First class, nicht wahr?«, stellt meine Bettnachbarin fest, auch wenn wir nur zweiter Klasse liegen. Hier im Krankenhaus kommt meine ***private Zusatzversicherung*** zum Zuge – für fünf Tage. Wenigstens etwas. Ob es für alle Patientinnen oder nur für Privatpatientinnen solche Betten gibt? Es ist mehr eine rhetorische Frage. Wir betätigen beide unsere Automatik und fahren hoch – bei ihr die Füße, bei mir der Kopf.

Es ist acht Uhr, als ich am nächsten Morgen geweckt werde. Die Schmerzmittel haben geholfen. »Sie lassen uns ausschlafen?«, ungläubig schaue ich Frau Hesdahl, meine Zimmernachbarin, an. »Ja, hier weckt niemand um sechs!« Krankenhausalltag ganz anders. Ich fühle mich beinahe als Hotelgast, weniger als Patient. Die Schwestern sind nett, ohne aufdringlich zu sein. Hinweise wie »Sie müssen die Stützstrümpfe tragen« kommen ohne Kommandoton, sie sind freundlich, gut gemeint. Krebskranke und Normalsterbliche liegen zusammen auf einem Zimmer, so wie meine Bettnachbarin und ich. Gedanken an Siechtum, an Sterben, an Tod werden in den Hintergrund gedrängt – ausgerechnet hier auf dieser Station. Welch ein Kontrast zur chemotherapeutischen Ambulanz. Zwei Abteilungen in einem Haus, so unterschiedlich wie Mars und Jupiter. Mir geht es gut: Wellness nach einer Brust-OP…

Anna Wald, 30, verheiratet, Krankenschwester in der Uni-Frauenklinik auf der Station für gesetzlich Versicherte, zwischenzeitlich Angestellte einer großen Krankenkasse*

Zwischen der Privatstation und der Station für gesetzlich Versicherte gibt es schon optische Unterschiede. Die Atmosphäre auf der Privatstation ist viel ansprechender, das beginnt schon mit der Wandfarbe auf dem Flur. Er ist freundlich gestrichen. Auf der normalen Station sind die Wände zerschrammt, irgendwelche eigenartigen Bilder sind aufgehängt. Eine Atmosphäre zum Davonlaufen. Jedes Zimmer auf der Privatstation hat ein Bad, auf der normalen gynäkologischen Station gibt es zwei Stationsbäder für alle. Und das auf einer gynäkologischen Station! Immerhin gibt es Zweibett-Zimmer.

* Leider waren die Schwestern der Station, auf der die Patientin gelegen hat, nicht zu überzeugen, in diesem Buch über ihre Arbeit, die Belastung und die Zusammenarbeit mit den Patientinnen zu sprechen. Anna Wald ist stattdessen eingesprungen.

Bei den Patientinnen, die gesetzlich krankenversichert sind, läuft der Chefarzt nicht täglich, sondern nur jeweils einmal pro Woche durch die Krankenzimmer. Es sei denn, es gibt ein konkretes Problem. Die Patientinnen werden durch die Assistenz- und Oberärzte betreut, das muss aber kein Nachteil sein.

Ich habe zwei Jahre auf der normalen gynäkologischen Station gearbeitet. Meine Ausbildung habe ich in einem kleineren Krankenhaus gemacht, und ich denke, dass kleinere Krankenhäuser mehr Energie darauf verwenden, es den Patienten gemütlich zu machen. Zumindest habe ich das so in meinem Lehrkrankenhaus erlebt: Die Stationen sind schön angestrichen, es gibt beispielsweise ein Frühstücksbüfett.

Die Unikliniken stehen vielleicht generell auf dem Standpunkt: Wir sind auf dem neuesten medizinischen Stand, wir bieten Top-Forschung, wir bieten Patienten die Möglichkeit, an Studien teilzunehmen, und deshalb stecken sie ihr Geld eher in die Forschung als in das Ambiente auf den Stationen. Wenn ich mich medizinisch behandeln lassen müsste, wäre die Uniklinik trotz allem immer das Krankenhaus meiner Wahl.

Sowohl auf der Privatstation als auch auf der Station für gesetzlich Versicherte liegen gynäkologische und onkologische Patientinnen zusammen auf dem Zimmer. Ich finde das auch nicht verkehrt. Es holt die Frauen aus ihrer trüben Stimmung. Die Schwestern machen sich schon Gedanken: »In welches Zimmer legen wir diese Patientin am besten?« Man hat sofort einen Eindruck von ihnen, wenn man sie aufnimmt. Wie kommen sie auf einen zu? Wie begrüßen sie mich. Man überlegt dann: »Wer passt altersmäßig zu dieser Patientin?« Manchmal sind es auch praktische Gründe: Wer wird bald entlassen? Aber die Frage, ist jemand krebskrank oder nicht, spielt – wie gesagt – keine Rolle.

Einundzwanzig Frauen haben die Schwestern auf dieser Station zu betreuen. Ungefähr die Hälfte sind normale gynäkologische Patientinnen, die andere Hälfte onkologische – Brustkrebs, Eierstockkrebs und Gebärmutterkrebs. Das Team besteht aus insgesamt zehn Schwestern, zwei davon arbeiten Teilzeit.

Das Arbeitsvolumen auf dieser Station ist sehr hoch. Morgens um sechs Uhr dreißig werden bei der Übergabe Informationen über die Patientinnen ausgetauscht. Ab sieben geht man durch die Zimmer, um die Betten zu machen, hilft den Frischoperierten aufzustehen und sich zu waschen, misst Blutdruck und Fieber, schaut sich die Verbände an, die Drainagen.

Man bemüht sich, die Patientinnen schlafen zu lassen, aber aus Zeitgründen geht es oft nicht.

In der Uniklinik gibt es die so genannte Bereichspflege. Das bedeutet: Jede Schwester ist nur für eine bestimmte Zahl von Zimmern zuständig. Ich war immer ein Anhänger dieser Methode: Der Kontakt zu den Patientinnen ist intensiver, man weiß und erfährt mehr über sie.

Um neun ist dann Visite. Als Schwester hetzt man dann mit dem Arzt von einem Zimmer zum anderen, weil beide die Zeit im Nacken haben. Er muss operieren. Um zehn kommen dann die einbestellten Neuaufnahmen. Wir haben jeden Tag etwa fünf. Die Patientinnen, die entlassen werden, sollten dann auch wirklich gehen, weil das Bett gebraucht wird. Die Schwestern müssen es abziehen und auch wieder fertig machen. Das kostet enorm viel Zeit. Möglichst gleichzeitig müssen sie die anderen Patientinnen für die Operation fertig machen: Rasieren, Thrombosestrümpfe und OP-Hemd anziehen, Beruhigungsmittel verabreichen. Anschließend fährt man die Patientin mit allen Unterlagen hinunter in den OP. Andere Frauen haben Untersuchungstermine, wieder andere liegen im Aufwachraum und müssen abgeholt werden – und dann hat man auf der Station auch oft noch Schwerstkranke.

Wenn sie bettlägerig sind, müssen sie gelagert werden. Ein fürchterliches Wort. Alle zwei, drei Stunden müssen sie gewendet werden, weil sonst Druckgeschwüre – vor allem an Steißbein und Schultern – entstehen.

Wenn ich in einem solchen Fall als Schwester in ein Zimmer ging und die Patientin übel dran war, körperlich wie seelisch, hat mich das immer bedrückt. Manchmal, wenn mir der Stress im

Nacken saß, empfand ich es dann als hilfreich, zu einer anderen Patientin gerufen zu werden und mich so der Situation entziehen zu können. Die Patientin sah meine Arbeitsbelastung und war mir nicht böse, und ich dachte: »Puh, Glück gehabt«

Ich habe zwei Freundinnen, die auch Krankenschwestern sind. Wir haben viel miteinander über die Erlebnisse in unserem Job geredet und sie so verarbeitet. Auch hat die Pflegedienstleitung der Uniklinik uns ermöglicht, an einer Supervision teilzunehmen. Das war sehr hilfreich. Die Supervisorin hat die richtigen Fragen gestellt. Mir hat es wirklich geholfen zu sehen, dass ich mit meinen Gefühlen nicht allein dastehe und es den Kolleginnen ähnlich geht. Es gibt sicher nicht viele Arbeitgeber, die ihrem Personal ermöglichen, durch eine solche Supervision wieder Kraft zu sammeln – leider haben nur Schwestern und Hebammen daran teilgenommen.

Ich habe Kolleginnen erlebt, die all ihr Herzblut in ihre Arbeit gesteckt haben, und andere, die so abgebrüht waren, dass sie das Schicksal der Patientinnen nicht mehr berührt. Letzteres finde ich schlimm. Mir ist es nie so ergangen.

Ich erinnere mich zum Beispiel an Frau M. Sie hatte Eierstockkrebs, das ist wirklich der Killer unter den gynäkologischen Tumoren. Sie war Ende sechzig, als ich sie während meiner Ausbildung kennen lernte. Frau M. war Richterin gewesen und strahlte eine ungeheure Vitalität aus. Sie hat mich sehr beeindruckt. Nach und nach baute sie körperlich ab und wurde auf eine andere Station verlegt. Dort haben mehrere Schwestern, ich war auch dabei, sie noch einmal besucht und sie hat gesagt: »Es ist aus, es ist vorbei. Ich gehe jetzt nach Hause. Ich habe alles vorbereitet. Meine Freunde werden mich pflegen, ich sterbe zu Hause.« Ich bekomme heute noch eine Gänsehaut, wenn ich an meine Frau M. denke.

Aber es wäre unehrlich, so zu tun, als würde mich jeder Patient so berühren. Das ist nicht so und das darf auch nicht sein. Mich haben die Menschen am meisten beeindruckt, die voll im Leben gestanden haben und plötzlich sterbenskrank wurden. Das hat mich immer wieder umgehauen.

Manche Freunde erschrecken, wenn sie hören, dass ich Krebskranke gepflegt habe. »Oh Gott, wie hast du das ausgehalten?«, ist immer wieder die Frage. Man lernt damit umzugehen.

Ich finde, der Beruf der Krankenschwester ist anspruchsvoll. Man ist nicht der Urinkellner oder die dumme Hilfskraft. Es ist schon eine Herausforderung, sich auf kranke und schwer kranke Patientinnen einzulassen.

Krankenschwestern sind manches Mal näher an dem Patienten dran und haben auch mehr Kontakt zu ihm als Ärzte. Viele Patienten fühlen sich der Situation und auch den Medizinern und deren Entscheidungen ausgeliefert. Mal mehr und mal weniger. Idealerweise sollte der Patient der Partner des Arztes sein. Wenn man ehrlich ist, ist der Patient das selten. Es kommt aber auch auf den Patienten an. Mein Ziel war es immer, dem Einzelnen gerecht zu werden und meine Arbeit gut zu machen.

Allerdings muss ich zugeben, irgendwann habe ich das nicht mehr geschafft und brauchte eine Auszeit: Die Dienstzeiten – Früh-, Spät- und Nachtdienste –, der Stress, die psychische Belastung und auch Spannungen innerhalb des Teams … ich fühlte mich völlig ausgebrannt.

Seit einiger Zeit arbeite ich nicht mehr als Krankenschwester, und inzwischen möchte ich gerne wieder zurück in meinen Beruf, weil ich den Umgang mit den Menschen, mit den Patienten liebe und vermisse. Das saugt einen zwar oft aus, aber man ist ja nicht Krankenschwester, weil man ständig die Füße geküsst haben möchte.

Die Patientin

Zweimal am Tag knöpfe ich mein Hemd auf. Professor Mallmann und Dr. Warm schauen sich immer zu verschiedenen Zeiten das verbundene Werk an, prüfen die Drainage. Zweimal Visite. Wozu? Böse ist der, der Abrechnungsmodalitäten dahinter vermutet. Mir würde ein Arzt pro Tag reichen.

Dieses Mal erscheint Dr. Warm in blauen Hosen – das hatten wir doch schon einmal?! »Haben die blauen Hosen etwas zu bedeuten?«, frage ich. – »Ich finde sie einfach schöner, sie passen auch besser, weil sie länger sind als die weißen, nur gibt es oft keine.« Wieder ein Geheimnis gelüftet. Der Krankenhausalltag kann so banal sein.

Die Physiotherapeutin besucht mich. Sie stellt sich vor: »Ich heiße von Lom.« Sie treibt mit mir Sport im Bett – das gefällt mir. Ein weiteres Highlight: »Strecken Sie beide Arme seitwärts und versuchen Sie, die Hände über dem Kopf zusammenzuführen.« Ich will meinen Arm wieder funktionstüchtig bekommen, teste es bis zur Schmerzgrenze und werde zurückgepfiffen: »Bei den Übungen sollen keine Schmerzen auftreten.«

Dr. Warm hat Lymphknoten entfernt, um zu sehen, wie stark sich Tumorzellen schon im Körper ausgebreitet haben. Ich spüre, es sind mehrere, nicht nur der Wächterlymphknoten. Nur ihn zu entfernen, hat er ja abgelehnt, vor gut zwei Monaten. Er hat die klassische Methode angewandt und mehrere Lymphknoten herausgeschnitten. Wie viele wohl? Dieser Eingriff dient nur diagnostischen Zwecken, der allerdings weit reichende Folgen für die Beweglichkeit haben kann. »Es geht um die Mobilisierung des Schultergelenks, um Schultergelenkversteifungen und Fehlhaltungen zu vermeiden«, erklärt mir die Physiotherapeutin an meinem Bett. Die ***Lymphknotenentfernung*** kann noch weitere Risiken bergen: Lymphgefäße transportieren die Gewebeflüssigkeit. Wenn Lymphknoten fehlen, kann diese Flüssigkeit nicht mehr wie gewohnt abfließen. Es kann zu Schwellungen in der Hand und dem Arm kommen. Im schlimmsten Fall entstehen ***Lymphödeme.*** Frau von Lom zeigt mir Übungen, die dagegen helfen sollen: »Ballen Sie Ihre Hände zur Faust und führen Sie sie langsam nach oben – so weit es geht.« Es geht nicht weit. »Sie sollten sich ein halbes Jahr lang dafür täglich einige Minuten Zeit nehmen. Nur Üben hilft.« Das werde ich tun. Ich liebe Medizin ohne Nebenwirkungen!

Stefanie von Lom, 41, Physiotherapeutin, zwei Kinder, inzwischen freiberuflich tätig

Kaum sind die Frauen operiert, geht der Automatismus los. Ich bekomme einen Zettel von der Station – in diesem Fall von der Patientin von Zimmer 412. Auf diesem Zettel steht die Art der Operation, ob es eine brusterhaltende OP war, die Brust rekonstruiert oder ganz abgenommen wurde.

Diese Patientin hatte eine einfache brusterhaltende Operation hinter sich und die physiotherapeutische Behandlung war entsprechend simpel. Man fängt mit Kreislaufübungen an, macht ein Atemtraining, anschließend Übungen für die Schulter- und Armgelenke und spezielle Entstauungsübungen, wenn – wie in diesem Fall – Lymphknoten entfernt worden sind.

Die Patientin auf der 412 machte begeistert mit. Ich musste sie aber erst einmal auf den Teppich herunterholen. Beinahe alle Frauen, die eine Brust-OP hinter sich haben, sind hoch motiviert. Körperlich geht es ihnen gut. Sie sind auf sich und ihr Leben konzentriert, ganz anders als beispielsweise die Frauen, die entbunden haben. Die sind häufig so von ihren Babys und von der neuen Lebenssituation in Bann gezogen, dass sie sich für Rückbildungsübungen wenig Zeit nehmen. Das rächt sich dann später ...

Während man also junge Mütter anhalten muss, etwas für sich zu tun, sind Brustkrebspatientinnen ganz bei der Sache. So gesehen ist es mit ihnen unkompliziert. Trotzdem belastet mich die Arbeit mit den krebskranken Frauen. Wenn sie relativ jung sind, wenn ihr Geburtsjahr in der Nähe meines eigenen liegt, dann frage ich mich schon: »Wie wäre das eigentlich, wenn du da lägest?« Auch die Sympathie spielt eine Rolle. Wenn ich jemanden nett finde und länger mit ihm arbeite, dann nehme ich Anteil an seiner Geschichte – und auch an seinem Tod. Ich erinnere mich an eine Patientin, knapp fünfzig. Sie hatte in der Endphase Knochenmetastasen in den Wirbelkörpern. Ihr Skelett war nicht mehr stabil. Um eine Lähmung und komplette Bettlägerigkeit zu verhindern, wurde ihr ein spezielles Korsett angepasst. Ich war mit ihr in der Orthopädie, habe sie hier- und dorthin begleitet, ich habe mit ihr Übungen gemacht, ihren Kreislauf stabilisiert. Zu ihr hatte sich über die Zeit eine intensivere Beziehung entwickelt. Sie ist inzwischen schon länger tot, aber ein Fotorahmen, den sie mir geschenkt hat, steht bei mir zu Hause immer noch im Regal.

Die Physiotherapie hilft den metastasierten Frauen vor allem psychisch, die Erkrankung ist jedoch dadurch nicht mehr aufzuhalten. Frauen mit ***Primärtumor*** hingegen bekommen durch die Übungen schneller ihre Bewegungsfähigkeit zurück.

Das Verhältnis von Frauen, die zum ersten Mal wegen Brustkrebs behandelt und operiert werden, und solchen, bei denen die Krankheit weiter fortschreitet, ist ungefähr sieben zu drei – und damit besser als bei vielen anderen Krebserkrankungen.

Die Länge des Krankenhausaufenthalts von Frauen mit Primärtumor steht in keinem Verhältnis zur Schwere der Erkrankung. Im Gegensatz zu Frauen, die Unterleibsoperationen hinter sich haben oder einen Kaiserschnitt, werden die Brustfrauen nach drei, vier Tagen wieder entlassen. Ziel der Physiotherapie ist es also, ihnen in dieser kurzen Zeit die Übungen so beizubringen, dass sie sie alleine beherrschen. Persönliche Beziehungen entwickeln sich in so kurzer Zeit selten.

Nach einer Brustoperation ist die so genannte Entstauungsübung absolut notwendig. Ich weiß gar nicht, ob alle Krankenhäuser dies ähnlich sehen. Das ist eine Übung, von der ich persönlich jedoch viel halte und die ich auch damals der Patientin in Zimmer 412 beigebracht habe. Durch Muskelanspannung und Bewegung versucht man, die Lymphe, also die Gewebeflüssigkeit, wieder in Fluss zu bringen, und zwar nach oben in Richtung Achsellymphknoten. So möchte man Lymphödemen vorbeugen, die allerdings seltener werden, weil die Operateure versuchen, immer weniger Lymphknoten herauszunehmen. Dieser Patientin hatte man sieben entnommen, bei einer so geringen Zahl ist die Gefahr eines Lymphödems sehr gering. Früher waren es fast immer zwanzig, manchmal dreißig oder noch mehr.

Mit Frauen, denen zum Beispiel die Brust mithilfe des Rückenmuskels oder des TRAM-Lappens neu aufgebaut worden ist, kann ich derartige Übungen nicht sofort machen. Anders ist die Situation wiederum bei Frauen, denen die Brust ganz abgenommen wurde. Mit ihnen gestalte ich die Übungen so umfassend wie nur möglich. Die Narbe soll sich nicht zusammenziehen, die Bewegung in Arm und Schulter erhalten bleiben. Das ist eben die Gefahr bei diesen Operationen: Je weniger ich mich bewege, desto eher kommt es zu Einschränkungen – gerade im Schulterbereich kann das sehr schnell gehen.

Ich muss mich auf jede Patientin neu einstellen, mit jeder anders arbeiten. Das ist ein Grund, warum ich meinen Beruf liebe. Ich sehe häufig schnelle Erfolge. Ich habe eine soziale Ader oder vielleicht auch ein kleines Helfersyndrom. Vielleicht braucht man das für diesen Job ...

Die Patientin

Die Sportstunde ist vorbei. Das Telefon klingelt – wieder einmal. Dabei hat meine Familie die Zahl der Anrufer begrenzt. Ich freue mich, dass meine Freunde an mich denken. Die Frage »Wie hat er operiert? Ist die Brust ab?«, höre ich bei jedem Gespräch. Die Brust ist noch dran – oder das was von ihr übrig ist –, aber ich habe immer noch kein Gefühl zu dem verbundenen Kunstprodukt. Es interessiert mich nicht. Eigenartig, dass Freunde und Bekannte mit dieser Brustoperation so viel verbinden. Dabei ist dieser chirurgische Eingriff nur ein kleiner Schritt auf einem langen Weg. Der kleine Schritt ist für alle ein Ereignis, der lange Weg für viele eher langweilig. Wer wird ihn bis zum Ende mitgehen? Für mich ist die Operation nur eine wichtige Nebensache. Die Pathologie ist für mein Leben entscheidend: Sind die Ränder frei von Krebszellen? Was ist mit den Lymphknoten? Hat die Chemo angeschlagen? Wie groß ist der Tumor? ... Ich warte.

Das Leben ist eine Wartehalle. Tucholsky hatte nie eine Brust-OP, trotzdem hat er Recht.

Erst in ein paar Tagen werde ich es wissen …

Professor Mallmann und Dr. Warm versäumen nicht, mich immer wieder darauf hinzuweisen: »Wir müssen die Patho abwarten!« Ich entscheide, was ich entscheiden kann: »Wenn das pathologische Gutachten kommt, geben Sie es mir bitte in einem geschlossenen Umschlag ohne jeglichen Kommentar. Ich möchte es alleine lesen, nicht von Ihnen überbracht bekommen.« Ich möchte keinen Hiobsboten mehr. Ich wünsche mir positive Nachrichten. Ich wünsche mir Glück. Die beiden Ärzte akzeptieren meinen Wunsch.

Frau Hesdahl, meine Bettnachbarin, und ich sind wieder allein. Es ist ein heißer Sommertag. Wir quatschen, lästern über Halbgötter und Hierarchien, lachen, überlegen, ob jede von uns ein Paar der aufregenden weißen Thrombosestrümpfe als Erinnerung mit nach Hause gehen lassen sollte (wir tun es nicht!), sind albern und betrinken uns bis spät in die Nacht – mit heißem Apfel-Zimt-Tee! Die Nachtschwester hat ihren Spaß an uns. »Ein fröhliches Gespann sind Sie – hier auf Zimmer 412.« Stimmt. Wir heben die Tassen und prosten uns zu! Zimttee!

Zwei Tage ist die Operation jetzt her. Ich werde immer beweglicher – mein Arm auch. Ich laufe durch die Klinik, liege wenig im Bett. Im Wartezimmer der Ambulanz treffe ich auf Frauen, die ich von der Chemo her kenne: »Wie hat er operiert?« – »Ich weiß es nicht«, ist meine Antwort. »Hat er die Brust abgenommen?« – »Nein, aber ich habe sie noch nicht gesehen. Sie ist verbunden.« – »Mir will er die Brust abnehmen, weil ich mehrere Karzinome habe. Ich habe mich dagegen entschieden, ich werde mich nicht von ihm operieren lassen.« Ist das Mut? Ist das Dummheit? Die Ärzte werden für schuldig erklärt, obwohl sie nicht schuld sind. Die Frauen spiegeln mir mein eigenes Verhalten wider. Eine andere ist noch radikaler in ihren Forderungen: »Man müsste mit denen machen, was sie mit uns machen.« Ich runzle die Stirn: Was wäre damit gewonnen? Die Ärzte als Gegner? Dabei ist der Feind doch der Krebs! Schwierige Patientinnen. Es gibt eine große Artenvielfalt. Ich bin nur ein Exemplar.

Dr. Mathias Warm

Abstand und Nähe – zwischen diesen beiden Polen bewegt sich mein Verhältnis zu den Frauen. Immer ein gesundes Mittelmaß zu finden, ist oft nicht einfach. Vor einiger Zeit hatte ich beispielsweise eine Patientin, die sich stärker als üblich an mich geklammert hat. Einerseits wusste ich, dass sie Beratung, Unterstützung, auch Zuwendung und Zuneigung braucht, um durch die Erkrankung und diese verflixt schwierige Zeit zu kommen, anderseits aber muss ich Grenzen ziehen, um nicht völlig vereinnahmt zu werden.

Ich habe einige Kurse über ***Psychoonkologie*** besucht, also eine gewisse Grundausbildung erhalten, wie man Gespräche führt und die seelische Belastung verarbeitet. Im Umgang mit den Patientinnen setze ich vor allem auf mein Gefühl und meine Erfahrung.

Meistens kann ich schon Distanz wahren, manchmal gelingt es mir aber nicht. Als ich noch in der Geburtshilfe gearbeitet habe, musste ich einmal ein Kind mit Kaiserschnitt holen, dessen Mutter durch einen Autounfall im Koma lag. Sie starb ein paar Tage später. Nur selten erlebt man Geburt und Tod so nah beieinander. Ein solches Erlebnis vergisst man nicht.

Krebs hingegen ist unmittelbar mit Sterben verknüpft. Der Tod gehört sozusagen zu meinem Alltag. Ich werde täglich damit konfrontiert, da muss man im Laufe der Zeit eine Distanz aufbauen. Aber, wie gesagt, immer schaffe ich das nicht.

Ich denke in diesem Zusammenhang an eine Patientin, der ich viel Sympathie entgegenbringe. Bei ihr muss ich aufpassen, dass ich mich nicht zu sehr mit ihr und ihrem Schicksal identifiziere. Diese sehr junge Patientin, eine ganz flotte, ist ganz und gar nicht einfach, die weiß genau, was sie will und was nicht, akzeptiert längst nicht alles, was ich ihr vorschlage. Sie hat inzwischen Metastasen in der Lunge bekommen. Ich begleite sie schon jahrelang; und die Erkrankung wird weiter fortschreiten. Das geht mir schon nahe …

Die Patientin

Wieder Visite. Dr. Warm fordert mich auf, den Verband abzumachen. »Ich dachte, das ist im Preis inbegriffen? Geht die Selbstbeteiligung jetzt schon so weit, das man selbst Hand anlegen muss?« Dr. Warm lacht und entfernt den Verband. Ich schaue stur geradeaus. Er drückt, prüft, ist zufrieden, geht zur Tür, dreht sich um und sagt: »Ich würde Ihnen mal empfehlen, sich das Ergebnis anzuschauen.«

Ich gehe ins Bad und knöpfe mein Hemd auf.

Das Leben ist gar nicht so. Es ist ganz anders.

Unglaublich. Es sieht aus, als sei nichts passiert. Eine unversehrte Brust. Fast – nur eine kleine drei, vier Zentimeter große Narbe am Rande der Brustwarze. Kaum zu sehen. Er hat brusterhaltend operiert, ja, er hat gezaubert. Ich bin hübscher als vorher, lache, knöpfe das Hemd zu, renne aus dem Bad, aus diesem Zimmer, treffe ihn auf dem Gang: »Warum habe Sie mir das nicht gesagt? Warum haben Sie mich im Ungewissen gelassen? Sie haben völlig anders operiert, als angekündigt!« – »Warum ich nichts gesagt habe? Sie haben nicht gefragt, und ich dachte, eine Frau wie Sie wird das OP-Ergebnis schon irgendwann zur Kenntnis nehmen. Sie haben übrigens lange dafür gebraucht …«

Dr. Mathias Warm

Zwei, drei Tage nach der OP nehme ich bei einer brusterhaltenden Operation den Verband ab. Es gibt meistens keinen Erklärungsbedarf, weil ich ja so operiert habe, wie besprochen. Bei dieser Patientin habe ich auf Fragen gewartet. Ungewöhnlicherweise kamen keine.

Ich war mit dem OP-Ergebnis zufrieden und war gespannt, was sie sagen würde. Es sollte eine positive Überraschung sein. Mein Anspruch, gute Arbeit zu leisten, war gerade bei ihr besonders hoch.

Neben einem modernen onkologischen Konzept ist für mich ein ästhetisches Ergebnis von großer Bedeutung. Ich frage mich immer: »Wie kann man das noch besser machen?« Ich probiere neue Nahttechniken aus, ich lasse den Frauen Silikonpflaster kleben. Wer weiß, vielleicht hat das einen positiven Effekt auf die Narben.

Auf der anderen Seite sehe ich immer wieder Frauen, die von anderen Operateuren kommen, und dann stelle ich fest: Zaubern kann niemand, aber ordentliches Handwerk abzuliefern, das wäre ja auch schon etwas. Leider ist die Realität in manchen Krankenhäusern eine andere.

Mein beruflicher Ehrgeiz, meine ästhetischen Ansprüche – das ist sehr selten Thema, schon gar nicht bei einer normalen brusterhaltenden Therapie. Wozu auch, das sieht ja hinterher meistens gut aus. Wenn es sich aber um kompliziertere Operationen handelt, dann zeige ich oft Vorher-Nachher-Fotos. Zum Beispiel, wenn ich beide Brüste verkleinere oder Teile des Bauchhautfettgewebes für Brustrekonstruktionen nutzen möchte, dann frage ich die Frauen, ob sie Bilder sehen wollen. Eine Patientin, bei der ich vor einiger Zeit eine solche TRAM-Operation gemacht habe, war bereit, die operierte Brust anderen Frauen zu zeigen. Fünf, sechs Frauen habe ich mit den Worten zu ihr auf Station geschickt: »Sie wird Ihnen alles erklären und zeigen können.«

Das wirkt überzeugender, als jede Diskussion mit mir.

Aber egal wie operiert worden ist, eines erwähne ich während der Visiten immer wieder: Das pathologische Gutachten entscheidet darüber, ob und wie es weitergeht. Bei dieser Patientin war noch alles offen. Und mir wurde schon ganz schwummerig, wenn ich an die nächsten Gespräche dachte.

Unfassbar. Der persönliche Hiobsbote mit einer positiven Nachricht. Ich fühle mich gut, fast glücklich, würde da nicht noch der pathologische Befund anstehen. Ich möchte das Warm'sche Kunstprodukt so gerne behalten!

Lange denke ich darüber nach, warum er mir keinen reinen Wein eingeschenkt hat, warum er mir nicht vor der Operation Hoffnung und Mut vermittelt hat? Warum er einfach immer macht? Allmachtsanspruch? Ich komme zu dem Ergebnis: Er will nichts versprechen, was er nicht halten kann. Er will Optionen haben, kleine Blankoschecks, die er sich ausstellt, ohne dass die Patientinnen es wissen. Er kündigt ein härteres operatives Vorgehen an, als er eigentlich vorhat. Er will freie Hand, Entscheidungsgewalt. Es macht Sinn. Geht es nur so? Ich habe mich diesem Arzt komplett ausgeliefert, habe Verantwortung abgegeben und bin nicht enttäuscht worden. Er hat sich solche Mühe gegeben.

Mir kommt in den Sinn, wie ich in dem anderen Krankenhaus operiert worden wäre ... Glück gehabt!

Irgendwann am späten Abend sitze ich auf dem Gang in einer der gemütlichen Sofaecken. Mein Arzt läuft mir wieder über den Weg. »Haben Sie kein Zuhause?«, frage ich. »Ich habe sechsunddreißig Stunden Bereitschaftsdienst«, bekomme ich als Antwort. Ich erinnere mich: Der Europäische Gerichtshof hat die Bereitschaftsdienste der Ärzte für Arbeitszeit erklärt. Damit sind solche Marathonschichten eigentlich nicht mehr möglich. Geändert hat sich jedoch anscheinend nichts: »Bin ich froh, dass ich nicht nach einer solchen Schicht von Ihnen operiert worden bin«, sage ich.

Wir verabschieden uns – vorläufig.

In einer Woche werden die Pathologen ihr Urteil abgegeben haben. Dann habe ich wieder einmal einen Termin bei ihm.

Noch bin ich Patientin im Krankenhaus. Aber nicht mehr lange. Noch habe ich meine weißen Overknees an, aber auch das nicht mehr lange. Ich bekomme meine letzte Thrombosespritze. Ich packe meine Sachen. Heute, vier Tage nach der OP, werde ich entlassen. Schwester Natalie erscheint: »Professor Mallmann möchte Sie noch kurz sprechen.« Auf dem Weg zu seinem Sprechzimmer drückt mir die Sekretärin einen Umschlag in die Hand: »Sie wollten den pathologischen Befund haben? Hier ist der erste Teil. Das Gutachten über die Hormonrezeptoren dauert noch.« Jetzt habe ich Herzklopfen. Feuchte Hände. Ich nehme den Umschlag entgegen. Ich werde ihn erst zu Hause aufmachen. Nicht hier. Professor Mallmann wartet auf mich: »Ich weiß, Sie wollen den pathologischen Befund nicht von uns erklärt bekommen. Dennoch: Sie brauchen sich keine Sorgen zu machen. Die Chemotherapie hat gewirkt. Sie werden nur noch kurze Zeit bei uns behandelt werden.« Ich wollte doch keine Information. Höre ich richtig? Schon wieder positive Nachrichten? »Keine zweite Chemo?«, frage ich ungläubig. – »Ich denke nicht ...« Und dann beginnt er mit mir über die chemotherapeutische Ambulanz zu sprechen. Meine Anmerkungen, meine Anregungen sind bei ihm gelandet. Er kann sie nachvollziehen, sagt er, und ich glaube es ihm. Ich sehe die Zwänge, in denen die Ärzte stecken. Trotzdem, wenn ich noch eine Chemo bekommen sollte, möchte ich woanders hingehen. Er möchte mich davon abbringen: »Ich hoffe, Sie überlegen es sich noch, wir geloben Besserung! Aber ich denke, Sie benötigen keine zweite Chemo.«

Prof. Dr. Peter Mallmann, 44, Direktor der Klinik für Frauenheilkunde und Geburtshilfe, verheiratet, fünf Kinder

Die schlimmste Kritik ist die, die man nie erfährt. Nur wenige Patientinnen nehmen sich die Zeit und haben die Kraft, ihre Kritik zu äußern. Wer weiß, vielleicht schimpfen und lästern einige hinter unserem Rücken, und ich würde mich dann irgendwann wundern, warum der Ruf unserer Chemoambulanz so schlecht ist.

Diese Patientin hat ihre Kritik begründet und offen geäußert. Aus diesem Grunde habe ich mich damals bei ihr bedankt – das war nicht so dahingesprochen, sondern ernst gemeint. Wir haben inzwischen einige der Dinge, auf die sie uns aufmerksam gemacht hat, geändert und verbessert, beispielsweise hat die Chemoambulanz einen Raum dazu erhalten, das Ambiente ist inzwischen ansprechender.

Dennoch muss man klar sagen: An der personellen Situation hat sich nichts geändert. So arbeiten nur Schwestern in der Chemoambulanz, die im Stationsdienst nicht eingesetzt werden können, zum Beispiel, weil sie nicht schwer heben dürfen. Ich, als ärztlicher Direktor der Frauenklinik, habe keinerlei Einfluss darauf, wer dort arbeitet und wer nicht: Viele Patienten glauben an die Allmacht des Chefarztes, wie sie in Arztfilmen immer wieder suggeriert wird, in Wirklichkeit aber ist die Leitung einer Klinik strikt getrennt zwischen ärztlichem und pflegerischem Dienst. Die Pflege untersteht der Pflegedirektion.

Damals habe ich erklärt, dass die Chemoambulanz ein reiner Luxus ist – so eigenartig das klingen mag. Die Frauenklinik hat – wie alle Unikliniken – keine ***Kassenzulassung***. Das bedeutet: Sie hat nur einen ***stationären Versorgungsauftrag***. Die niedergelassenen Kollegen sind für die ambulante Versorgung zuständig. Eine Chemoambulanz hat also streng genommen nichts mit unserem Auftrag zu tun. Für den Raum, für die Einrichtung und für das Personal bekommen wir somit keinen Pfennig erstattet. Wir finanzieren die Ambulanz aus dem Topf für die stationäre Versorgung.

Warum wir das machen? Wir möchten unseren Patienten diesen Service bieten, denn manche von ihnen möchten nicht zu einem niedergelassenen ***Onkologe***n und manche wünschen sich die stationäre Aufnahme für eine Chemotherapie. Diesen Wunsch können wir aber nur selten erfüllen, weil das einfach zu teuer ist. Früher gab es ein großzügigeres Arzneimittelbudget und die Medikamente waren preiswerter. Heute haben wir ein Budget von vierhunderttausend Euro im Jahr für die gesamte Frauenklinik – also für die Geburtshilfe, für die Onkologie, für die normale Gynäkologie. Einen Zyklus Epirubicin und Taxol zu verabreichen kostet beispielsweise einschließlich Begleitmedikamenten sechstausend Euro. Bei dreitausend Zyklen pro Jahr stieße man also sehr schnell an die finanziellen Grenzen, wenn über das stationäre Arzneimittelbudget abgerechnet würde. Das ist der Grund, warum wir die Krebspatientinnen ausschließlich ambulant behandeln: Damit wir die Arzneimittelkosten den Krankenkassen in Rechnung stellen können.

Diese Zusammenhänge habe ich der Patientin damals erklärt. Mein Eindruck war, dass wir beide etwas von dem Gespräch hatten. Ich wünschte mir, dass mir mehr Frauen nach ihrer Behandlung ein Feedback gäben. Von diesem Angebot machen – leider – nur wenige Gebrauch. Viele scheinen einfach nur froh zu sein, dass sie alles hinter sich haben und dann erfahren wir gar nichts.

Dieser Patientin war ich das erste Mal in dem Vorbereitungsraum des Operationstraktes begegnet. Ich lege Wert darauf, dass die Patientinnen persönlich begrüßt werden – von wem auch immer.

In unserer Klinik arbeiten neun Oberärzte und jeder von ihnen hat sein Spezialgebiet. Ich muss gestehen, manche sind auf ihrem Gebiet besser als ich. Diese Spezialisierung wird sich in Zukunft weiter durchsetzen, nur so kann eine hohe Qualität der medizinischen Behandlung gewährleistet werden. Es wird in Zukunft keine allumfassenden klinischen Mediziner mehr geben, die alle Spezialgebiete beherrschen.

Ganz gleich, um welche Operation es sich handelt und welcher Arzt operiert, alle Patientinnen sollen ein warmes Biberbetttuch erhalten, wenn sie in den Vorbereitungsraum gefahren werden. Selten fühlen sich Menschen so ausgeliefert wie in diesem Moment. Manche Patientinnen können sich vielleicht noch daran erinnern, dass sie von ihrer Mutter als Kind in ein Tuch gewickelt wurden. Für mich ist das der Inbegriff der Geborgenheit. Ich will ohne Worte mitteilen: »Machen Sie sich keine Sorgen, es ist so warm wie in Ihrem Bett. Sie brauchen sich um nichts zu kümmern.«

Auch auf der Station wünsche ich mir, dass die Schwestern mit den Frauen professionell, locker und freundlich umgehen. Krebs kann jeden von uns treffen. »Das ist nur eine Episode in Ihrem Leben« – das soll das Motto ihres Umgangs sein. Wir können die

Gesetze der Natur nicht aushebeln, manchmal sterben auch Patientinnen in unserem Haus. Aber wir können ein wenig Lebensfreude vermitteln – trotz allem.

Auf der Privatstation müssen die Patientinnen und auch die Oberärzte es über sich ergehen lassen, dass auch ich nach den Frauen schaue. Stichwort Qualitätskontrolle: Ich möchte wissen, was läuft, und auch, was nicht läuft. Die Gefahr ist natürlich, dass ich einer Patientin eine andere Auskunft gebe als der behandelnde Oberarzt. Das kommt vor.

Als ich mit der Patientin kurz vor ihrer Entlassung über die Zustände in der Chemoambulanz gesprochen habe, war wohl auch der Patho-Bericht ein Thema: Eigentlich bin ich Optimist. Ich würde ein Glas immer eher als halb voll denn als halb leer bezeichnen, aber wenn ich eine Frau für eine Chemotherapie motivieren soll, ist es manchmal besser, das Risiko in den Vordergrund zu stellen, also das Glas als halb leer darzustellen.

Ich weiß nicht mehr, wie es in diesem konkreten Fall war. Aus heutiger Sicht würde ich sagen, sie benötigte eine chemotherapeutische Gesamtzyklenzahl von sechs bis acht. Aber bei einem ***hormonrezeptor-positiv***en Krebs kann es auch manchmal sein, dass ich eine weitere Chemo nicht für notwendig erachte.

Die Patientin schien mir sachkundig zu sein. Sie hatte sich in das Problem eingearbeitet und das ist der richtige Weg. Der Patient muss heutzutage so gut informiert sein wie der Arzt. Ich habe selbst ein krebskrankes Kind und erlebe sogar als Kollege, wie viel Unsinn in der Onkologie gemacht wird. Das Urvertrauen »Der Arzt wird es schon machen« ist heutzutage fehl am Platze.

Patienten sind Partner der Ärzte. Entsprechend sollten sie sich verhalten: Sie sollten sich deren Vorschläge anhören, sie überprüfen und dann mit dem Arzt gemeinsam entscheiden. Diese kritische Überprüfung der vorgeschlagenen Behandlung wird sich auch nicht durch die Einrichtung von Brustzentren erübrigen. Als die Patientin damals in unserer Klinik behandelt wurde, waren diese Zentren noch in der Diskussion. Jetzt ist man dabei, solche Schwerpunkte einzurichten.

Doch im Prinzip hat sich nichts geändert. Es sind die gleichen Krankenhäuser wie damals, die Brustkrebs behandeln. Auch heute könnte ich eine Liste unsinniger Therapieentscheidungen erstellen, die über Schicksale entschieden haben. Brustzentren sind zwar sinnvoll, aber nur wenn man diese Konzepte konsequent umsetzt. Die Qualität der Behandlung muss überprüft werden, dafür ist die Zahl der operierten Frauen allein nicht aussagekräftig. Wenn ich einhundertfünfzig Frauen behandle und mir bei achtzig von ihnen grobe Schnitzer passieren, ist das keine qualitätsgesicherte Therapie, egal wie hoch die Zahl der Operationen ist. Mein Vorschlag wäre, die letzten zweihundert Arztbriefe anzufordern und zu kontrollieren. Bei zweihundert operierten Frauen müssten mindestens achtzig Prozent nach dem derzeit gültigen Behandlungsstandard therapiert worden sein. Sonst verdient das Krankenhaus nicht den Namen Brustkrebszentrum.

Wir halten uns streng an die St. Gallener Konsensus-Richtlinien und die Behandlungs-Leitlinien der Deutschen Gesellschaft für Senologie. Darin sind die gültigen Therapien bei Brustkrebs festgelegt.

Natürlich können sich Frauen bei der Wahl des Krankenhauses auf ihr Urvertrauen verlassen, aber es besteht die Gefahr, dass sie dieses dem Falschen schenken. Jede Frau sollte sich Zeit nehmen, sich sachkundig zu machen und zu überprüfen: »Stimmt das, was dieser Arzt mir erzählt?« Einen anderen Weg sehe ich nicht.

Mehr Zeit für die Patienten, weniger Gängelung – diese berechtigten Wünsche können wir nicht erfüllen, weil das Gesundheitssystem uns immer mehr Beschränkungen auferlegt. Ich bin als Chefarzt mehr damit beschäftigt, die Dokumentation zu überwachen, denn als Arzt tätig zu sein. Ich habe bei Chefvisiten festgehalten, wie viel Zeit ich für die verschiedenen Aufgaben aufwende. Ergebnis: Ich benötige zehnmal so lange für die Überprüfung der medizinischen Dokumentation und Verschlüsselung als für die Prüfung des medizinischen Sachverhalts, wie etwa: »Ist die Frau richtig operiert worden? Bekommt sie die richtige Chemotherapie?« Diese Situation hat sich durch neu aufgelegte Programme wie das DMP eher noch weiter verschlechtert.

So paradox es klingen mag: Je erfolgreicher man ist, desto weniger Zeit hat man für die Patienten. Denn wenn das Wartezimmer brechend voll ist, muss man die Patienten abfertigen wie am Fließband. Irgendwann wird die Taktzahl so groß, dass es zu Qualitätsverlusten kommt. Die personelle Situation ist derart angespannt, dass in unserer Klinik für Diagnose, Aufklärung, Operation, Visiten, Behandlungen einer Patientin – und vor allem auch für die medizinische Dokumentation – rein rechnerisch gesehen nur sechzig Minuten Zeit zur Verfügung stehen.

Das Urteil des Europäischen Gerichtshofs hat Schluss gemacht mit den Sechsunddreißig-Stunden-Bereitschaftsdiensten. Das begrüßt jeder, es hat aber auch zur Folge, dass die Patientinnen von ständig wechselnden Ärzten betreut werden, weil der jeweils andere frei hat.

Immer weniger Studenten ergreifen den Beruf des Mediziners. Ärzte werden irgendwann so kostbar wie das Wasser in der Wüste. Noch vor ein paar Jahren hatte ich beinahe täglich eine gute Bewerbung auf dem Tisch. Heute erhalte ich vielleicht eine pro Woche – und die Spitzenkräfte sind das nicht unbedingt, die sich bewerben. Es sind meist die, die nichts angeboten bekommen.

Bei allem darf man nicht vergessen: Gerade in der Onkologie wird sehr viel Geld verdient. Für die Patienten sind diese Zusammenhänge nur schwer durchschaubar. Kaum ist beispielsweise der Patentschutz für ein bestimmtes Präparat abgelaufen, wird dieses erprobte Medikament gegen ein neu entwickeltes ausgetauscht. Manchmal werden die Frauen und auch die Selbsthilfegruppen Opfer solcher Pressekampagnen der Pharmaindustrie. Ein Beispiel: Mit ***CMF*** – ein seit Jahren erprobtes chemotherapeutisches Mittel – lässt sich kein Geld mehr verdienen, stattdessen werden jetzt die viel teureren Anthracycline verwendet. Ob sie tatsächlich wirksamer sind? Das wird die Zeit zeigen.

Ein anderes Beispiel ist ein Medikament gegen Blutarmut, das so genannte ***Erythropoetin***. Es vermehrt die roten Blutkörperchen.

Ungeklärt ist aber die Frage, ob eine Blutarmut unter einer Chemotherapie wirklich die Überlebensprognose verschlechtert.

Patientinnen sollten sich all dieser Fallstricke bewusst sein. Deshalb sage ich: Sie müssen sich sachkundig machen. Sie müssen auf sich selbst aufpassen und alles selbst organisieren. Denn den grauhaarigen Chefarzt, der die Frauen in den Arm nimmt, ihnen über das Haar streichelt und sagt: »Wir machen das schon. Es wird alles gut«, den werden sie nicht mehr finden, weil es ihn nicht mehr gibt. Diese Patientin schien das begriffen zu haben.

Die Patientin

Ich fahre nach Hause, schließe mich ein, lese den Befund: Die Lymphknoten sind frei. Die Ränder sind frei – ohne Krebszellen. Lottogewinn. Ich darf meine Brust behalten. Aber dann: »... ***invasiv duktales Mammakarzinom*** mit weitläufiger zentralzellarmer ***Sklerosierung*** ...« Ich verstehe nur Bahnhof.

Ich finde Aufklärung in Büchern und im Internet. Die zellarme Sklerosierung bedeutet, dass Gewebe abgestorben ist. Aber wie viel Gewebe ist abgestorben und wann?

»Nachweis einer ***Lymphangiosis carcinomatosa.***« Was heißt das nun schon wieder? Die Lymphangiosis carcinomatosa lässt meine Laune wieder sinken. Die Krebszellen sind bereits in dem betroffenen Gebiet in Lymph- und Blutgefäße eingebrochen. Mallmann hat mir Mut gemacht. Nur woraus schöpft er den? Aus diesen geschriebenen Worten?

Dieses Rauf und Runter, dieses Hin und Her, dieses Achterbahnfahren zwischen leben und aufgeben wollen, dieses Hoffnung haben und enttäuscht werden – es macht mich müde und mürbe. Mit jeder geklärten Frage entstehen zwei neue. Rudolf, Eva, Johanna – sie erwarten, dass ich mich freue. »Lymphknoten frei, Chemo angeschlagen, ***Resektionsränder*** frei, Brust behalten – das war vor ein paar Tagen noch ein Lottogewinn für dich, das bedeutet Leben, Chance auf Heilung«, rufen sie mir in Erinnerung. Stimmt. Trotzdem hält sich meine Freude in Grenzen. Die Gesamtsituation empfinde ich eher ernüchternd.

Das Leben ist gar nicht so, es ist ganz anders.

Ich stehe vor meinem Kleiderschrank. Da hängt das Sommerkleid mit den rot-lila Blumen. Ich kann es behalten. Auch die T-Shirts und Tops. Ich muss meinen Schrank nicht ausmisten – vorläufig …

Ich weiß, was ich jetzt anziehe: Mein rückenfreies dunkel grünes Abendkleid mit dem tief ausgeschnittenen Dekolleté.

Denn ich gehe zum Abi-Ball meiner Tochter.

5. Das ganze Jahr geht dabei drauf

Urlaub wird nicht genehmigt, stattdessen zweite Chemo

Das weitere Vorgehen: Gespräch mit dem behandelnden Arzt

Die Patientin

Der Flug von Frankfurt nach Johannesburg ist gebucht. LH 0572. Ein Jahr lang in Südafrika leben. Ein Land im politischen Umbruch. Den Krüger Nationalpark besichtigen, Elefanten, Löwen, Nashörner, Leoparden, Büffel in freier Wildbahn sehen, den Tafelberg besteigen, im Indischen Ozean schwimmen. Leben kann so unterschiedlich sein. Johanna, meine jüngere Tochter, nimmt an einem Schüleraustausch teil und reist auf die andere Seite der Erde. Ich helfe nur packen. Meine Reisen gehen nur ans andere Ende der Stadt. Aber der Blick in Reiseführer und Bildbände hat meinen Wunsch nach Urlaub noch stärker werden lassen. Urlaub vom Krebs, Urlaub von der Uniklinik, Urlaub von Dr. Warm. Er hat immer wieder gesagt, Krebs sei kein Notfall, und so beschließe ich, einen Urlaubsantrag zu stellen. Nicht bei meinem Arbeitgeber, sondern bei ihm als meinem behandelnden Arzt. Ich wünsche mir eine Pause, eine kurze Erholung, bevor ich diesen Albtraum zu Ende lebe.

In der Uniklinik frage ich die Sekretärin als Erstes nach dem zweiten Teil des pathologischen Berichts und bitte um Einsicht in meine Akte. »Da muss ich erst Dr. Warm fragen«, sagte sie. Ein Running-Gag! Nur mein Humor ist erschöpft. Während ich außerhalb dieses Gebäudes für mein Leben selbst verantwortlich bin, als mündig und erwachsen gelte, bin ich hier Patientin. Und Patientinnen sind anscheinend in der Krankenhaushierarchie ganz unten, sie darf man ständig von neuem und nach Belieben entmündigen und demütigen, so als gehe Krankheit einher mit geistiger Umnachtung, so als hätte ich mit Krankenschein und unterschriebener ***Abbedingungserklärung*** auch gleich das Plazet für die Vormundschaft gegeben. Ich könnte vor Zorn platzen. Ich will nicht nur behandelt werden, sondern handeln können. Das müssten sie doch inzwischen begriffen haben! Wozu dient dieses Ritual der Erniedrigung? Gehört die Akte zu den Insignien ärztlicher Macht oder zur Institution Krankenhaus?

Ich bestehe auf meiner Akte und erhalte sie auch! Muss man stur sein in diesem bürokratischen Medizinbetrieb, um nicht unterzugehen? Wie machen das andere Frauen? Geben sie sich geschlagen, überlassen sie ihr Schicksal widerspruchslos dem Arzt?

Ich lese den zweiten Teil des pathologischen Gutachtens. Er gibt Auskunft über die Hormonrezeptoren. Mein Tumor braucht ***Östrogene*** und ***Progesteron,*** um zu wachsen. Das ist nichts Neues. Was aber neu ist, ist die Anzahl der Zellen, die hormonabhängig sind. Sie haben sich gegenüber den Proben, die mit der Stanzbiopsie vor Monaten vor der Chemotherapie entnommen worden waren, mehr als verdoppelt. Über siebzig Prozent der Zellen können nur weiter wachsen, wenn sie »Stoff« bekommen, sprich Hormone: Östrogene und Progesteron. Ein Ergebnis der Chemotherapie? Ich hoffe, dass Dr. Warm mir Durchblick verschafft.

Als ich ihm gegenübersitze, bedanke ich mich erst einmal erneut für das tolle OP-Ergebnis: »Obwohl die Optik ja gänzlich unwichtig ist für mein weiteres Überleben, habe ich mich trotzdem gefreut, dass Sie so wunderbar operiert haben. Ich behalte gerne dieses Warm'sche Kunstprodukt. Ist der Sicherheitsabstand ausreichend?« – Er beruhigt mich: »Knapp, aber völlig in Ordnung, mehr Platz gab es nicht, weder nach oben noch nach unten.« – »Ich habe Schwein gehabt, nicht wahr? Oder war ein Profi am Werk? Oder vielleicht beides?« – »Ein bisschen Glück war auch dabei«, gibt er schmunzelnd zu. Der Blick zurück ist getan, es geht bereits bei Dr. Warm um das weitere Vorgehen: »Apropos, brusterhaltende Operation. Das bedeutet Strahlentherapie. Sie sollten das in die Wege leiten.« Eine konkrete Hilfestellung? Fehlanzeige!

Nicht, dass ich sie wirklich erwartet hätte. Inzwischen kenne ich ihn und diesen Betrieb und weiß, ich muss mich allein zurechtfinden in diesem Medizindschungel. Aber ich wäre gerne einmal positiv überrascht worden. Wo soll ich die Strahlentherapie machen? Gibt es verschiedene Möglichkeiten? Gibt es Vor-, gibt es Nachteile? Ich werde es allein herausfinden müssen, denn er ist schon beim nächsten Thema: »Wir müssen über die zweite Chemo sprechen ...« sagt er. Ich unterbreche ihn: »Krebs ist kein Notfall, das haben Sie gesagt. Ich beantrage bei Ihnen erst einmal Urlaub.« – »Den genehmige ich nicht. Sie fangen in vier Tagen mit der nächsten Chemotherapie an!« – »Nein, ich brauche Pause!« – »Jetzt gibt es keine Pause. Zwischen Operation und Chemotherapie dürfen nicht mehr als vier Wochen vergehen, weil sonst die Wirksamkeit der Chemotherapie nachlässt.« – Ich gebe noch nicht auf: »Wie erklären Sie sich den Anstieg der hormonabhängigen Zellen im pathologischen Gutachten? Ist das ein Ergebnis der primären Chemotherapie? Professor Mallmann hat mir Hoffnung gemacht, es sei keine zweite Chemo nötig.« – »Ja, der Anstieg hat sicherlich etwas damit zu tun«, antwortet Dr. Warm. »Aber Fakt ist, die Chemotherapie hat nicht den Erfolg gebracht, den ich mir erhofft hatte.« Dieser Mann lebt mich, oder anders herum: Ich werde von ihm gelebt, ich werde komplett von ihm fremdbestimmt. Dieses Ausgeliefertsein kann für meinen Heilungsprozess nicht förderlich sein. Meine Belastbarkeit ist erschöpft, und trotzdem belastet er mich weiter. Ohne Rücksicht. Es scheint ihm völlig egal zu sein. Im geschäftigen onkologischen Alltag interessiert ihn nicht die Bohne, ob ich mich noch imstande sehe, jetzt die nächste Chemotherapie zu beginnen. Anstatt aufzuspringen, zu schreien, zu toben, die verquere Kommunikation, diese Sprachlosigkeit zwischen uns zum Thema zu machen, dieses permanente Ausklammern der Gefühle und Gedanken, passe ich mich an und verschweige meinen inneren Zustand. Ich probe erneut den Widerstand – aber schon schwächer: »Eine zweite Chemotherapie? Die mache ich nur, wenn Sie dieses Mal einen Chemosensitivitätstest veranlassen.« – »Das ist unnötig. Ich kann Ihnen nur noch CMF geben. Ich brauche keinen Test, weil ich nichts anderes mehr habe.« – Wie erträgt man Situationen, die man nicht mehr erträgt? Ich lebe. Ich existiere. Ich fühle nichts mehr. Er nimmt das nicht wahr. Oder vielleicht doch? Er zieht jedenfalls sein Programm durch, versteckt sich hinter seiner vermeintlichen medizinischen Rationalität.

»Und woran wollen Sie den Erfolg dieser Chemo messen?« Es ist eine rhetorische Frage. Ich weiß die Antwort, bevor er sie gibt: »Gar nicht. Ich gehe nur auf Nummer Sicher. Viermal Epirubicin und Taxol – das reicht nicht.«

Dr. Warm ist Mediziner. Durch und durch. Auffangen, Mut machen – das gehört nicht zu seinem Repertoire. Er kennt sich aus mit tumorbiologischen Faktoren, ***Schnittführungen***, Therapieschemata. Er sagt: »CMF hat ein anderes Schema. Sie bekommen eine Infusion am ersten und am achten Tag, dann ist drei Wochen Pause und anschließend geht es wieder von vorne los. Die chemotherapeutische Ambulanz kennen Sie ja.« Er reicht mich weiter. Zur Strahlentherapie. In die Chemoambulanz. Gnadenlos. Ich möchte nicht noch einmal in die für mich unerträgliche Chemoambulanz der Uniklinik. Allein der Gedanke daran lässt mich schaudern. Er weiß das, wir haben oft genug darüber gesprochen, aber er bietet mir keine Alternative an. Und ich? Ich habe keine Kraft mehr, mir etwas anderes zu organisieren, in onkologischen Praxen anzurufen, mich dort vorzustellen, mich dort »stechen« zu lassen. Diese medizinischen Begriffe sind in meinen Wortschatz übergegangen. Nur wenn ich das nicht organisiere, wer dann? Es bleibt mir nichts anderes übrig, als den Gang nach Canossa anzutreten. Sprich: Wieder in die patientenfeindliche Chemoambulanz der Uniklinik zu gehen, die Patienten helfen und heilen soll.

Dr. Warms Schreckensnachrichten nehmen kein Ende: »Ist durch die erste Chemotherapie Ihre Regelblutung ausgeblieben?« – »Ja, aber ich hoffe, dass sie wiederkommt!« Ich bin trotzig. Ich will nicht in die Wechseljahre. Ich fühle mich für diesen Wechsel noch zu jung. Ich will nicht, dass er mich als Frau neu definiert. Mag sein, dass ich einem Jugendlichkeitswahn aufsitze, dass ich eine

Verknüpfung herstelle zwischen Attraktivität und Menstruation. Eine Verbindung, die die Pharmaindustrie künstlich geschaffen hat, um die Wechseljahre als Krankheit darzustellen und Tausenden von Frauen Hormonersatzpräparate zu verkaufen, die ewiges Jungbleiben vorgaukeln.

Aber muss ich alle meine Gefühle permanent in Zweifel ziehen, mich selbst ununterbrochen infrage stellen? Kann er nicht meine Ängste, meine Abneigung, von jetzt auf gleich künstlich in die Wechseljahre geschickt zu werden, erst einmal wahrnehmen und thematisieren? Wie definiert er Frauen-Heilkunde? Er geht darüber hinweg. So als habe er Angst, die Büchse der Pandora zu öffnen. Für ihn ist der ***prämenopausale*** Zustand ein technisches Problem, ein regelwidriger Zustand, wenn man einen hormonabhängigen Krebs hat. Denn solange der Körper Östrogene produziert, bekommen die Krebszellen Futter zum Wachsen. Drosselt man die Hormonproduktion, entzieht man den bösartigen Zellen den Nährboden. Wenn man den Krebs bekämpfen will, muss man eine prämenopausale Frau also in eine ***postmenopausale*** verwandeln. Dafür ist er zuständig. Es geht ums nackte Überleben und nicht um solche Kinkerlitzchen wie mein Seelenleben. »Ihre Regelblutung muss aufhören«, sagt Dr. Warm. Er ist Gynäkologe und Mann. Ich bin Patientin und Frau. Das geht nicht zusammen. Nicht ein einziges Mal wird angesprochen, wie ich eigentlich diesen Angriff auf meine Weiblichkeit wegstecke. Ob es Männern, die Prostatakrebs haben, genauso geht?

Es schert ihn nicht, welche Ängste ich habe, meine Vitalität, meine weiblichen Formen, mein Fruchtbarkeit zu verlieren? Er entsexualisiert mich, Krebs rechtfertigt alles: »Wenn Ihre Regelblutung nicht ausbleibt, dann spritzen wir Ihre Tage weg. Dann bekommen Sie ***GNRH-Analoga.***« GNRH-Analoga. Anders ausgedrückt: Ich muss kastriert werden, um gesund zu bleiben. GNRH-Analoga. Welche Begriffe mein Leben bestimmen! Ich verstehe zum ersten Mal Frauen, die sich diesen Therapien verweigern, die sich obskuren Heilpraktikern und abgedrehten Therapien zuwenden, weil sie sich in diesem schulmedizinischen Apparat auf

Hormonrezeptoren, ***Aromatasehemmer*** oder Wachstumfaktoren reduziert fühlen, weil ihre Subjektivität nichts zählt, nicht einmal wahrgenommen wird, die vermeintliche Objektivität der Mediziner immer Vorrang hat. Dr. Warm und ich – wir sprechen die gleiche Sprache, aber stehen einander zugleich sprachlos gegenüber.

Er entlässt mich nicht aus diesem Hamsterrad. Ganz im Gegenteil, er dreht es weiter und weiter: »Sie müssen möglichst bald mit der Hormontherapie beginnen. Fünf Jahre lang sollten Sie ***Tamoxifen*** schlucken, dieses Präparat dockt an den hormonempfindlichen Antennen eventuell noch vorhandener Brustkrebszellen an und blockiert sie.« Fünf Jahre! Eine Chemotherapie ist zeitlich befristet, eine Hormontherapie dauert ewig. »Und wenn ich das nicht tue?« – »Dann verringern Sie Ihre Lebensaussichten. Studien haben ergeben, dass Frauen, die fünf Jahre diese ***Anti-Hormontherapie*** durchgeführt haben, weniger Rezidive bekommen und eine größere Zahl von ihnen überleben länger.« – »Das heißt konkret?« – »Statt 73 Prozent überleben 79 Prozent der Frauen zehn Jahre, ***rezidivfrei*** sind 79 Prozent gegenüber 64 Prozent.« Er hat mich klein gemacht, ich bin müde, ich gebe mich geschlagen. »Seien Sie froh, dass Sie einen hormonempfindlichen Krebs haben. Sehen Sie es so: Mit einem hormonrezeptor-positiven Tumor haben Sie bessere Aussichten. Metastasen treten seltener, und wenn doch, dann später auf.« Trost, der nicht ankommt. Ich mag nicht mehr diskutieren, möchte meinen Verstand ausschalten. Nur wo ist der Schalter? Ich finde ihn nicht. Und deshalb arbeitet der Verstand weiter. Zwei Dinge habe ich inzwischen gelernt: Ärzte haben wenig Ahnung von Psychologie, und Mathematik ist auch nicht ihre Stärke. Hundert Frauen müssen diese ***Anti-Hormone*** schlucken, damit fünf von ihnen länger überleben und fünfzehn erst später Metastasen kriegen. Alle anderen schlucken das Zeug völlig umsonst. Und damit will er mich motivieren? Für wie blöd hält der mich eigentlich? Aber ich sage nichts, gebe mich geschlagen. Ich weiß, ich werde Tage brauchen, um mich von diesem Gespräch zu erholen. Das war jedes Mal so, es wird jetzt nicht anders sein. Diese Termine fördern nicht den Heilungsprozess, sondern werfen mich zurück. Ärzte sollen angeblich ein Medikament an sich sein, ihnen wird eine heilende Wirkung allein durch die Kraft der Einbildung zugesprochen, sie meinten es gut mit einem. Ich zweifle nicht daran, dass er es gut mit mir meint, aber als Placebo taugt er für mich nicht.

»Übrigens«, sagt er, als wir uns verabschieden, »unter CMF fallen Ihre Haare nicht aus.« Wie sensibel und einfühlsam er ist! Er sorgt sich um meine Haare! Sie sind gerade einmal zwei Millimeter lang. Und um eine solche Haarpracht wäre es ja nun wirklich schade.

Dr. Mathias Warm

»Urlaub? Gibt es jetzt nicht! Wir müssen noch was tun.« Die Patientin ist fast vom Stuhl gefallen, als ich sie in die zweite Chemotherapie schickte. Ich hatte mit dieser Reaktion gerechnet und sagte mir im Stillen: »Soll sie vom Stuhl fallen. Das ist jetzt egal. Sie muss da durch!« Der einzige Trost, den ich ihr bieten konnte, war der, dass die CMF-Therapie weniger schlimm ist als die, die sie bekommen hatte. Es kommt zum Beispiel nicht zum Haarausfall.

Das Gespräch über das pathologische Gutachten ist im Prinzip der Höhepunkt der Behandlung. Aus diesem Grund kommen die meisten Patientinnen zu diesem Termin in Begleitung, diese aber nicht. Sie kam allein. Darüber war ich erstaunt, auch wenn es mir recht war. Natürlich ist es für mich einfacher, wenn ich nur der Patientin gegenübersitze anstatt zwei Personen. Wenn die Patientinnen allerdings sehr konfus sind, kein Wort verstehen, wenig behalten, dann bin ich froh, wenn der Ehemann, die Freundin, die Mutter, die Tochter oder wer auch immer dabei ist. Diese Patientin hielt ich aber inzwischen für sachkundig genug, die Informationen, die ich ihr geben wollte, auch alleine aufzunehmen.

Schließlich kannte sie alle Details ihrer Akte. Sie hatte sie sich immer und immer wieder geben lassen. Ich habe überhaupt kein Problem damit, wenn Patienten Einsicht in ihre Akte verlangen, obwohl es eher ungewöhnlich ist. Wenn das Arzt-Patienten-Verhältnis schwierig ist, fragt man sich manchmal, was die Patienten damit bezwecken? Wollen sie gegen den Arzt vorgehen? Aber selbst dann ist es für mich in Ordnung. Ich erlebe häufig, dass Kollegen sogar die ärztlichen Kurzbriefe zukleben, damit die Patienten sie nicht lesen können. Ich gebe sie stets offen mit. Natürlich kann auch einmal etwas schief laufen, aber dann retten mich zugeklebte Arztbriefe auch nicht. Man kann die Befunde ja nicht im Nachhinein geradebiegen. Wenn man den Eindruck hat, irgendetwas habe nicht richtig funktioniert, sollte man ein Gedächtnisprotokoll anlegen. Das empfehlen auch die Ärztekammer und die Kassenärztliche Vereinigung: »Ergänzung zu dem Vorfall am Soundsovielten«, Unterschrift darunter und abheften. Damit ist die Sache erledigt. Das ist allemal besser und wird auch gutachterlich anerkannt, als wenn man versucht, etwas zu verheimlichen oder in der Akte nachzutragen. Aus diesem Grund ist meine persönliche Überzeugung: Die Akte gehört nicht mir, sondern den Patienten. Wir sind ja nicht im Knast, sondern im Krankenhaus.

Auch das pathologische Gutachten war Teil der Akte. Nicht nur ich, sondern auch die Patientin hatte es gelesen. Mein Anspruch war die Komplettremission und das hatten wir nicht erreicht. Für mich war völlig klar, dass die Chemotherapie komplettiert werden musste. Denn viermal Epirubicin und Taxol – das wäre zu wenig gewesen. Ich bin eben Schulmediziner und muss mich nach dem wissenschaftlichen Erkenntnistand richten, nach Studienergebnissen, nach internationalen Leitlinien. Und danach ist eine Kombination von Epirubicin, Taxol und CMF, also Cyclophosphamid-Methotrexat-5-Fluorouracil, ein altes, bewährtes Schema.

Natürlich ist es immer einfacher, wenn man sagen kann: »Alles super, alles bestens.« Wir hatten mit der primären Chemotherapie zwar die Tumorlast verringert, aber der Pathologe hatte doch noch einen Resttumor gefunden. Ich habe mich gefreut, dass die Lymphknoten frei waren und der Tumor im gesunden Bereich entfernt worden war. Es war keine weitere Operation nötig. Da fiel mir schon einmal ein gewaltiger Stein vom Herzen – gesagt habe ich das jedoch nicht. Außerdem war der Tumor eindeutig hormonrezeptorpositiv, was noch eine weitere Therapieoption eröffnete. Die Anzahl der rezeptorpositiven Zellen hatte sich stark erhöht, das sprach für das Ansprechen auf die Therapie, konnte aber auch andere Gründe haben.

Das pathologische Gutachten konnte man drehen und wenden wie man wollte. Ich wollte mich aber nicht in Diskussionen mit der Patientin verzetteln, in dem Gespräch hatte ich nur ein Ziel: Ich wollte die Chemotherapie komplett haben – in ihrem Interesse! Mir war bewusst, dass es schwer sein würde, sie erneut in die Chemoambulanz zu bekommen, und ich habe deshalb schwere Geschütze aufgefahren, um sie kleinzukriegen. Mein Spezialsatz ist in solchen Situationen immer: »Wollen Sie eine optimale Therapie oder nicht?« Das wirkt meistens. Bei ihr war es nicht anders.

Ich würde mich selbst schon als durchsetzungsfähig bezeichnen, und ich habe mich durchgesetzt. Hätte ich nachgeben sollen?

Es ist schwierig einzuschätzen, welches Verhalten wann angemessen und angebracht ist. Es ist wie bei der Operation: Ich entscheide nach Gefühl.

Man muss sich das so vorstellen: An einem Sprechstundentag habe ich rund sechzig Gespräche zu führen. Als Erstes kommt eine Frau zu mir, bei der ich sagen muss: »Alles nicht so schlimm«, weil sie wirklich Unterstützung benötigt, weil sie die ganze Wahrheit nicht erträgt. Die nächste Patientin will die Wahrheit wissen und fordert sie ein, die folgende hat Metastasen und ist am Boden, dann geht die Tür auf und eine Patientin schildert mir ihr Leiden, weil ihre Brust zu klein ist. Danach sitzt wieder eine Patientin vor mir, die Krebs hat, die anspruchsvolle Fragen stellt und anspruchsvolle Antworten haben will.

Die andere Seite, also die Patientinnen sehen meist nur sich und nicht, wie viele verschiedene Frauen bei mir ein und aus gehen. Ganz abgesehen davon: Manchmal habe auch ich einen schlechten Tag, private Konflikte, einen anstrengenden Dienst hinter mir und bin nicht gut drauf. Kurz und gut: Auch ich kann in meiner

Einschätzung und in meinem Verhalten danebenliegen, ja, voll danebenliegen. Die Gefahr, dass ich mich irre, ist umso geringer, desto länger ich die Patientin kenne. Mit dieser hatte ich ja schon eine Strecke zurückgelegt. Ich hatte den Eindruck, sie steht mit beiden Beinen im Leben. Sie erkundigt sich, sie holt Informationen ein, sie wird ihren Weg gehen, und sie kann die Wahrheit ertragen.

Kaum hatte sie eine weitere Chemotherapie – wenn auch widerwillig – akzeptiert, sprach sie das Thema Chemosensitivitätstestung an. Nach einer Chemotherapie ist eine solche Testung nicht möglich. Der Tumor ist kaputt, die Zellen sind zerstört, so dass ein Nachweis der Zellen im Labor sehr schwierig ist. Außerdem sieht der Pathologe es nicht gerne, dass ihm für einen Test Teile aus »seinem« Tumor geschnitten werden. Sein Argument: »Dann kann ich die Entfernung im Gesunden nicht bestätigen.« Und eine Aussage darüber ist mir viel wichtiger als dieser experimentelle Test.

Wenn aber eine Patientin metastasiert ist und drei, vier Chemotherapien hinter sich hat, dann ziehe ich auch dieses Register: Ich entnehme während einer Operation Tumorgewebe, lasse dieses untersuchen, um zu sehen, auf welche Kombination der Tumor anspricht.

Ich erinnere mich an eine metastasierte Patientin, bei der die Chemotherapie keinerlei Wirkung zeigte. Den Tumor habe ich testen lassen und siehe da, sie war gegen alle Medikamente resistent! Ich war erst einmal ratlos. Wir haben dann Taxane gegeben, etwas anderes hatte ich nicht zur Verfügung. Solche Verordnungen sind dann schon experimentell.

Als wir den Chemosensitivitätstest abgehandelt hatten, ging es um die Anti-Hormontherapie. Sie wusste, dass neue Medikamente – so genannte Aromatasehemmer – auf dem Markt waren. Aber diese Medikamente kamen für sie nicht infrage, denn diese neuen Präparate hatte man in der ***ATAC-Studie*** nur an postmenopausalen Frauen getestet. Sie stellen die Mehrzahl der Brustkrebs-Patientinnen und man versucht immer, erst ihre Situation zu verbessern.

Sie gehörte nicht zu dieser Gruppe und auch heute werden diese Medikamente nicht bei Frauen eingesetzt, die noch ihre Regelblutung haben – also prämenopausal sind. Für diese Gruppe sind die GNRH-Analoga, die Mittel der Wahl, um die Eierstockfunktion auszuschalten, und zudem Tamoxifen. Es sei denn, sie haben Metastasen – dann ist alles anders.

Solche Gespräche wie mit dieser Patientin habe ich inzwischen zum Glück sehr selten, weil wir das C (also Cyclophosphamid) nicht mehr wie bei ihr nach, sondern vor der Operation verabreichen. Wir geben jetzt viermal Epirubicin und Cyclophosphamid, danach Taxane. Das heißt: Wir haben sowohl Zeitablauf als auch die Zusammensetzung der Chemotherapie verändert. Die Ansprechraten sind hoch, nach der Operation bekommt kaum jemand noch eine weitere Chemotherapie.

Bei ihr aber war das damals noch anders.

Am Schluss des Gesprächs war ich mir sicher, sie würde in die Chemoambulanz gehen, aber genauso sicher war ich mir auch, es würde nicht einfach werden.

Meine Aufgabe sah ich darin, sie im Auge zu behalten, sie zu führen und natürlich gemeinsam mit ihr die noch anstehenden Entscheidungen zu treffen.

Zwischen Limonade und energiereichen Teilchen

Chemotherapie, Aufklärung über die Strahlentherapie, CT und Simulation

Die Patientin

Die deutsche Sprache verfügt nicht über genügend Adjektive, die meinen Seelenzustand wiedergeben könnten: hilflos, mutlos, ohnmächtig, allein, verzweifelt – und vor allem eines: überfordert. All das stimmt und spielt doch keine Rolle. Seit meiner Operation ist klar, dass ich mich einer Strahlentherapie unterziehen muss, aber von der Uniklinik wird diese Therapie nicht automatisch für die Patientinnen organisiert. Ja, ich werde nicht einmal über die verschiedenen Möglichkeiten, die es gibt, über die verschiedenen Institute informiert. Ich muss – wieder einmal – meine Behandlung alleine managen und alles selbst regeln.

Es gibt drei Strahleninstitute, zwischen denen ich wählen kann. Die Vorteile einer Großstadt. Die Uniklinik hat auch eines, es scheidet für mich aber aus. Inzwischen liegen meine Nerven schon blank, wenn ich nur das Universitätsgelände betrete. Keine gute Voraussetzung, um sich dort sieben Wochen lang täglich energiereiche Teilchen auf die Brust schießen zu lassen. Das zweite Institut liegt im Süden der Stadt, weit weg; das dritte befindet sich um die Ecke von meiner Arbeitsstelle. In den Zeitungen verfolge ich die Diskussionen über ***Qualitätsstandard***s, die in der Brustkrebstherapie Einzug halten sollen. Auch in der Strahlentherapie kann viel falsch gemacht werden, deshalb möchte man zertifizieren und normen. Aber noch ist das Zukunftsmusik. Nach welchen Kriterien soll ich also entscheiden, welches Institut das beste ist? Meine Wirklichkeit folgt simplen Gesetzen. Das eine Strahleninstitut befindet sich in der Nähe meiner Wohnung. Fahrzeit: Fünf Minuten mit dem Fahrrad, und es ist außerdem nur einen Steinwurf von meiner Arbeitsstelle entfernt. Bei Nachfragen in meinem ärztlichen Bekanntenkreis fällt der Name Heckmann. Sie sei eine gute Strahlentherapeutin, »nett« soll sie auch noch sein. Die Therapeutin also »nett« und das Institut in der Nähe – zwei Argumente, die unschlagbar sind. Qualitätsstandards? Ich kenne sie nicht, eben aus diesem Grund bin ich auch nicht in der Lage, sie abzufragen. Ich vertraue einfach blind, treffe Bauch- statt Kopfentscheidungen. Ich rufe in dem Institut an: »Ich hätte gerne einen Termin bei Frau Dr. Heckmann.« Normalerweise ist die erste Frage, egal in welcher Praxis, egal bei welchem Spezialisten ich anrufe: »Sind Sie Kassen- oder Privatpatient?« Der eine ungeliebt, der andere geliebt, der eine steht hintenan, der andere wird vorgezogen, der eine wird erstklassig, der andere zweitklassig behandelt. Die Frage kommt nicht.

Ich gehe in die Offensive: »Ich bin eigentlich Kassenpatient, kann aber als ***Selbstzahler*** kommen.« »Bei uns werden alle Patienten gleich behandelt«, ist die Reaktion der Sekretärin in der Anmeldung. »Kasse oder privat spielt keine Rolle. Sie bekommen bei Frau Dr. Heckmann genauso zügig einen Termin wie alle anderen auch.«

Ei, wer hätte das gedacht: Es gibt tatsächlich noch Ärzte, die nicht gleich vorrechnen, dass sie nur drei Euro dreißig an einem Kassenpatienten verdienen, die einem nicht die Schuld aufbürden, sie ökonomisch auszubeuten, wenn man ihre Dienste in Anspruch nimmt, die den geleisteten Eid des Hippokrates noch ernst nehmen: »Ich werde in der Ausübung meiner ärztlichen Pflichten keinen Unterschied machen, weder nach Religion, Nationalität, nach Parteizugehörigkeit oder sozialer Stellung.« Geschworen haben es alle, aber richten sich auch alle danach?

Frau Dr. Heckmann hat bei mir schon Pluspunkte gesammelt, bevor ich sie überhaupt kennen lerne. Die Frau am Telefon gibt mir noch einen weiteren Hinweis: »Bringen Sie bitte alle Unterlagen mit – sämtliche Arztbriefe und Aufnahmen.« Nichts leichter als das, denke ich.

Das Erlebnis der »Einklassenmedizin« ist es wert, einer Freundin mitgeteilt zu werden, die gerade in den USA weilt. Täglich gehen Mails über den Großen Teich:

Liebe Regina, meine Odyssee hat mich in diesem Strahleninstitut landen lassen. Stell dir vor: Die sagen, es gibt in der Strahlenabteilung keinen Unterschied zwischen Privat und Kasse! Du möchtest wissen, wie viele Ärzte, Krankenschwestern, Assistenten, Physiotherapeuten mich bisher behandelt haben? Ich habe gerechnet. Bis jetzt sind es gut dreißig. Es werden aber noch mehr werden. Jeder ist spezialisiert auf sein Fachgebiet, niemand sieht das Ganze. Ich sehne mich nach einem Ansprechpartner und weiß doch, dass es keinen gibt … Morgen habe ich meine nächste Chemo. Ob ich die Atmosphäre und Zustände dort erneut verkraften kann?

Dreimal tief durchatmen. Es wird vorbeigehen.

»Stell dich nicht an! Chemos tun nicht weh« – es hilft nicht. Selbstüberredung funktioniert nicht. Ich beiße die Zähne zusammen, versuche Haltung zu bewahren, obwohl kein Halt mehr da ist.

Ich öffne die Tür und trete wieder ein in die chemotherapeutische Ambulanz, in diese von den Gesunden entrückte Welt, in die ich nie wieder einen Fuß setzen wollte. Man hat in der Zwischenzeit umgebaut und renoviert. Ich stelle die kleinen Verbesserungen sofort fest. Es gibt jetzt ein separates Arztzimmer. Immerhin! Das Durchgangszimmer davor ist der Behandlungsraum, in dem den Frauen die Infusionen gelegt werden. Der ist offen zugänglich wie eh und je. Haben Patientinnen keinen Anspruch auf Intimität? Eine Patientin nach der anderen sitzt hier, manche entblößen sich – zum Beispiel, weil sie einen ***Port*** haben. Eine solche dauerhafte Anschlussstation legt man in die große Körperhohlvene im Brustbereich, wenn die Armvenen durch die viele Stecherei geschädigt sind. In diesen Port, in diesen Hafen laufen statt Schiffen Infusionen ein. Es gibt immer noch keine Tür, jeder kann sich das anschauen, andere Patientinnen, Ehemänner, Freundinnen. Auch sonst hat sich wenig verändert. Frau Dr. Kleine hat Dienst. Wir kennen uns schon. Das ist schon einmal etwas: Ich bin dankbar, wenn ich nur ein vertrautes Gesicht sehe. Sie hantiert immer noch mit Infusionsflaschen und Infusionsnadeln wie ein Jongleur mit zehn Bällen. Eine Frau nach der anderen wird »gestochen«, die Blutwerte werden kontrolliert, die Infusionsflaschen angeschlossen. Fertig. Die nächste Patientin. Das bin ich. Wir tun beide so, als sei es das Normalste der Welt, dass ich wieder in der Chemo bin. Ich halte meinen Arm hin, lasse ihn abbinden, lasse ihn stechen, lasse Blut in ein Röhrchen fließen, lasse die Infusionsflaschen anschließen und werde nebenbei mein kleines Anliegen los: »Ich habe schon vor ein paar Tagen Bescheid gesagt. Ich habe Anfang nächster Woche einen Termin im Strahleninstitut, und brauche dafür meine kompletten Unterlagen.« – »Ich habe keine Zeit, Ihnen die Unterlagen zu kopieren. Da müssen Sie in fünf Tagen noch einmal wiederkommen«, gibt mir Dr. Kleine zu verstehen. Noch einmal wiederkommen? Ich habe doch vor Tagen angerufen! Meine Haut ist so dünn, die Anspannung so groß, dass mich allein eine solche

Absage aus der Bahn wirft. »Ich werde deshalb nicht noch einmal hier aufkreuzen. Seit Wochen ist klar, dass ich zur Strahlentherapie muss. Ich kopiere auch gerne selbst meine Akte, aber ich werde diese Räume nicht verlassen, bevor ich nicht die komplette Akte für das Strahleninstitut in meinen Händen halte.« In Selbstregie kopieren wird abgelehnt, aber die Ärztin lenkt ein: »Ich versuche, was ich kann.« Der Medizinbetrieb reibt mich auf. Warum muss ich um die Kopie der Akte kämpfen? Warum kann man mich nicht von diesem Formalkram entlasten? Sie müssten doch wissen, dass die Akte und sämtliche Aufnahmen die Voraussetzung für die Bestrahlung sind.

Tief durchatmen. Es wird vorbeigehen.

Ich gehe in das kleine Wartezimmer, in dem niemand mehr wartet, weil bereits alle Frauen an der Nadel hängen. In der Chemoambulanz laufen die Infusionen.

Das Wartezimmer ist rund sieben Quadratmeter groß, hat einen kleinen Tisch, drei Stühle. Es ist ein Durchgangszimmer zu dem großen Raum, in dem die meisten Frauen sitzen, sich unterhalten, die Therapien vergleichen, ihre Werte austauschen. Ich muss zuhören, ob ich will oder nicht: »Na, dann hoffen wir mal, dass es hilft.« – »Wie hoch ist denn Ihr Grading?« – »Ihr Krebs ist nicht hormonabhängig?« – »Ach, Sie haben schon das erste Rezidiv?« – »Sie bekommen ***Herceptin***?« Das hört sich nach Fachsimpeleien an, in Wahrheit aber wird abgecheckt, wie es um die Überlebenschancen steht. Um die eigenen und die des Gegenübers. Niemand redet vom Sterben und doch füllt die Angst vor dem Tod diesen Raum aus, ist der Sensenmann die ungenannte Hauptperson in allen Gesprächen. Ich bin nicht anders, auch ich messe mein Leben an den gegebenen Stichworten anderer. ›Herceptin? Also HER-2-Faktor positiv‹, schießt es mir durch den Kopf. HER-2, dieser Eiweißstoff am Brusttumorgewebe. Mein Tumor hat ihn nicht. Gott sei Dank. Bei rund einem Drittel der Frauen findet man ihn. Er steht für ein hohes Rückfallrisiko, eine schnelle Wachstumsrate der Krebszellen und eine große Aggressivität des Tumors. Das Medikament Herceptin soll die Überlebenschancen der Frauen erhöhen. Jede Woche erhalten sie diese Infusionen. Dieses Medikament verlängert das Leben um fünf Monate – statistisch! Fünf Monate!! Alle Frauen hier wollen überleben, denke ich. Sie haben keine Wahl, mit oder ohne Protest lassen sie alles mit sich machen, vertrauen den Ärzten, geben sich den therapeutischen Angeboten hin, klammern sich an jede Hoffnung – wie ich. Und doch wird abgezählt. Keiner kennt das Prinzip, die Kriterien, nach denen die Auswahl erfolgt. Jede Dritte wird sterben. Eins, zwei, drei abzählen wie früher in der Turnstunde: »Ene mene Miste, es rappelt in der Kiste, ene mene meck und du bist weg!« Werde ich »du« sein??

Ich will dieser Atmosphäre entfliehen, diesem gekünstelten »Wir-mögen-uns-alle-weil-wir-alle-Brustkrebs-haben«. Dabei kämpft jede Frau für sich. Es gibt keine Solidarität. Mir ist diese Nähe zu nah. Ich will alleine sein. In dieser Ambulanz, die keine Intimität zulässt, verbarrikadiere ich mich hinter meinen Zeitungen und Büchern, sie dienen als Schutzmauer. Ich setze die Kopfhörer auf, schalte meinen portablen CD-Player an und höre »As time goes by« von Bryan Ferry. Wie passend.

Tief durchatmen. Es wird vorbeigehen.

Ich werde unterbrochen. »Im Wartezimmer dürfen Sie nicht sitzen«, unterweist mich eine der Schwestern. Ich habe es kommen sehen. »Aber hier wartet doch keiner?«, ist meine Antwort. »Das spielt keine Rolle. Es ist für Patienten, die auf die Infusion warten müssen. Sie erhalten bereits eine. Und außerdem sprechen auch die Ärzte hier mit Patienten.« Mein Gehirn folgt anderen logischen Prinzipien. »Wenn ein Arzt mit einer Patientin sprechen möchte, werde ich den Raum verlassen«, biete ich an. Am liebsten möchte ich fragen: »Hier in diesem nach allen Seiten offenen Zimmer ohne Türen sollen vertrauliche Gespräche mit Ärzten stattfinden? Habt ihr immer noch nichts gelernt? Unerträglich!« Oder bin ich diejenige, die unerträglich ist, die Kranke, die sich nicht fügt, nicht anpasst, den Betrieb stört und sich der vermeintlichen Ordnung nicht unterwirft? Was ist angemessen? Was darf ich? Was nicht? Wir schließen einen Kompromiss: Vorerst darf ich sitzen bleiben. Bis jemand kommt. Es kommt niemand.

Die Chemo ist durch. Zwei Flaschen und eine Spritze sind nun in meinem Körper. Wie hatte Dr. Warm gesagt: »Das ist Limonade im Vergleich zum ersten Schema, das Sie erhalten haben.« Mit der Limonade im Körper sitze ich im Arztzimmer. Frau Dr. Kleine versorgt mich mit Tabletten: »Ich brauche noch eine Krankschreibung für die kommenden zwei Tage. Ginge das?« Ich werde nie gefragt, ob ich noch eine Krankschreibung benötige. Ich muss immer darum bitten. Ich komme mir vor, als wolle ich blaumachen. Ist es ungewöhnlich, an den Tagen nach einer Chemo nicht arbeiten zu gehen? Oder ist es ungewöhnlich, überhaupt arbeiten zu gehen? Was ist üblich, was unüblich? Ich weiß es nicht, es wird nie thematisiert, und ich traue mich nicht, danach zu fragen. Mein Selbstbewusstsein hat einen Knacks. Frau Dr. Kleine schreibt mir die Krankmeldung und drückt mir ein paar lose Seiten in die Hand. »Ich habe Ihnen die Unterlagen kopiert, die hier in der Akte sind. Aber da fehlt noch einiges. Die Kernspinaufnahmen, das pathologische Gutachten – das müssen Sie sich im Sekretariat holen.« Ich sage »Danke« und nehme die losen, ungeordneten Blätter an mich. Mit der Limonade im Blut gehe ich ins Sekretariat. »Ich bräuchte die restlichen Unterlagen und Aufnahmen aus meiner Akte für die Strahlentherapie.« Die Sekretärin ist auch im Stress – wie alle in der Klinik: »Warten Sie bitte draußen, ich schaue, was für Sie wichtig ist.« Immer wenn ich in den letzten Monaten meine Akte haben wollte, musste Dr. Warm das bewilligen. Eine Generalerlaubnis gab es für mich nicht. Jetzt entscheidet die Sekretärin, welche Unterlagen ich benötige und welche nicht! Ich weiß, dass NIEMAND meine stummen Schreie hört. Und ihnen Laut zu geben, traue ich mich nicht. Die Macht ist auf der anderen Seite.

Nach einer Weile kommt sie heraus, drückt mir, wie zuvor Frau Dr. Kleine, ein Bündel Kopien und einen Umschlag in die Hand. »Die Mammographieaufnahmen sind in diesem Kuvert. Die Kernspinaufnahme fehlt. Wo die ist, weiß ich nicht, die müsste in der Chemo sein. Fragen Sie da mal.« Ich schaue die Kopien durch. Systematik? Fehlanzeige. Nicht nur die Kernspinaufnahme ist nicht da, auch den pathologischen Bericht kann ich nicht entdecken. Der befindet sich zum Glück schon in meiner Akte zu Hause, ich werde ihn kopieren. Ich protestiere nicht, ich kritisiere nicht. Ich halte diese unwürdigen Abläufe aus, ich nehme sie hin, ertrage sie. Allerdings mit geballter Faust in der Tasche.

Tief durchatmen. Es wird vorbeigehen.

Mit der »Limonade« im Blut suche ich nun – wie aufgefordert – in der Uniklinik nach der Kernspinaufnahme. In der Chemo ist sie nicht: »Schauen Sie oben auf der Station nach.« Auf der Station ist sie auch nicht. Ich werde treppauf treppab geschickt, frage hier und da, niemand fühlt sich zuständig, niemand ist verantwortlich. Die Aufnahme ist unauffindbar. Auf dem Gang begegnet mir Dr. Warm. Freundlich lächelnd fragt er mich: »Na, wie geht es Ihnen?« – »Ach verdammt, lassen Sie mich in Ruhe mit dieser doofen Frage,« blaffe ich ihn an und lasse ihn stehen.

Nicht einmal mehr benehmen kann ich mich. Ich bin eine Zumutung und fühle mich auch so. Ich hadere mit allem. Mit ihm, mit der Uniklinik und ihrer Organisation, mit der Chemotherapie, mit der Krankheit und der späten Diagnose, mit dem Leben, mit allem.

Dr. Lisa Kleine

Als die Patientin nach der Operation wieder in die Chemoambulanz kam, brachte sie in ihrer Aktentasche alle Abwehrmaßnahmen mit, die man benötigt, um eine Mauer um sich herum aufzubauen: einen tragbaren CD-Player, Aktenordner, Zeitungen. Sie nahm in dem kleinen, neu eingerichteten Wartezimmer Platz, breitete ihre Zeitungen aus, suchte sich eine Steckdose und wollte es sich gemütlich machen. Aber das ging doch nicht! Wir hatten die Chemoambulanz so schön umgebaut. Jetzt gab es sogar ein Arztzimmer, das eine Tür hatte, und eben auch einen Warteraum. Dieses Zimmer war dafür gedacht, dass man dort gerade keine Therapien verabreichte. Ich musste sie also davon überzeugen, dass es viel schöner ist, in einem der schrecklichen orthopädischen Liegestühle mit all den anderen Frauen zusammen in einem Raum zu sitzen. Das fand sie gar nicht toll. Die Patientin mied eher den Kontakt zu den anderen betroffenen Frauen, als dass sie ihn suchte. Ein durchaus typisches Verhalten.

Es ist wie mit den Ertrinkenden, die sich gegenseitig aus dem Wasser ziehen wollen. Die einen werden dadurch noch mehr nach unten gezogen, die anderen bleiben über Wasser. Es gibt Frauen, denen hilft es sehr, wie in einer Selbsthilfegruppe zusammenzusitzen und den Krankheitsverlauf zu vergleichen. Die anderen aber möchten das nicht. Und so gab es häufig eine Gruppe von Frauen, die zusammen Kaffee tranken und miteinander redeten, und eine andere, die ihre Ruhe haben wollte – beispielsweise um zu arbeiten. Rund ein Dutzend Frauen habe ich erlebt, die zu uns in die Ambulanz kamen und während der Therapie weiter ihrem Job nachgegangen sind. Die überwiegende Mehrzahl der Patientinnen lässt sich aber für den gesamten Zeitraum krankschreiben. Die meisten haben so viel mit der Krankheit und der Therapie zu tun, dass sie wirklich nicht arbeiten können. Aber es gibt immer wieder Frauen, für die es besser ist, arbeiten zu gehen, und die das auch tun. Ich finde: Jede Frau sollte es so machen, wie es für sie richtig ist. Kein Arzt käme aber auf die Idee, bei einer Patientin, die schon seit Monaten in die Chemo kommt, noch an eine Krankschreibung zu denken, weil die meisten krankgeschrieben sind. Denn immer nur einzelne Tage im Job zu fehlen, ist eher die Ausnahme als die Regel.

Irgendwann, wenn die Frauen sozusagen schon eine längere Karriere als onkologische Patientin hinter sich haben, beginnen sie auf alle Aufnahmen, Befunde, Arztbriefe und ***histologischen Gutachten*** höchstpersönlich aufzupassen, und überlassen sie keiner Klinik, keinem Hausarzt, keinem Gynäkologen – niemandem! Denn für keine Person sind diese Dokumente so wichtig wie für die Patientin selbst. Wenn ich betroffen wäre, würde ich das nicht anders machen: Alles einsammeln!

Deshalb hat mich der Wunsch der Patientin, dass sie ihre Akte in Kopie haben wollte, nicht überrascht. Für mich war es auch überhaupt keine Frage, dass sie alles haben und lesen durfte, was in dieser Akte stand. Prinzipiell stehen da keine Geheimnisse drin. Dennoch reagierte ich auf ihre Bitte erst einmal ablehnend.

Das Problem war: Wer macht die Arbeit? Wer kopiert? Wer fühlt sich dafür zuständig?

Ich war und bin der Auffassung, dass diese Kopierarbeit eigentlich nicht zu meinen Aufgaben als Chemoärztin gehört. Es gibt in der Chemoambulanz keine Sekretärin und die der Oberärzte fühlen sich nur auf besondere Bitte dazu berufen, etwas Derartiges zu erledigen, die Schwestern sehen das überhaupt nicht als ihre Aufgabe an, aber der Patientin durfte ich die Akte auch nicht aushändigen, um sie sich selbst zu kopieren, weil immer die Angst besteht: ›Was ist, wenn die Akte verloren geht?‹

Letzten Endes zeigte ich dann doch Erbarmen und habe ihr kopiert, was ich für wichtig hielt, beziehungsweise was sich in ihr befand: die Arztbriefe, die Befunde und das verabreichte Schema der Chemotherapie.

Übrigens, als die Patientin operiert wurde, war ich ihre Stationsärztin. Irgendwann saß sie auf der Station auf dem Sofa und las in ihrer Akte, die ihr irgendjemand auf ihren Wunsch hin ausgehändigt hatte. Zwischen den Schwestern war das ein Thema: »Sie liest ihre Akte! Darf sie das?« Irgendeine Schwester ist dann zu ihr hingegangen und hat ihr ihre Akte wieder abgenommen.

Die organisatorischen Abläufe sind in vielerlei Hinsicht verbesserungsbedürftig. Die Frage »Wer macht es«, ist immer und immer wieder der springende Punkt.

Verbesserungsbedürftig ist auch der Umgang mit dem Thema ***Rehabilitation***. Jede Patientin hat ein Recht auf eine ***Anschlussheilbehandlung***. Der springende Punkt ist wieder: »Wer kümmert sich? Wer organisiert es?« Wenn sich eine solche Maßnahme direkt an den stationären Aufenthalt anschließt, dann fühlt sich die Sozialarbeiterin zuständig. Aber viele Patientinnen bekommen nach der Operation noch eine Chemo- und/oder eine Strahlentherapie – und schon fühlt sich wieder niemand zuständig. Für die Sozialarbeiterin jedenfalls zählt die Organisation eines solchen Aufenthaltes für diese – dann ambulanten – Patientinnen nicht zu ihren Aufgaben. Erneut ist der Chemoarzt gefragt. Immerhin wurde mir einmal eine Frau vorbeigeschickt, die mich einen Tag lang anlernte, die entsprechenden Formulare auszufüllen. Die Hausärzte und Gynäkologen drängeln sich auch nicht vor, um die Reha-Maßnahmen zu organisieren. Auf der Strecke bleibt letztlich der Patient. Das zeigt aber auch: Die Verzahnung zwischen stationärem und ambulantem Bereich lässt ziemlich zu wünschen übrig. Die Reha ist ein Beispiel, die ***Nachsorge*** ein weiteres. Die Patientinnen werden immer früher entlassen. Das ist im Prinzip in Ordnung, nur wer schaut zwei-, dreimal in der Woche auf die Operationsnarbe? Und wenn die klinische Behandlung zu Ende ist, taucht das nächste Problem auf: Hat beispielsweise der Gynäkologe genügend onkologische Erfahrung? Und wenn nicht, wo schicken wir die Patientin dann hin? Und wer zahlt überhaupt die Nachsorge?

Viele Frauen haben sich während der langen Behandlung mit dem Arzt in der Klinik arrangiert, vielleicht sogar ein Vertrauensverhältnis aufgebaut, müssen nun aber zu einem niedergelassenen Kollegen wechseln, weil die Klinik oder das Krankenhaus nicht mehr zuständig ist und in der Regel keine Kassenzulassung für die ambulante Behandlung hat. Andererseits aber kann die Klinik schon aus personellen und zeitlichen Gründen nicht bei allen Patientinnen, die operiert und behandelt worden sind, die Nachsorge übernehmen. Alle diese Fragen sehe ich im deutschen Gesundheitswesen nicht oder nur unzureichend gelöst.

Die Patientin

Liebe Regina, das Gift ist seit gestern wieder im Körper, ich spüre nichts. Ob es was nützt, werde ich wissen, wenn ich weiterlebe. Ich gehe joggen, ich gehe arbeiten. Ich spiele Normalität. Mein Job ist ein angenehmer Lückenfüller zwischen Operation, Chemo und Strahlentherapie. Die kommt als Nächstes ...

Die Arzthelferin im Strahleninstitut nimmt am Empfang meine Daten auf: »Wer ist Ihr Frauenarzt? Wer ist Ihr Hausarzt?« Was ich in der Uniklinik in all den Monaten nicht geschafft habe, passiert hier von ganz allein – Ich werde nach meinem Hausarzt gefragt. Josef Meller wird nun endlich Post bekommen und offiziell erfahren, was er von mir schon lange weiß, dass ich wegen Brustkrebs in Behandlung bin. Warum geht hier, was in der Uniklinik nicht möglich war?

Dieses Institut funktioniert anscheinend nach anderen Gesetzen. Hier wird mit Röntgen, Kernspin, Computertomogramm, Ultraschall und Strahlen Geld verdient. Bürokratische Schwerfälligkeit hat hier keinen Platz.

Frau Dr. Heckmann ruft mich in ihr Zimmer. Ich schätze sie auf Anfang fünfzig; sie hat eine fröhliche und warme Ausstrahlung. Wie passend für eine Strahlentherapeutin, denke ich. Sie fragt nach meiner familiären Situation – es ist die erste Ärztin, die dies tut. Sie erkundigt sich nach der Vorgeschichte. Krebs wächst nicht über Nacht, sagt sie, die vielen radiologischen Untersuchungen ohne Befund findet sie ungewöhnlich. »Dass ich Krebs bekommen habe, konnte kein Arzt verhindern«, teile ich Dr. Heckmann meinen Standpunkt mit, »aber die Erkrankung hätte viel früher erkannt werden können.« Ich habe sofort einen Draht zu der Radioonkologin. Sie hat sich doch tatsächlich meine Unterlagen angeschaut. »Primäre Chemotherapie« lautet nämlich das nächste Stichwort. Mir kommen die Tränen: »Die soll es nicht gebracht haben!« – »Das sehe ich nicht so«, meint Dr. Heckmann. Sie macht mir Mut. Ihre Freundin habe einen viel aggressiveren Krebs, erzählt sie, dort habe die primäre Therapie prima gewirkt. Nun wendet sie sich wieder mir zu: »Ihr Krebs hat an der Peripherie gelegen, der Krebs ist langsamer wachsend und hormonabhängig – da ist die erzielte Remission schon ein Erfolg.« So erfreulich es ist, dass sie mir Hoffnung macht, es verunsichert auch. Es ist die dritte Interpretation der Chemotherapie.

Sie schaut sich meine operierte Brust an: »Das hat der Kollege aber gut gemacht.« Anschließend prüft sie, ob ich meinen Arm ohne Beschwerden über den Kopf heben kann. Sie beginnt mir ohne Hektik, ohne Stress zu erklären, welche Wirkung die Strahlentherapie hat: »Die energiereiche Strahlung soll krankhaft veränderte Zellen gezielt zerstören. Die Bestrahlung ist eine sehr wirksame Therapie. Ohne Strahlentherapie entstehen bei dreißig bis vierzig Prozent der Frauen erneut bösartige Tumoren in der Brust. Mit Bestrahlung sinkt diese Quote auf sechs bis zehn Prozent.«

Inzwischen bin ich bewandert, könnte eine kleine Prüfung in Onkologie bestehen. Es ist mit der Strahlentherapie wie mit allen Krebstherapien, egal ob Chemo- oder Hormontherapie: Die Strahlentherapie hilft manchen Frauen – ohne Zweifel –, aber längst nicht allen. Denn von hundert Frauen entwickeln sechzig ohnehin keinen weiteren Tumor. Sie werden also überflüssigerweise bestrahlt. Nur: Niemand weiß, ob ich zu den sechzig oder zu den anderen vierzig gehöre.

Dr. Heckmann pocht auf die Anti-Hormontherapie: »Fangen Sie damit parallel zur Strahlentherapie an! Das erhöht die Wirkung.« Ich habe vor diesen Tabletten mehr Angst als vor der Strahlentherapie. Eintausendachthundertfünfundsiebzig Stück soll ich schlucken. Meine Angst interessiert niemanden. Wozu auch? Es gibt ja keine Alternative.

Statt also über meine Befürchtungen zu lamentieren, informiert mich die Strahlentherapeutin detailliert über den weiteren Ablauf: »Mit dem Computertomogramm messen wir Ihren Oberkörper aus und legen das Zielgebiet fest. Die Eintrittsfelder der Strahlen werden so berechnet, dass möglichst wenig gesundes Gewebe in Mitleidenschaft gezogen wird, denn die Strahlen können nicht zwischen bösartigen und gesunden Zellen unterscheiden. Die genaue Lage des Körpers simulieren wir an einem speziellen Gerät. Und dann erst geht es los. Sie erhalten achtundzwanzig Bestrahlungen der ganzen Brust, jeden Tag von Montag bis Freitag, und noch einmal fünf so genannte ***Boost-Bestrahlungen***, nur gerichtet auf das Tumorbett. Mein Vorschlag: Wir starten erst nach der Chemotherapie.« Ich bin damit mehr als einverstanden. Eine Frage bewegt mich noch: »Kann ich während der Zeit arbeiten gehen?« Sie sieht keine Probleme: »Wenn Sie die Chemotherapie gut vertragen haben, wird das auch bei der Strahlentherapie der Fall sein.«

Frau Dr. Heckmann wendet sich dem Thema Nebenwirkungen zu: »Müdigkeit, Gewichtsverlust, Appetitlosigkeit, Rötungen der Haut – all das kann unter der Therapie auftreten. Aber die Geräte sind heute so leistungsfähig und die Berechnung der Bestrahlung derart genau, dass die Nebenwirkungen sich meist im Rahmen halten.«

Auch mögliche Spätfolgen erwähnt sie: Verhärtungen, Entzündungen, Schwellungen, Rückgang der weißen Blutkörperchen, Schädigungen des Herzmuskels und der Lunge ... Ich halte es mit der Strahlentherapie wie mit der Chemotherapie. Erst einmal gelassen abwarten, was wirklich passiert, und sich nicht im Vorhinein verrückt machen.

Nach gut einer Stunde verabschieden wir uns, und ich bin erleichtert. Dieses Aufklärungsgespräch war eines, das den Namen verdient. Ich erinnere mich an das vorbereitende Gespräch zur Chemotherapie vor Monaten in der Uniklinik. Welten liegen dazwischen.

Ich habe die Termine für die Computertomographie und die ***Simulation*** in der Tasche. Auf dem Nachhauseweg frage ich mich, ob Dr. Warm und Dr. Heckmann die Therapie eigentlich abstimmen, ob sie miteinander reden, Daten über die Patientinnen austauschen. Es würde mir Sicherheit geben, wenn es so wäre und ich es wüsste. Eine Behandlung ohne Brüche für Brustkrebspatientinnen wird vonseiten der Politik gefordert. Dr. Warm hat mir aufgetragen: »Bestellen Sie schöne Grüße!« Zusammenarbeit ist für mich eigentlich etwas anderes – oder genügen Grüße schon?

Dr. Maria-Elisabeth Heckmann, 52, Ärztin für Strahlentherapie und Radioonkologie, ein Sohn

Ich erinnere mich gut an diese Patientin: Gleich zu Beginn des Gesprächs äußerte sie ihre Verwunderung darüber, dass bei unserer Anmeldung nicht danach gefragt wird, ob man Privat- oder Kassenpatient ist. »Das ist völlig normal, das kann ich garantieren«, habe ich geantwortet. Denn Strahlentherapie – das bedeutet Krebs. Alle Patienten, die in unser Institut kommen, sind also schwer krank. Deshalb gibt es bei uns keinerlei Unterschiede zwischen privat und Kasse. Wir fragen nicht danach. Für uns spielt nur eine Rolle, welches Krankheitsbild vorliegt, ob Beschwerden vorhanden sind, von welchem Krankenhaus, von welchem Arzt der Patient kommt. Die Frage, wie jemand versichert ist, mag von Bedeutung sein, wenn Ärzte Leistungen erbringen, die nicht nötig sind, zum Beispiel Schönheitsoperationen. Aber bei uns geht es um schwere Erkrankungen. Ungefähr sieben Prozent der Patienten sind Privatpatienten. Die kommen durchaus auch zu uns. Diesen Anteil könnten wir aber doch nur steigern, wenn wir andere Patienten ablehnen würden. Das aber ist für mich undenkbar und auch unethisch. Warum sollte also nach »privat oder Kasse« gefragt werden?

»Sehr informierte Patientin« – das habe ich in meine Akte geschrieben. Körperlich ging es ihr gut, als wir uns kennen lernten. Sie hatte zu dem Zeitpunkt schon einiges hinter sich: primäre Therapie sowie Operation. Und sie hatte gerade mit der zweiten Chemotherapie begonnen und ich spürte, sie war sehr interessiert und wollte informiert werden – über die Strahlentherapie, über die Nebenwirkungen, einfach über alles. Diesem Wunsch bin ich nachgekommen.

Die zweite Chemotherapie war zu Beginn unseres Gesprächs ein Thema. In unserem Institut stehen wir auf dem Standpunkt, dass man erst die Chemotherapie beenden sollte, bevor man die Strahlentherapie beginnt. Es gibt keine Daten, die beweisen, dass es einen Vorteil gäbe, wenn man Chemo und Strahlentherapie kombiniert.

Ich habe die Patientin anschließend untersucht und war mit dem OP-Ergebnis zufrieden. Es fiel das Stichwort ***Menopause.*** Der Mediziner wünscht sich bei einem Krebs wie diesem, dass die Hormone abgesenkt werden – das ist ein Plus bei der Prognose. Und ich habe sie gebeten, parallel zur Strahlentherapie mit der Einnahme der ***Anti-Östrogene*** zu beginnen.

Die Strahlentherapie erfolgt nach bestimmten Standards. Die Deutsche Fachgesellschaft für Radioonkologie stellt jeweils Leitlinien auf, wie die verschiedenen Karzinome – egal, ob nun Bronchial-, Prostata- oder Lymphdrüsenkrebs – behandelt werden müssen. Bei einem Mammakarzinom ist beispielsweise festgelegt, wie nach brusterhaltender Operation zu bestrahlen ist, wie hoch die Dosis ist, wann man den Lymphabfluss mitbestrahlt, wie man nach Entfernung der Brustdrüse vorgeht und auch, wann man einen so genannten ***Boost*** macht, eine punktförmige Bestrahlung auf das Tumorbett. In diesem Zusammenhang erklärte ich der Patientin die Bedeutung der von Dr. Warm während der Operation eingebauten Titan-Clips. Sie geben den Strahlentherapeuten eine Orientierung, wo der Tumor ursprünglich gesessen hat und an welcher Stelle die punktförmige Bestrahlung angesetzt werden muss. Die verwendeten Geräte werden vom TÜV, vom Gewerbeaufsichtsamt, von den Firmen und von unseren Physikern ständig überprüft, und ich bin sicher, dass die Strahlengeräte, in der Regel sind es so genannte ***Linearbeschleuniger***, überall identisch arbeiten.

Wie in jedem Gespräch mit Patienten war natürlich auch der Aufklärungsbogen Thema, also die Wirkungen, Nebenwirkungen und mögliche Spätfolgen einer strahlentherapeutischen Behandlung. Ich hatte den Eindruck, sie wollte das durchstehen, sie ging positiv an die Sache heran.

Kein Patient ist wie der andere. Mit manchen Menschen spricht man mehr über die Krankheit als solche, über die Prognose, mit anderen intensiver über die Strahlentherapie, weil sie für viele Patienten ein großer Angstfaktor ist. Viele verwechseln die Strahlung mit Tschernobyl, denken an radioaktive Substanzen, an Verstrahlung. Und dann erkläre ich wieder und immer wieder, dass die Strahlung nicht radioaktiv ist, sondern es sich dabei um energiereiche Teilchen handelt, die die Zellkerne zerstören. Man kann diese Strahlung hervorragend medizinisch nutzen, und zwar ganz gezielt. Strahlung ist gut messbar, besser messbar als jedes chemotherapeutische Medikament, weil man auf den Millimeter genau die Dosis physikalisch berechnen kann. Ich bemühe mich klarzumachen: Diese Strahlen sind zwar anonym, man spürt sie nicht, aber sie sind kalkulierbar und werden von uns dorthin gerichtet, wo sie hin sollen.

Aber nicht nur die diffusen Ängste vor der Strahlung werden in dem Aufklärungsgespräch, für das ich mir immer genügend Zeit nehme, angesprochen. Bei vielen Patienten stehen auch andere Fragen im Vordergrund, beispielsweise die oft mit einer solchen Erkrankung einhergehenden Probleme mit dem Partner oder mit den Kindern. »Ich habe zwei Töchter. Müssen sie sich jetzt auch mammographieren lassen? Wie hoch ist ihr Risiko, an Brustkrebs zu erkranken?« – diese Fragen werden häufig gestellt. Nur eines erlebe ich sehr, sehr selten: Dass eine Patientin nichts hören, also überhaupt nicht informiert werden möchte.

Diese Gespräche machen einen Großteil meines Alltags aus. Vom Studium her bin ich dafür allerdings wenig geschult. Ich glaube aber, dass es mir leicht fällt, mit Menschen zu sprechen. Ich habe wenig Berührungsängste. Vielleicht liegt es daran, dass ich eine Ausbildung als Kinderkrankenschwester habe. In dieser Funktion arbeitete ich unter anderem auch in der Kinderonkologie. Außerdem habe ich noch ein Sozialpädagogikstudium absolviert. Es kann sein, dass ich deshalb weiß, wie wichtig die Kommunikation mit dem Patienten ist. Darüber hinaus führe ich inzwischen solche Gespräche mehrmals täglich.

Die spezielle Thematik »Strahlenbehandlung, Strahlenschutz« ist Teil meiner Ausbildung zum Facharzt gewesen. Für mich ist die Strahlentherapie ein interessantes Fachgebiet der Medizin, weil es alle Bereiche beinhaltet – die innere Medizin, die Gynäkologie, die Urologie, um nur ein paar Beispiele zu nennen. Außerdem kommt man als Frau gut zurecht. Viele Männer, die mit Karzinomerkrankungen zu uns kommen, lassen sich gerne von einer Frau behandeln. Vielleicht, weil sie sich besser aufgehoben fühlen? Strahlentherapeutin zu sein, das bedeutet für mich, nicht nur medizinisch, sondern auch menschlich die Patienten zu begleiten. Auf der technischen Ebene arbeite ich eng mit Physikern zusammen.

Wichtig ist in der Onkologie, dass man wissenschaftlich am Ball bleibt. Man muss viele Konferenzen und Tagungen besuchen, weil es nur aktuelle Daten gibt und keine dauerhaft gültigen Lehrbücher.

Die Schicksale meiner Patienten berühren mich – mit den Jahren sogar immer mehr. Die Haut wird dünner, je älter ich werde. Die eigene Endlichkeit wird einem bewusst, man wird erfahrener und menschlicher. Früher standen in meinem Berufsleben Fragen wie »Machst du alles richtig? Kannst du das? Weißt du wirklich, welche Therapie jetzt nötig ist?« im Vordergrund. Das ist mit der Zeit weniger wichtig geworden. Stattdessen kann ich mich mehr auf meine Patienten einlassen.

Ich hatte von Beginn an den Eindruck, dieser Patientin nicht zu nahe zu treten, wenn ich die Dinge detailliert schildere. Sie wollte es genau wissen, auch auf die Gefahr hin, dass etwa das Wissen über die möglichen Nebenwirkungen oder Spätfolgen Sorgen und Ängste bei ihr auslösen könnten. Ich habe mit ihr Klartext geredet und hatte nicht das Gefühl, dadurch irgendwie anzuecken. Im Gegenteil, ich glaube, sie war dankbar dafür. Sie hat die von mir gemachten Therapievorschläge nicht nur akzeptiert, sondern mitgetragen. Ich war mir sicher, dass sie auch deshalb die Strahlentherapie gut vertragen würde – nicht nur, weil sie körperlich fit war.

Die Patientin

Liebe Regina, bestens aufgeklärt bin ich jetzt. Das Gespräch mit der Strahlenärztin war richtig Klasse! Sieben Wochen darf ich mich nicht waschen, ich werde markiert und diese Markierung darf nicht ab-

gehen. Ich bin nicht allein mit meinem Schicksal. Es gibt so viele Krebspatienten. Hier ist schlechtes Wetter. Kalt, Regen, kein Sommer. Trotzdem wird mir häufig warm – ein gutes Zeichen? Wenn ich in die Wechseljahre käme, wäre meine Lebensprognose besser und mir würden die Hormonspritzen erspart bleiben.

Bei mir wird Maß genommen. Allerdings nicht für ein Designerkleid, sondern für die Bestrahlung à la Heckmann. Wie oft wurde ich in den letzten Monaten einbestellt, eingewiesen, gestochen, abgelichtet, ermahnt, geschickt, untersucht, unterwiesen? Heute ist es wieder einmal so weit. Computertomogramm. Ich werde in Kabine 2 gerufen. Ich stehe in diesem einen halben Quadratmeter großen Raum. Platz ist knapp, Raum teuer und – die Eier sind zu billig. Mit diesem Argument rechtfertigen die Legehennenhalter immer die Käfighaltung. Ein absurder Vergleich. Aber er kommt mir trotzdem in den Sinn. Assoziationen lassen sich nicht rational steuern. Die Tür geht auf und eine Radiologieassistentin weist mich ein. Sie spricht mit ihrer Kollegin. Als sich die Assistentin mir wieder zuwendet, verändert sich ihre Stimme. Ein eigenartiger Singsang, der manche Menschen befällt, wenn sie mit kleinen Kindern reden: »Legen Sie sich auf den Rücken und bewegen Sie sich nicht ...« Dieser Ton ist nicht unfreundlich, aber angemessen ist er auch nicht. Ob man sich das angewöhnt, wenn man fünfzig, sechzig Mal pro Tag die gleichen Anweisungen geben muss? Ich lege mich auf die harte Liege. Mein Kopf liegt in einer Art Schale. Den rechten Arm soll ich über dem Kopf anwinkeln, meine Hand den dort angebrachten roten Ring greifen. Hände hoch mal ganz anders.

Die Assistentin geht hinaus und die Liege fährt Stück für Stück in einen großen, dicken Ring hinein. Den Computertomographen. Mein Körper wird gerastert, berechnet, ausgemessen. Rote Laserstrahlen erscheinen auf meinem Oberkörper. Senkrecht in der Mitte, quer über dem Körper, links und rechts an der Seite. Die Radiologieassistentin kommt wieder herein, und zeichnet mit einem blauen Filzstift die Laserlinien nach. Hochleistungsmedizin und Handarbeit. Das eine auf den tausendstel Millimeter genau, das andere eine freie Zeichnung per Hand. Sie erklärt: »Die Markierung darf nicht abgehen. Die Haut muss trocken bleiben. Damit Sie die Bestrahlung besser vertragen und keine Rötungen entstehen, sollten Sie Ihre Brust immer einpudern.« Babysprache und Babypuder. Das passt.

Dr. Maria-Elisabeth Heckmann

Zentimeter für Zentimeter bildet das Computertomogramm den Körper ab – im Quer- und im Längsschnitt. Diese Daten gehen online, wie man das heute so schön nennt, in den Rechner und ermöglichen die dreidimensionale Bestrahlungsplanung. Ziel ist es ja, nicht nur von außen die Strahlung genau zu lenken, sondern auch jede Ebene des Brustdrüsen- und Muskelbereichs homogen zu bestrahlen. Der Arzt kann so für jede Schicht das Volumen festlegen, das bestrahlt werden soll. Man macht aber auch ein *CT*, um die Risikoorgane berücksichtigen zu können. Bei der Brust sind es das Herz und die Lunge. Für diese Organe gibt es festgelegte Grenzwerte, die nicht überschritten werden sollten. Das CT liefert also die rechnerischen Größen für die Bestrahlung. In der Simulation werden diese Daten mit den wirklichen Körperformen abgeglichen. Auch wenn es für den Laien vielleicht nicht so klingt, aber die Bestrahlung der Brust ist technisch ziemlich simpel.

Die Patientin

So tun als ob. Simulation heißt das im Medizinerdeutsch. Heute werden die Positionen für meine Bestrahlung festgelegt. Frau Dr. Heckmann nimmt mich in Empfang: »Das funktioniert so ähnlich wie ein Flugsimulator.« Einmal im Cockpit Platz nehmen und selbst über Paris fliegen? Das hätte was.

Mein Cockpit ist ein zwanzig Quadratmeter großer Raum. Gekachelt. Ohne Fenster. Voller Technik. In der Mitte steht eine Art Liege, mehr ein Tisch, der von einem großen U-förmigen Gerät umrahmt wird. Meine Start- und Landebahn. Dr. Heckmann und eine Radiologieassistentin betreuen mich bei meinem Flug nach Nirgendwo. Das T-Shirt ist schnell ausgezogen. Ich stehe halb nackt vor meiner Strahlenärztin, eingepudert und markiert durch die blauen Striche von der Computertomographie. Sie macht einen letzten Check, schaut sich die Brust an, fühlt, wie hart das Gewebe ist, ob die Narbe gut verheilt ist, ob ich den Arm ohne Beschwerden über den Kopf heben kann: »Alles prima. Wir können starten.«

Die Assistentin weist mich ein in die Geheimnisse der Strahlensimulation: »Legen Sie sich auf den Tisch.« Ich klettere hinauf und nehme die Markierungen wahr. Sie befinden sich am Tisch, an einem Griff am oberen Ende der Liege, und hinten, an dem großen U: Dort ist ein großer Winkelmesser angebracht. »Hier, über dem Kopf ist eine halbrunde Halterung«, gibt die Assistentin zu verstehen. »Winkeln Sie den Arm der operierten Brust an und halten Sie sich die ganze Zeit an der Halterung fest.« Arm hoch. Was ich schon gelernt habe! Rund einen Meter von mir entfernt schaue ich in das Auge des Simulators, dieses Zwillings des Bestrahlungsgeräts. Die Assistentin: »Wir legen jetzt die Positionen für die Bestrahlung fest. Das Gerät führt exakt dieselben Bewegungen aus wie später der Linearbeschleuniger.« Auch das habe ich gelernt: Linearbeschleuniger gleich Bestrahlungsgerät. »Das Einzige, was Sie tun müssen, ist ruhig liegen bleiben.«

Ruhig liegen bleiben – darin habe ich inzwischen Übung. Egal, ob Kernspin, Computertomogramm, Röntgen, ***Knochenszintigraphie***, Linearbeschleuniger – so unterschiedlich die Geräte auch sind, die Anweisungen sind immer die gleichen. Hightech funktioniert nur, wenn das Material – hier der Patient – sich nicht bewegt. Wir heben ab, sprich: Die ***Simulation*** beginnt.

Die Radiologieassistentin und Dr. Heckmann nehmen Maß. Zahlen schwirren durch den Raum: »Tischhöhe 22,5, Querlänge 14,7 Längs 45,3.« Ich lasse machen, verstehe nicht, was passiert, weiß aber, dass auch hier gegen den Krebs, gegen die bösartigen Zellen in meinem Körper gekämpft wird. Die Therapien ähneln der Krankheit: Sie sind un-fassbar, un-be-greifbar.

Der Simulator fährt wie von Geisterhand hoch und runter. Laserstrahlen erscheinen auf meinem Körper. Quer über der Brust, in der Mitte und längs an der Seite. Mein Körper im Fadenkreuz der Medizinmaschinerie. Ich liege weiter ruhig auf dem Tisch und nehme dabei wahr: Regie führt die Radiologieassistentin mit einer Art Fernbedienung. Sie steuert damit die Simulation. Auf Knopfdruck zoomt das Durchleuchtungsgerät. Noch einmal geht es hoch, nimmt eine kleine Drehung. Ärztin und Assistentin verschwinden hinter einer Glasscheibe.

Ein Klacken. Ich werde durchleuchtet, geröntgt. Auf meiner Brust erscheint ein erleuchtetes Rechteck. »Größe des Bestrahlungsfeldes 17,3 in der Länge, 10,2 in der Breite«, diktiert Dr. Heckmann. Die Assistentin notiert und bedient erneut ihren Steuerknüppel. Das Simulationsgerät dreht sich, schwenkt zur Seite: »56-Grad-Winkel medial, der Gegenwinkel ist 230 Grad.«

Maßarbeit, die der Laie nicht versteht.

Die Zahlen, die Winkel, die Zentimeter – sie geben wieder, wie mein Körper aussieht, wie die Rippen im Verhältnis zur Brust verlaufen, wo sich die Lunge befindet, welche Krümmung mein Brustkorb hat. Die Zahlen, die Winkel, die Zentimeter – sie vermitteln den Eindruck, als sei Krebs berechenbar.

So tun als ob …

»Die Drehung des Bestrahlungskopfes beträgt 349 von medial, 11 lateral, der Abstand der Haut von der Quelle 100.« Die Radiologieassistentin steht jetzt an meiner Seite. Sie entfernt die Striche der Computertomographie. »Ich zeichne nun die Bestrahlungsfelder der Simulation auf Ihrem Körper nach. Ganz wichtig: Sie dürfen diese Striche auf keinen Fall entfernen.«

Pudern, nicht waschen – ich weiß. Ich habe gelernt, mich in dieser Welt zurechtzufinden. In dieser Welt, wo sich alles um Krebs dreht, aber das Wort nie genannt wird, wo Winkel, Zahlen, Zentimeter an die Stelle rücken, so als handele es sich um irgendwas Kalkulierbares.

So tun als ob ...

Wir sind zurück aus Nirgendwo. Die Simulation ist zu Ende.

Dr. Maria-Elisabeth Heckmann

»Heute Simulation, Befinden gut, keine Probleme, CT in Ordnung, Clips im Tumorbett« – das steht in der Karteikarte der Patientin. Es war eine Simulation wie jede andere, und trotzdem ist sie mir in Erinnerung geblieben. Zum einen sicherlich deshalb, weil die Patientin und ich viel miteinander gesprochen haben. Zum anderen ist es aber auch so, dass manche Fälle mich mehr beschäftigen als andere. Und dieser Fall hat mich wegen der primären Therapie und auch wegen der Vorgeschichte besonders interessiert, obwohl – wie gesagt – der Termin völlig problemlos war und alles nach Plan lief.

Bei der Simulation geht es vor allem darum, zu schauen, ob die tatsächlichen Körperformen der CT-Berechnung entsprechen. Man kann noch so viel im Rechner planen, wenn es hinterher am Körper nicht stimmig ist, ist etwas falsch gelaufen. Es kann zum Beispiel sein, dass ich die Brust nach unten gerne noch zwei, drei Zentimeter mehr bestrahlen würde, weil es dort eine kleine Narbe gibt oder den Austritt einer Drainage. Solche feinen Dinge sieht man im CT nicht. Manchmal ist es aber auch so, dass ich von der Lage der Brust oder der Körperform einen Zentimeter zugeben möchte.

Bei der Simulation werden die Frauen geröntgt. Zugegeben – ich vergesse es manchmal, den Frauen das mitzuteilen. Allerdings muss man auch ganz klar sagen, die Strahlenmenge dieser Durchleuchtung ist im Vergleich zur geplanten Strahlentherapie zu vernachlässigen.

Die Patientin

»Unser Physiker rechnet jetzt alles aus und dann werden die Geräte auf Sie eingestellt«, mit diesen Worten entlässt mich Dr. Heckmann. Ich finde das beruhigend. Die Daten meines Körpers sind höhere Mathematik, die Bestrahlung erfolgt nach den Gesetzen der Physik. Entscheidend für mein Leben ist die Genauigkeit der Berechnung, die Genauigkeit der Bestrahlung.

Stefan Wirtz, 44, Medizinphysiker, verheiratet, zwei Kinder

Über achtzig Prozent aller Bestrahlungen werden von uns berechnet. Bei dem Betrieb eines Linearbeschleunigers, wie die Strahlengeräte heißen, muss ein Physiker mit entsprechender Ausbildung vorhanden sein – das ist gesetzlich vorgeschrieben.

Wenn die Computertomogramme vorliegen und die Ärzte und die medizinisch-technischen Assistenten in der Simulation das Bestrahlungsfeld fixiert haben, zeichnet der Arzt das gewünschte Feld in das CT ein. Wir Physiker gleichen dann die Ergebnisse ab und legen mit einem speziellen Programm die Bestrahlung fest. Wir errechnen die Dosis, bestimmen, wie viel der Beschleuniger strahlen muss und welche Filter eingesetzt werden müssen. Man muss sich das so vorstellen: Die Brust ist ein Gewölbe, und damit nicht an Stellen mit geringerem Durchmesser mehr Dosis ankommt als an den Seiten, gleichen wird das durch spezielle Filter aus. Wir kontrollieren die Strahlung in den verschiedenen Schichten der Brust und stellen die Geräte derart ein, dass praktisch überall die gleiche Dosis erreicht wird.

Sicherlich, von unseren Daten hängt viel ab, aber Ängste, dass falsch gerechnet wird, brauchen die Patienten nicht zu haben. Der Computer verrechnet sich nicht. Die Bestrahlung ist sehr präzise. Manche Patienten treibt die Frage um, ob die Bestrahlung nicht ziemlich ungenau ist, weil die Markierungen mit einem Filzstift per Hand nach jedem Bestrahlungstermin nachgezeichnet werden.

Doch in den Berechnungen ist eine gewisse Toleranz von plus/minus einem Zentimeter mit einkalkuliert. Genauer bekommt man es im Alltag einfach nicht hin.

Wir haben wenig Patientenkontakt, auch wenn gut achtzig Prozent aller Bestrahlungen über unseren Tisch gehen. Bei Brustkrebspatientinnen werden wir so gut wie gar nicht mehr gerufen. Die Berechnung und die Bestrahlung sind absolute Routine. Aber beim Prostatakarzinom oder Bronchialkarzinom sind wir bei der Simulation häufig anwesend. Bei diesen Bestrahlungen ist es schwieriger, den genauen Einstellpunkt im Körper zu finden, an dem die Bestrahlung ausgerichtet wird. Dieser Punkt muss unbedingt stimmen.

Technisch ist meine Arbeit manchmal eine Herausforderung. Wir haben zum Beispiel jetzt ein neues Gerät bekommen, das uns Möglichkeiten bietet, die wir vorher nicht hatten.

Während wir früher nur rechteckig bestrahlen konnten, können wir jetzt jedes Bestrahlungsfeld individuell anpassen.

Die Patienten bekommen wir selten zu Gesicht. Auch wenn wir im Verborgenen arbeiten – ohne uns Medizinphysiker würde der Betrieb nicht laufen.

Die Patientin

Eine Tür weiter wird mein weiteres Überleben berechnet, zwei Türen weiter wird mein Leben geplant. Für die nächsten sieben Wochen. Ich bekomme die Termine diktiert. Ich richte mein Leben nach den Frei-Zeiten des Linearbeschleunigers. Mit einem roten Stift schreibe ich die Uhrzeiten in meinen Kalender. Neben »11 Uhr Schreiner«, 20 Uhr Theater«, 19.30 Uhr Treffen mit Christian« stehen jetzt die Strahlentermine: Montag bis Freitag, jeden Tag um 18.25 Uhr. Zweiunddreißigmal.

Das Leben diktiert auch noch andere Termine: Eva, Johanna Rudolf und ich sind auf dem Frankfurter Flughafen. Einchecken. »Auf Wiedersehen ... Mach's gut.« Umarmung, Küsschen, Abschied. Die Boeing 747 hat pünktlich abgehoben. Johanna ist auf dem Weg nach Johannesburg. Ein Jahr lang Schüleraustausch in Südafrika. Ein Jahr …

Die Apfelsine, das Chamäleon und die Interpretation des Pathologen

Das histologische Gutachten

Die Patientin

Ich liege im Liegestuhl auf der Terrasse. Mir ist seltsam heiß, manchmal bin ich klatschnass. Ich schaue meinen Körper an. Was passiert in diesem Moment in ihm? Ist es einfach nur heiß oder legt mein Körper hormonell einen Schalter um? Ich kenne mich nicht, fühle mich als Fremde in mir selbst. ***Systemische Erkrankung*** – alles ist krank und ich fühle mich so gesund. Nichts als Widersprüche. Ich hadere mit der Therapie, mit der Klinik, mit meinem behandelnden Arzt. Ich lasse in Gedanken das Erlebte Revue passieren: Mein Zorn auf den medizinischen Apparat und die Ärzte wächst, auch auf Dr. Warm, der mich so genial operiert hat. Logisch, für ihn haben lapidar hingeworfene Sätze wie: »Die Chemo hat es nicht gebracht«, keine große Bedeutung. Er führt mehr als ein Dutzend Gespräche mit Patienten am Tag, überbringt schlechte Nachrichten wie der Briefträger die Post: Abgehakt, erledigt. »Die Nächste bitte.« Leben und Sterben, das gehört zu seinem Alltag wie für andere Menschen Akten ordnen und Ablagen bearbeiten. In dieser Routine scheint einiges verloren gegangen zu sein.

Selbstbeteiligung, Eigenverantwortung fordert man vom Patienten. Aber da geht es immer nur ums Geld, ums Geschäftliche. Vom mündigen Patienten ist viel die Rede. Eben die Rede …

Ich habe mich von Dr. Warm in die primäre Therapie schicken lassen. Er hat mich nicht über therapeutische Alternativen, über verschiedene Behandlungsweisen aufgeklärt. Er hat mir nicht gesagt, wie oft sie abbrechen, was in meinem Fall von der Chemotherapie zu erwarten ist, welche Gefahren, welche Risiken auf mich lauern. Und wenn ich all das gewusst hätte? Wahrscheinlich hätte ich mich trotzdem für diese Therapie entschieden, aber ich hätte das Gefühl gehabt, mit vollem Wissen und eigenverantwortlich eine gleichberechtigte, gemeinsame Therapieentscheidung getroffen zu haben.

Es zieht sich wie ein roter Faden durch diese bisher fünf Monate dauernde Behandlung: Von allein erfahre ich nichts. Ich habe und bekomme keine Orientierung. Ich denke an Odysseus. Er war ein Spielball der Götter, die ihn gefährliche und seltsame Abenteuer bestehen ließen. Auch ich bin ein Spielball, allerdings weniger der Götter als der Ärzte. Meine Abenteuer sind anderer Art, und meine Irrfahrt dauert erst fünf Monate. Eine Irrfahrt durch den deutschen Medizinbetrieb: Unterlagen suchen, Termine vereinbaren, mit der Kasse um Kostenübernahme streiten, Perücke organisieren, Psychotherapeutin finden, die Behandlung verstehen – Kliniken, Krankenhäuser, Ärzte scheinen nicht daraufhin ausgerichtet zu sein, Wege zu weisen, Therapien und Risiken verständlich zu vermitteln. Wollen sie es überhaupt?

Ich denke an die verschiedenen Erklärungen der Ärzte, ob und wie wirksam meine Chemotherapie war. Für Professor Mallmann ist der pathologische Befund ein Beweis, dass die Chemotherapie angeschlagen hat. Für Dr. Warm hingegen ist sie kein Erfolg. Dr. Heckmann wiederum sieht das alles nicht so pessimistisch. Der Knoten habe an der Peripherie gelegen und in einem voroperierten Gebiet. Der HER-2/neu-Faktor sei negativ, das sei ein Glück, es sei es ein hormonabhängiger Krebs – da habe eine Chemotherapie immer einen geringeren Effekt. Was aber stimmt?

Spekulationen, Interpretationen, mit denen ich allein gelassen werde. Verwirrend. Man frage drei Ärzte und bekommt vier verschiedene Antworten. Eine abgenudelte Lebensweisheit, die allerdings all ihre Banalität verliert, wenn man – wie ich – betroffen ist. Vielleicht wissen es die Ärzte nicht besser. Aber warum tun sie dann so, als wüssten sie es? Fällt ihnen ein Zacken aus der Krone, wenn sie zugeben, wie wenig sie wissen? Warum tun sie so, als seien ihre Entscheidungen unfehlbar? Glauben sie, die Patienten erwarteten das? Ich erwarte es nicht.

Onkologen, Gynäkologen, Strahlentherapeuten, Pathologen – ob es zwischen all diesen Medizinern, die mein Leben beeinflussen, eigentlich einen Austausch gibt? Oder gibt es einen und ich weiß nur nichts davon? Ob sie ahnen, wie widersprüchlich ihre Stellungnahmen sind und wie sehr mich das verunsichert? Ich hege arge Zweifel an einem geordneten Zusammenspiel der verschiedenen Akteure.

Von allein erfahre ich nichts. Immerhin, das habe ich in all den Monaten erfahren. Wenn ich verstehen will, was mit mir passiert, muss ich mich selbst kümmern. Mir ist schon wieder heiß. Vor Zorn?

Ich will Klarheit. Wieder einmal. Ich werde den Pathologen anrufen. Nur der kann mir Auskunft geben. Ich kenne ihn nicht, nur sein Name steht auf dem Gutachten.

Pathologen arbeiten im Verborgenen. Er hat nach der Operation meinen Tumor kennen gelernt und im Befund geschrieben: »Zusammengefasst entsprechen die ***makroskopisch***en und ***mikroskopisch***en Befunde einem ***Mammasegmentresektat*** mit einem invasiven duktalen Mammakarzinom ...« Er hat den Tumor klein geschnitten, ihn eingefärbt, den Grad der Bösartigkeit bestimmt, die Hormonabhängigkeit getestet. Ich will mit ihm sprechen. Darf ich das? Sind solche Beratungsgespräche überhaupt vorgesehen? Als Kassenleistungen anerkannt? Oder kommuniziert der Pathologe nur mit seinesgleichen, sprich: mit anderen Ärzten? Ich weiß es nicht, und es ist mir auch egal. Ich rufe Professor Dienes an und frage ihn: »Können Sie mir das Fachchinesisch erklären?« Er tut es, freundlich, nett: »So ein Tumor hat immer verschiedene Abschnitte. Da gibt es bessere und schlechtere Zellen.« Ich frage ihn auch, ob er gewusst hat, dass ich erst eine Chemotherapie erhalten habe und dann operiert worden bin. Der Pathologe sagt »Nein« und ich falle fast vom Stuhl. Wie kann eine Studie über die Wirksamkeit einer primären Therapie zu gesicherten Erkenntnissen kommen, wenn der Pathologe gar nicht weiß, wonach er suchen soll? Wie kann man Aussagen über Überlebenswahrscheinlichkeiten machen, wenn der Pathologe nicht nachschaut, welche Wirkung die Chemotherapie hatte? Das widerspricht meinem Verstand. Aber habe ich genügend Sachverstand, eine medizinische Studie in Zweifel zu ziehen? »Was bedeutet ›weitläufige Sklerosierung‹?«, frage ich weiter. »Ich kann nur beschreiben, was ich sehe. Sklerosierung bedeutet Vernarbungen in diesem Gebiet, die weit größer als normal sind. Eine primäre Chemotherapie könnte dafür eine Erklärung sein.«

Könnte! Medizin – ich liebe dich!

»Wieso?« – »Sie müssen sich das so vorstellen: Unter einer Chemotherapie gehen die schlechteren Zellen als Erstes kaputt. Der Tumor ist vergleichbar mit einer Apfelsine. Innen verfault er unter der Chemotherapie und die Schale, die bleibt erhalten.« Der Pathologe macht mich mit den Besonderheiten meines Tumors vertraut, er kommt zu folgendem Vergleich: »Für mich ist Brustkrebs ein Verwandter des Chamäleons. Das Chamäleon wechselt die Farbe, der Brustkrebs die Gestalt.« Ich verstehe, was er mir sagen möchte. Die Krankheit ist nicht zu kalkulieren. Jahrezehnte kann alles in Ordnung sein und plötzlich taucht sie wieder auf. Der Pathologe gibt mir mit auf den Weg: »Sie müssen die ersten zwei Jahre überstehen – dann ist viel gewonnen.«

Einerseits hat mir das Telefonat geholfen, es hat mir Mut gemacht. Andererseits habe ich begriffen, dass auch die Pathologen keine eindeutigen Aussagen machen können. Er konnte mir nicht sagen, wie viele Zellen noch am Leben waren. »Es war noch aktives Tumorgewebe da.« Wie viel – das weiß auch er nicht. Ich lerne, auch der pathologische Befund gibt keine eindeutigen Aussagen. Dann sollen die anderen Ärzte aber auch nicht so tun, als wüssten sie, was Sache ist.

Ausgerechnet der Pathologe, von dem ich erwartet habe, dass er mir Durchblick verschafft, hat nicht mehr auf Lager als zu sagen: »Was Sie brauchen, ist vor allem Glück.«

Glück? Ich lese im Internet, dass mehr als ein Drittel der pathologischen Gutachten falsch sind, dass Pathologen die Bösartigkeit ganz unterschiedlich einschätzen, ja sogar, dass manche einen Krebs als hormonunempfindlich beurteilen, obwohl er Hormone zum Wachsen braucht. Mit Glück zieht man also einen Hauptgewinn, und der Pathologe liegt mit seinem Gutachten richtig. Wenn man Pech hat, greift man eine Niete. Was für ein Los hatte ich? Aber nicht nur der ›richtige‹ Pathologe ist Glückssache, auch das richtige Krankenhaus zu finden ist Glück, und den richtigen Operateur. So viel Glück ... kann man Glück und Geduld eigentlich irgendwo kaufen?

In Europa, lese ich in der *Neuen Zürcher Zeitung*, soll die Behandlung von Brustkrebspatientinnen verbessert werden. In Deutschland will man in Zukunft Brustkrebs nur noch in bestimmten Zentren behandeln, dort, wo anerkannte Fachleute, wo Experten sitzen. Das Glück soll also berechenbarer werden. Eine durchgängige Behandlung ohne Brüche will das Gesundheitsministerium. Die Politik liest mir die Wünsche von den Lippen ab: Austausch, Transparenz, Qualität, Standards. Aber Zentren bedeuten Massenabfertigung. Würde die einzelne Frau nicht noch mehr zum Material mutieren, die individuelle Person völlig verloren gehen?

Abends sind Freunde zu Besuch. Ich erzähle ihnen von meinem Telefonat mit dem Pathologen. Von der Apfelsine, dem Chamäleon und dem Glück, das ich brauche. Sie fragen mich, wie es mir geht, und ich antworte: »Super! Denn ich bin zu dem Ergebnis gekommen, dass ich älter werde als ihr alle zusammen.« Mein Galgenhumor führt – mal wieder – die Regie: »Wenn ein Operateur mehr als fünfzig Eingriffe im Jahr hat, dann leben seine Patientinnen länger. Und wenn in einem Krankenhaus mehr als hundertfünfzig bösartige Brusttumoren pro Jahr operiert werden, dann sinkt die Sterbewahrscheinlichkeit. Alles wissenschaftliche Erkenntnisse.«

»Glaube immer nur den Statistiken, die du selbst gefälscht hast«, wirft mein Mann ein. »Genau das habe ich vor«, antworte ich und stelle bei Pasta mit Spinat und Gorgonzolasauce folgende Rechnung auf: »Meine Lymphknoten sind nicht befallen. Sechsundachtzig Prozent aller Frauen dieser Schadenskategorie leben noch nach zehn Jahren. Dazu gehöre ich. Dann hatte ich einen Operateur, der zweihundert Mammakarzinome im Jahr herausschneidet. Das bringt zehn Prozent mehr Überlebenschancen, sagt wenigstens die Statistik. Außerdem habe ich an einer Studie teilgenommen. Das erhöht meine Überlebenschancen um weitere fünfzehn Prozent. Rechnet nach, meine Chance zu überleben liegt jetzt schon bei hundertelf Prozent. Zudem: Frauen mit Kampfgeist – Mediziner nennen das *Fighting spirit* – haben eine zwanzig Prozent höhere Überlebenswahrscheinlichkeit. Mein Krebs ist hormonabhängig, macht noch einmal fünfzehn Prozent mehr Leben. Jetzt bin ich bei hundertsechsundvierzig Prozent. Außerdem treibe ich Sport, habe kein Übergewicht und fühle mich gesund. Das addiere ich dazu und komme zu meiner persönlichen Prognose: Ich bin fast unsterblich, auf jeden Fall werde ich älter als ihr. Trotz und mit Brustkrebs!«

»Wissenschaftlich ist das ziemlicher Unfug und mathematisch Kokolores«, werfen meine Freunde ein. Wir verspeisen gerade Panna cotta an Erdbeeren.

»Na und? Spielt das eine Rolle? Die Wissenschaft ist nur ein bisschen wissenschaftlicher«, entgegne ich. Denn wie sagte der Pathologe zu mir am Schluss unseres Telefongesprächs: »Sie müssen an ihre Gesundung GLAUBEN.« Eben. Zum Teufel also mit all den Studien, Statistiken und Zahlen.

Prof. Dr. Hans-Peter Dienes, 57, Direktor des Instituts für Pathologie, verheiratet, ein Sohn

Etwa einmal im Monat meldet sich eine Patientin, um mit uns Pathologen über das histologische Gutachten zu sprechen. Es ist eher die Ausnahme als die Regel. Generell sagt man, dass neun von zehn Frauen nichts von den Pathologen und der Bedeutung ihrer Arbeit für die Erkrankung wissen. Ich freue mich immer, wenn jemand anruft und ich ihm erklären kann, was wir herausgefunden haben. Die Befunde werden ja für die behandelnden Ärzte im Fachjargon geschrieben. Wenn ein Patient aber den Befund erläutert haben möchte, dann erklären wir ihm die Details. Patienten, die den Wunsch äußern, bei der Untersuchung dabei sein zu wollen, wären wirklich herzlich willkommen.

Diese Patientin hatte konkrete Fragen. Sie rief ungefähr einen Monat, nachdem wir ihren Tumor untersucht hatten, bei uns im Institut an. Sie wollte zum Beispiel wissen, welche Aussage in dem pathologischen Gutachten zur Wirksamkeit ihrer Therapie gemacht worden ist.

Um ihr eine Antwort zu geben, musste ich erst einmal das normale Prozedere darlegen: Bei verdächtigen Befunden wird heutzutage eine Biopsie gemacht. Die Werkzeuge, die Nadeln, die Technik – das alles ist in den letzten Jahren stark verbessert worden, so dass die Probeentnahme eigentlich die Regel geworden ist. Intraoperative Schnellschnitte, also die Untersuchung während der Operation, verlieren an Bedeutung. Pro Tag haben wir etwa fünf bis sechs Mammastanzen unter dem Mikroskop. Wir untersuchen dann diese Proben und machen eine Aussage über die Art des Mammakarzinoms, ob es invasiv ist oder nicht, ob es ein duktales oder ein lobuläres ist. Wir geben das so genannte Grading an. Wir bestimmen immer die Hormonrezeptoren, den HER-2-Faktor und den Wachstumsfaktor KI-67, weil die Onkologen der Auffassung sind, dass der KI-67 im Gegensatz zum uPA/PA1 ein wichtiger Prognosefaktor ist. Diese Informationen bekommt der behandelnde Arzt, um die Therapie festzulegen. So war das auch bei dieser Patientin abgelaufen. Rund drei Monate zuvor hatte man ihr mit einer Stanze fünf Proben entnommen.

Nach der Operation wurde unserem Institut ein Stück Gewebe, es hatte eine Größe von fünf mal vier mal zwei Zentimetern, in einer Fixierlösung geliefert. Wir schauen uns dieses Gewebe sofort an, weil wir beurteilen wollen, ob es richtig fixiert ist. Nach einer bestimmten ***Fixierungszeit*** fühlen wir, ob verdächtige Bezirke vorhanden sind, beschreiben das Gewebe mit bloßem Auge, entnehmen die verdächtigen Bezirke und blocken sie in Wachs ein. Es werden dünne Schnitte hergestellt, je Zentimeter Tumormasse einer – das ist vorgeschrieben –, und diese Schnitte werden auf Objektträgern fixiert. Danach färbt man diese Proben ein, anschließend geht die Untersuchung los.

Standard ist eine Aussage zur Tumorgröße, noch einmal zum Grading, zum Wachstumsfaktor, zum Hormonrezeptorstatus und – vor allem – zum ***Tumorrand***. Ist das Karzinom im Gesunden – wie Mediziner das nennen – entfernt worden? Das ist eine wichtige Frage für den Operateur!

Aussagen zur Wirksamkeit von Chemotherapien können wir nur machen, wenn uns mitgeteilt wird, dass die Patientin eine solche Therapie erhalten hat. Bei dieser Patientin stand auf dem Einsendeschein des Operateurs: »Mamma-PE Axilla rechts, weiteres Material, ***dorsales Nachresektat*** & ***Axilla***«. Das heißt: Wir hatten keine Kenntnis davon, dass der Patientin eine primäre Therapie verabreicht worden ist, erkennen können wir das nicht und entsprechend haben wir auch nicht untersucht, welche Wirkung die Chemotherapie auf den Tumor und die Zellen hatte.

Die primäre Therapie ist zurzeit in der Medizin modern, nicht nur beim Mammakarzinom, sondern auch beim Prostatakrebs, beim Leberkrebs und beim Speiseröhrenkrebs. Beim Speiseröhrenkrebs kann man immer wieder biopsieren und auf diese Weise eine klare Aussage zur Wirksamkeit machen. Beim Mammakarzinom ist das viel schwieriger.

Während des Telefongesprächs habe ich damals das die Patientin betreffende Gutachten zur Hand genommen und ihr erklärt, dass wir eine weitläufige zentrale zellarme Sklerosierung festgestellt haben. Die beiden Adjektive »weitläufig« und »zentral« bedeuten, dass im Innern des Tumors viel abgestorbenes Gewebe vorhanden war. Wie viel? Ich kann keine Zahl nennen, aber eher mehr als die Hälfte als weniger bezogen auf die gesamte Größe des Tumors. Dieses Gewebe kann durch die zellzerstörende Therapie abgestorben sein oder aufgrund einer mangelnden Blutversorgung, wenn der Tumor sehr schnell wächst.

Ich habe der Patientin erklärt, dass sie sich einen Tumor wie eine Apfelsine vorzustellen hat, die von innen verfault. Im Zentrum stirbt er ab und nach außen wächst er trotzdem weiter. Das ist nicht nur beim Brustkrebs so, sondern auch beim Lungenkarzinom.

Wenn wir gewusst hätten, dass die Patientin primär behandelt worden ist, hätten wir in unserem Gutachten darüber eine Aussage gemacht. Zum Beispiel in diese Richtung: »Histologisch ergibt sich aus den Veränderungen der Tumorzellen und der Bindegewebsmatrix, dass die Therapie eine entsprechende Wirkung gezeigt hat.« Das heißt, wir hätten beurteilt, ob die Veränderungen auf die Therapie zurückzuführen waren.

Wir versuchen, so viele Informationen wie möglich aus dem Gewebe herauszuholen. Weil die Angaben der Operateure manchmal sehr spärlich ausfallen, haben wir uns inzwischen mit den Kollegen der Frauenklinik auf einen bestimmten Einsendeschein für die Gewebeproben geeinigt. Es werden jetzt genauere Angaben gemacht, unter anderem wird gefragt: »Primäre Chemo – ja oder nein?« Wir werden also besser.

Dazu tragen auch die ***Tumorboards*** bei – das sind ***Tumorkonferenzen***, die im Rahmen der Disease-Management-Programme eingerichtet worden sind. Sämtliche betroffenen Fachärzte diskutieren dort alle drei Wochen über Krebspatientinnen, deren Daten und die richtige Form der Behandlung. Auch in der Pathologie existieren so genannte ***Konsensusrichtlinien,*** die vorschreiben, wie Gewebeproben zu untersuchen sind. Dennoch gibt es große Unterschiede in der Qualität der Gutachten.

Ich war beispielweise Gutachter im Kemnitz-Prozess, in dem der Pathologe Mammaproben vertauscht hatte, was zu gravierenden Fehldiagnosen führte. So wurde zum Beispiel Frauen die Brust abgenommen, obwohl es sich um gutartige Veränderungen handelte.

Aber unabhängig von solchen gravierenden Fehlern spielen subjektive Erfahrung und persönliches Ermessen eine große Rolle in der Pathologie. Ob zum Beispiel ein Tumor ein Grading von 1 oder 2 hat, oder von 2 oder 3 – das hängt von der subjektiven Beurteilung des Pathologen ab. Wir helfen uns hier in unserem Haus, indem wir immer erfahrene Kollegen mit hineinschauen lassen. Vier Augen sehen mehr als zwei, und so versuchen wir möglichst objektiv zu urteilen.

Auch bei der Bestimmung der Hormonrezeptoren muss man bestimmte Qualitätskontrollen und Standards einhalten. An unserem Institut wurde beispielweise in einer Studie festgestellt, dass die Untersuchungen zur Hormonempfindlichkeit eines Krebses zu falschen Ergebnissen führen können, wenn das Präparat nicht richtig beziehungsweise nicht ausreichend fixiert worden ist.

Die Patientin wollte damals in dem Telefongespräch auch erklärt bekommen, warum die Hormonempfindlichkeit ihres Karzinoms nach der Operation um Etliches höher war als in den Proben der Biopsie. Es kann immer sein, dass die Proben nicht repräsentativ für den gesamten Tumor sind. Es könnte aber auch sein, dass sich unter der primären Therapie der Anteil der Zellen verändert hat, weil ein großer Teil des Tumors abgestorben ist.

Die Patientin hatte sich sicher erhofft, von mir eindeutige Antworten zu erhalten, die ich ihr aber nicht geben konnte. Ihre Verunsicherung konnte ich gut verstehen.

Am Schluss wünschte ich ihr Glück – denn beim Mammakarzinom weiß man nie, wie es ausgeht.

Das letzte Mal?
CMF-Chemotherapie

Die Patientin

Hormonskandal in der Europäischen Union. Mehr als siebentausendfünfhunder Schweine sind verbotenerweise mit Medikamentenabfällen gefüttert und inzwischen von uns Menschen gegessen worden. Als ich diese Nachricht im Radio höre, schüttele ich mich vor Lachen. Denn diese chemischen Substanzen, die Schweine schneller dick und fett machen, werden unter anderem in der Krebstherapie eingesetzt. Paradox: Die Verbraucher meiden Schweinefleisch aus Angst vor Gesundheitsschäden und ich lasse dieses Zeug literweise in meine Venen fließen, um zu leben. Ob ich die Uniklinik anrufen und ihnen vorschlagen soll, in der chemotherapeutischen Ambulanz statt Infusionen einmal »Schweinebraten satt« anzubieten? Vielleicht wäre dann die Stimmung dort besser.

Ich verwerfe die Idee, denn zum Scherzen ist mir ganz und gar nicht zumute. Mir ist heiß. Immer wieder. Ich spüre, dass etwas mit mir passiert und registriere es äußerst widerwillig. Erst dachte ich, es seien die sommerlichen Temperaturen. Dann erklärte ich es mit Stress. Aber es sind wohl doch die Wechseljahre, die von Dr. Warm herbeigesehnte und angedrohte hormonelle Umstellung. Ob meine Vermutung stimmt? Auf die Ärzte in der Uniklinik setze ich inzwischen nicht mehr. Ich habe begriffen, dass Aufklärung nicht ihre, sondern meine Sache ist. Ich suche und finde Informationen in Fachbüchern und im Internet: ***Hormonabhängigkeit*** – das ist der Schlüssel zu meinen Krebszellen. Um zu erreichen, dass Frauen keine weiblichen Hormone mehr produzieren, gibt es drei Möglichkeiten. Auf die Chemotherapie reagiert der Körper der Frauen mit einem Produktionsstopp. Das heißt, er hört auf, weibliche Hormone herzustellen. Die Wechseljahre sind sozusagen ein erwünschter Nebeneffekt der Chemotherapie. Das ist die beste Variante. Wenn der Körper nicht von alleine reagiert, kann man den Frauen die Eierstöcke herausnehmen oder ihnen GNRH-Analoga verabreichen. Zwei Jahre lang müssen sich die Frauen dann jeden Monat mit diesen Medikamenten in die Wechseljahre spritzen. Allein die Vorstellung lässt mich gruseln. Der Schrecken lässt nicht nach. Jede Natürlichkeit ist vorbei. Ich werde zum Kunstprodukt. Ein Produkt der Arzneimittelindustrie. Wenn ich meinen Verstand gebrauche, dann müsste ich dankbar sein, dass es diese Medikamente gibt. In Dritte-Welt-Ländern hätte ich eine solche Therapie nicht bekommen können. Ich versuche mich selbst zu überreden, meinen Kopf einzuschalten und keine Gefühle mehr zuzulassen. Es fällt so schwer.

Ich lese weiter: CMF, Cyclophosphamid-Methotrexat-5-Fluorouracil, das ist die Chemo, die ich jetzt bekomme. Sie löst bei siebzig bis achtzig Prozent der Frauen die Wechseljahre aus. ***Sekundäre Amenorrhoe*** heißt das im Medizinerdeutsch. Und wenn der Körper der Frauen auf diese Zellgifte reagiert, indem er die Produktion von Hormonen einstellt, die Fruchtbarkeit unterbindet, ist das ein gutes Zeichen. Diese Frauen haben eine deutlich bessere Prognose. Was auch immer das heißen mag ... Statistiken! Mir wird wieder heiß. Die Anfälle, wie ich sie nenne, kommen in Schüben, wie Wehen. Mehrmals die Stunde. Ich werde durcheinander geschüttelt. Mein Körper fährt Achterbahn. Was andere Frauen in sieben Jahren hinter sich bringen, erledige ich in vier Monaten.

Ich begreife: Eigentlich müsste ich durch die Gegend hüpfen, vor Freude jubilieren und Purzelbäume schlagen, weil mir die Spritzen erspart bleiben. Ich müsste Dr. Warm um den Hals fallen und ihm dankbar sein, dass er mich in diese Therapie und damit in die Wechseljahre katapultiert hat. Von jetzt auf gleich. Von heute auf morgen. Ohne ein Wort. Einfach so. Stattdessen wächst mein Zorn, meine Wut auf diese medizinische Arroganz, dieses Hinweggehen über mein Wissenwollen. Ich hätte gerne erfahren, was auf mich zukommt, was passieren kann. So habe ich den Eindruck, ich bin längst nicht mehr Frau meiner selbst. Schon die Aufklärung über die erste Chemotherapie war mangelhaft, die zweite war immer noch ungenügend. Mag sein, dass dieser Arzt unternimmt, was in seiner Macht steht. Genau: Macht. Er macht, mir geschieht. Ob wir irgendwann mal darüber reden?

Ich kann keine Dankbarkeit empfinden. Bin ich ungerecht? Habe ich zu hohe Ansprüche? Werde ich hysterisch?

Rote Flecken erscheinen auf meiner Brust. Ich spüre Schmerzen und bin elektrisiert. Ich habe Angst: Hautmetastasen? Wird bereits die nächste Runde eingeläutet, bevor die erste zu Ende ist? Geht das Sterben schneller als gedacht? Ich bitte in der Uniklinik um einen Rückruf meines Arztes und am Abend klingelt das Telefon. Er beruhigt mich: »Schmerzen sind ganz normal. Unter der Chemotherapie ist die Heilung im Operationsgebiet verzögert, es können Durchblutungsstörungen auftreten.« Gut zu wissen, die Sorge bin ich schon einmal los. »Sie haben noch drei Chemotermine?«, fragt er und bietet mir an, mir das nächste Mal die Chemotherapie höchstpersönlich zu verabreichen. Was für ein ungewohnter Service! Da heißt es sofort zugreifen: »Das wäre super – Danke! Übrigens«, füge ich an, »ich bin in den Wechseljahren«, gestehe ich schweren Herzens. Er reagiert begeistert. »Klasse, das wäre eine gute Nachricht. Ich hoffe, es stimmt.« Dieser rein medizinische Blick weckt Aggressionen in mir. Verdammt, der soll endlich kapieren, dass ich nicht ein Stück Holz bin. Ich schlage um mich: »Na schön, dass ich wenigstens Ihnen eine Freude mache. Das ist ja schon was.« – »Ehrlich gesagt«, antwortet er, »ich habe da wenig von. Für Sie ist es gut.« Mir ist bewusst, wie albern ich mich verhalte. Er hat völlig Recht. Ich übertrage meinen Zorn, meine Wut, meine Angst auf ihn, verliere jede Rationalität. Aber ist Krebs rational zu fassen? Ich versuche die Krankheit zu begreifen und kann sie nicht greifen, nicht anfassen, nicht spüren. Mir geht es körperlich gut – und trotzdem lässt mich die Frage nicht los, ob eine Zeitbombe in mir tickt.

Dr. Mathias Warm

Die straffe Hülle hatte einen Schlag bekommen. Das habe ich deutlich gemerkt, als ich mit ihr telefonierte. Die Patientin erzählte mir, dass sie in den Wechseljahren sei, aber ich hatte da meine Zweifel. Vielleicht wollte sie nur partout um die Spritzen herumkommen? Ich spürte, ich muss sie bei der Stange halten. Meine größte Sorge war, dass sie die Chemotherapie abbricht. Wenn man sich nicht an die Zyklen und an die vorgeschriebene Dosis hält, dann kann man es gleich sein lassen. Denn sobald man davon abweicht, gehen die Vorteile, die eine Chemotherapie bringt, gegen null. Der Spielraum, in dem man sich bewegt, ist also sehr eng.

Vor kurzem hatte ich beispielsweise eine Patientin, der habe ich viele, viele Male erklärt, dass sie eine Strahlentherapie machen sollte. Endlich hatte ich sie so weit. Als sie schließlich bei dem Strahlentherapeuten war, erklärte er ihr, sie müsse auch einen Boost, also eine zusätzliche gezielte Bestrahlung des Tumorbettes haben. Das war zu viel für sie. Die Patientin hat die Therapie nicht begonnen, stattdessen fuhr sie in Urlaub. Sie traf die falsche Entscheidung, sie wird es irgendwann bereuen.

Ich bemühe mich, es nicht so weit kommen zu lassen. Deshalb habe ich dieser Patientin in dem Telefongespräch angeboten, beim nächsten Termin persönlich in die Chemoambulanz zu kommen und sie zu stechen. Ich wollte meinen Beitrag dazu leisten, dass die Abläufe für sie erträglicher wurden.

Das mache ich immer mal wieder. Die jüngeren Kollegen treffen hin und wieder die Vene nicht. Bei manchen Chemotherapeutika hätte das fatale Auswirkungen: Die Substanz würde ins umliegende Gewebe laufen und es zerstören. Das nennt der Mediziner ***Paravasate***.

Zudem: Ich habe viel Erfahrung im Legen von Infusionen, und wenn ich persönlich die Nadel setze, beschwichtigt und beruhigt es häufig die Frauen. Ich wusste ja auch, dass die Zustände in der Ambulanz alles andere als optimal waren, ich konnte sie aber nicht ändern …

Hätte ich ihr eine Alternative anbieten sollen? Damals war ich daran interessiert, dass wirklich alle Frauen in unserem Hause blieben. Heute sehe ich das lockerer. Ich empfehle Patientinnen, sich diese und jene onkologische Praxis anzuschauen, auch wenn ich am Ende immer sage: »Natürlich freuen wir uns, wenn Sie die Chemotherapie bei uns machen.« Wirklich wichtig ist mir nur eins: Es muss garantiert sein, dass sie die Medikamente bekommen, die ich ihnen verschreibe!

Ich habe meinen letzten Termin in der Chemoabteilung. Die letzte Dosis. Vor Monaten habe ich voller Enthusiasmus der Chemotherapie entgegengefiebert. Ich sah in ihr die wirksamste Waffe gegen den Krebs. Und jetzt? Ich bin ernüchtert. Medizinisch – denn wer weiß, ob sie hilft.

Organisatorisch – ich könnte kotzen, allein wenn ich die Tür zu dieser Abteilung aufmache. Dabei haben die Chemotherapeutika mich nicht ein einziges Mal erbrechen lassen. Es liegt also nicht an den Arzneimitteln. Ich tröste mich selbst: das letzte Mal!

Das letzte Mal den linken Arm hinstrecken, den Arm, der abgebunden wird, der Stich in die Armbeuge, die Infusionsflaschen …

Ich möchte wieder in dem kleinen Wartezimmer Platz nehmen, mein Arbeitsmaterial auspacken, mich verschanzen. Aber heute gibt es kein Pardon, ich darf dort nicht sitzen. Das Wartezimmer bleibt Wartenden vorbehalten. Anpassung, Unterwerfung ist gefordert.

Das letzte Mal!

Ich sitze in dem großen Raum zwischen allen anderen Patientinnen und beobachte: Frau Dr. Kleine will einer Patientin eine Infusion anschließen und stellt fest: »Das ist doch nicht richtig gemischt? Da hat sich die Apotheke vertan. Das ist viel zu viel.« Was für ein Glück, dass sie es registriert hat. Wie oft bekommen Frauen wohl eine falsche Pulle?

Es geht hier nicht um Zuckerlösungen und trotzdem wird so getan. Diese scheinbare Gleichgültigkeit, dieses So-tun-als-ob-hier-Normalität-herrsche, dieses Alleingelassensein mit seinen Gedanken, mit seinen Ängsten, lastet zentnerschwer. Wenn Krebs eine systemische Erkrankung ist, also den ganzen Körper, den ganzen Menschen betrifft, warum bleibt dann die Psyche so unberücksichtigt? Gefühle haben keinen Platz in diesen Abläufen. Armabbinden, Stechen, Reinlaufen. Eine Frau, zehn Frauen, dreißig Frauen müssen abgefertigt und durchgeschleust werden.

Es war ein Fehler, die Chemotherapie erneut in der Uniklinik zu machen. Aber wäre die Betreuung, Behandlung, Atmosphäre in einer onkologischen Praxis tatsächlich besser gewesen? Dort, wo die Zufriedenheit der Patientinnen sich unmittelbar auf die Rentabilität und den Gewinn der Praxis auswirkt? Ich weiß es nicht.

Heute herrscht Hochbetrieb. Massenabfertigung ist angesagt.

Manche Frauen lassen sich von einem Mann, von einer Freundin begleiten. Eine Frau läuft aufgeregt zu Dr. Kleine: »Schauen Sie mal, bei mir läuft das falsche Medikament ein. Ich soll doch ein anderes Mittel gegen Erbrechen bekommen?« Gut, dass sie es bemerkt hat. Dr. Kleine ist gestresst. Die Patientinnen sind es auch. Die Atmosphäre ist gereizt.

Das erstaunt mich alles nicht.

Das habe ich alles schon einmal erlebt. In den letzten sechs Monaten.

Mit der Zeit habe ich gelernt, dass ich selbst aufpassen muss, wie die Infusion läuft, ob die Kochsalzlösung nicht ins Stocken gerät, dass ich kontrollieren muss, welche Präparate in meine Venen fließen. Ich habe es von all den Frauen um mich herum abgeschaut, die kontrolliert, beobachtet und aufgepasst haben.

Das letzte Mal!

Am Anfang war ich voller Vertrauen. Man hätte mir alles in die Venen reinlaufen lassen können. Ich habe sieben verschiedene Ärzte in der Chemotherapie erlebt. Die meisten waren jung, unerfahren und überfordert. Und ich war viel zu überfordert mit der Situation, mit mir, mit dem Krebs, als dass ich mit ihrer Überforderung hätte umgehen können.

Eine andere Patientin äußert ihren Unmut: »Nach der Chemotherapie kümmert sich keiner …«

Wie kommen die Frauen zurecht, die nicht protestieren, die sich nicht trauen zu fragen?

Meine Infusion läuft nicht mehr. Dr. Kleine kommt zu mir: »Sie müssen den Arm nach unten halten. Dann läuft es besser.« Ich könnte platzen. Hey, ich bin keine Anfängerin mehr, möchte ich rufen. Wie soll ich den Arm über Stunden nach unten halten? Aber ich bin still, mein Genervtsein ist nicht angemessen.

Das letzte Mal!

Dr. Kleine erklärt jetzt einer Patientin, dass sie in die Strahlentherapie muss. »Sie müssen sich Ihre Akte besorgen. Die Kollegen in der Strahlentherapie brauchen die Unterlagen«, fordert sie die Frau auf. Na, viel Spaß, denke ich …

Das habe ich alles schon erlebt.

Und dennoch lerne ich bei diesem letzten Mal dazu. »Stellen Sie sich vor«, erzählt eine Frau einer anderen, »mein Frauenarzt hat mir gesagt, Privatpatientinnen können bei einem hormonabhängigen Krebs viel einfacher Aromatasehemmer bekommen, Kassenpatienten müssen jedoch den Gang durch die Institutionen antreten.« – »Ich halte das nicht für unmöglich«, mische ich mich ein. »Ein befreundeter Arzt hat mir gegenüber das Gleiche gesagt. Es ist zwar zynisch, aber die Kassen rechnen nach, ob sich diese Medikamente, die um ein Vielfaches teurer sind als Tamoxifen, letztlich lohnen! Wen schert es denn, wenn ein paar Brustkrebspatientinnen früher sterben?« – Die beiden Frauen im Raum sind entsetzt und ziehen die Stirn kraus. »Schauen Sie«, erkläre ich, »die Unterschiede werden doch schon bei der Vorsorge gemacht. Versuchen Sie einmal, einen Kernspin oder einen Ultraschall der Brust zu bekommen, wenn Sie Kassenpatient sind.«

Früheres Ableben aus Kostengründen? Rationierung von Gesundheitsleistungen? Kostenersparnis und Ethik – widerspricht sich das? Mir fallen die vielen wohlfeilen Äußerungen der Politiker ein. Lügen sie absichtlich oder wissen sie es nicht besser? Als Kassenpatient muss man verhandeln, tricksen, draufzahlen …

Es ist meine letzte Chemo. Die Flasche ist fast durch. Ich stelle sie schneller, was ich nicht darf. Ich will hier nur noch raus.

Ich sehe all die Frauen um mich herum, deren Hoffnungen nicht erfüllt worden sind, die zum zweiten, zum dritten Mal hier sitzen, deren Erkrankung weiter fortgeschritten ist, die kein Glück gehabt haben, die irgendwann »austherapiert« sein werden. Ja, Krebs hat seine eigene Sprache. Sie wissen, dass ihr Leben endlicher ist als das anderer. Diese Ängste – nirgendwo sind sie so greifbar wie hier, und nirgends werden sie so wenig thematisiert.

Meine letzte Chemo ist durch!

Die Nadel wird gezogen, die Vene abgedrückt, der kleine Druckverband wird auf die Einstichstelle geklebt.

Da war's. Ich sage nicht »Auf Wiedersehen …«

Dr. Lisa Kleine

Ich hatte das Gefühl, nichts mehr kam an sie heran. Sie vermittelte mir: »Ich weiß, wie der Hase hier läuft. Mich kann nichts mehr aus den Schuhen hauen, mir braucht man nichts zu erklären. Bringen wir es also hinter uns – möglichst schnell.«

Die angenehmsten und einfachsten Patientinnen wären für mich die gewesen, deren Blutbilder regelmäßig per Fax einlaufen, bei denen keine Fragen auftauchen, die immer pünktlich sind und die nichts mit mir besprechen wollen. Aber die Realität sieht natürlich anders aus. Bei vielen Patientinnen musste ich Blut abnehmen, was immer Zeit kostete. Besonders schwierig waren für mich auch solche Patientinnen, die mich als zweites Sekretariat der behandelnden Oberärzte missbrauchten, weil sie über den offiziellen Weg, sprich über die Sekretariate nie an sie herankamen.

Alle Patienten haben Fragen, auch Komplikationen treten immer wieder auf. Dabei den Überblick zu behalten – das war schon eine Herausforderung.

Es passiert selten – aber es ist passiert –, dass Chemotherapien in der falschen Mischung angeliefert werden, obwohl es eine Fülle von Kontrollinstanzen gegeben hat. Die Therapie wird grundsätzlich vom Oberarzt geplant und abgesegnet, ich habe damals ausgerechnet, wie viel und was die Patientinnen verabreicht bekommen sollten. Der Apotheker kontrollierte die Werte und fragte nach, wenn ihm etwas verdächtig erschien. Zum Beispiel: »Hat sich das Körpergewicht der Frau tatsächlich in einer Woche um zehn Kilo geändert?« Wenn die Medikamente geliefert wurden, sortierten die Schwester sie nach dem Namen. Sie hatten die Anweisung, kein Medikament an den Infusionsständer zu hängen, bevor ich es erneut kontrolliert hatte. Das habe ich sehr ernst genommen. Aber grundsätzlich kann man nicht ausschließen, dass es Flaschen gibt, die falsch zusammengemischt sind.

Viele Patientinnen kontrollieren mit der Zeit ihre Medikamente immer selbst. Manchmal stellen sie dann fest, dass die Flaschen größer oder kleiner sind als beim letzten Mal. Vielfach sind die Medikamente nur in der Kochsalzlösung anders angemischt, die Dosierung stimmt aber und darauf kommt es an.

Etwa die Hälfte der Frauen, die in die Ambulanz kommen, sind metastasierte Patientinnen. Den HER-2-positiven Patientinnen wird jede Woche über eine lange Zeit Herceptin verabreicht. Bei einigen dieser Frauen habe ich miterlebt, dass es ihnen schlechter und schlechter ging. Sie hatten Knochenschmerzen, die Hautfarbe änderte sich, ihnen wurde oft schwindelig – alles Anzeichen für ***Knochen-***, ***Leber-***, ***Lungen-*** und ***Hirnmetastasen***. Das sind die Hauptmetastasierungspunkte bei Brustkrebs. Ich organisierte dann die erforderlichen Untersuchungen, oft wurde der Verdacht bestätigt.

Als ich vor kurzem die Chemoambulanz besuchte – inzwischen arbeite ich seit längerem nicht mehr an der Uniklinik –, erzählten mir Kollegen: »Frau Soundso liegt auf Station und die und die Patientin ist inzwischen verstorben.« Die Patientinnen sind keine Nummern, man spricht darüber wie: »Der und der hat geheiratet oder die und die hat Kinder bekommen.«

Eine therapeutische Begleitung gibt es für Ärzte nicht. Man versucht professionell damit umzugehen – aber mir ist das nicht immer gelungen. Ich habe einmal geweint, als eine Patientin, die ich sehr mochte, starb. Hinterher schämte ich mich, weil man als gestandener Arzt so etwas nicht macht. Aber ich bin noch jung und habe mir das zugestanden. Allerdings dachte ich: »Wenn du jetzt bei jeder Patientin, die stirbt, weinst, kannst du nur noch heulen.«

In der Chemoambulanz habe ich immer zu mir selbst gesagt: »Mit der Therapie gibst du den Patientinnen auch ein Stück Hoffnung.« Und bei vielen Frauen hilft die Therapie ja auch. Die sieht man dann nie wieder! So manche existenzielle Frage konnte ich an die Oberärzte abgeben, aber oft konnte ich mich auch nicht drücken. Eine Patientin beispielsweise bekam die dritte oder vierte Chemotherapie bei einem metastasierten Krebs. Sie hatte einen Sommerurlaub geplant, und der Oberarzt verordnete gerade in dieser Zeit eine weitere Chemotherapie. Diese Patientin kam zu mir und sagte: »Muss ich den Urlaub jetzt absagen?« – »Nein«, erwiderte ich. »Machen Sie auf jeden Fall diesen Urlaub, die Therapie können wir verschieben, nach vorne oder nach hinten.« Denn ein Verschieben der Chemo entschied nicht über ihr weiteres Leben oder Sterben. Bei mir dachte ich: »Wer weiß, ob Sie noch einen Sommer haben, um in Urlaub fahren zu können …« Die Lebensqualität zu erhalten – das sollte bei diesen Patientinnen im Vordergrund stehen.

Es gibt Frauen, die im fortgeschrittenen ***Stadium*** der Krankheit aus diesem Grunde eine weitere Chemotherapie ablehnen oder abbrechen. Aber es sind wenige. In der Regel Frauen, die keine oder schon erwachsene Kinder haben. Bei Frauen mit jüngeren Kindern geht es vor allem darum, Lebenszeit zu gewinnen. Diese Frauen fordern Therapien ein – egal zu welchem Preis. Leider zeigt die Erfahrung, dass bei einem fortgeschrittenen Krankheitsverlauf mit jeder Chemotherapie, die gemacht wird, die Wahrscheinlichkeit sinkt, dass diese Therapie anschlägt.

Ich habe auch oft Stellung bezogen, wenn mir Frauen erzählten, dass sie sich zusätzlich zur chemotherapeutischen Behandlung noch Vitamin C spritzen ließen oder einen besonderen Tee getrunken haben, der angeblich ernorm helfen sollte. Das sind noch harmlose Beispiele.

Krebspatientinnen werden überhäuft mit allen möglichen alternativen Präparaten. Freunde und Verwandt machen sie vielfach verrückt, und jeder glaubt zu wissen, was ihnen hilft.

Als Schulmediziner steht man immer in dem Ruf, dass man nicht ertragen könne, dass es auch noch andere Methoden gibt – so ist es aber nicht. Wie sehr würde ich mich über ein nebenwirkungsfreies Wundermittel freuen – nur existiert es leider nicht.

Ich war froh, dass ich immer auf Professor Beuth und sein Institut zur wissenschaftlichen Evaluation naturheilkundlicher Verfahren verweisen konnte. Wenn ich mich recht erinnere, war auch die Patientin bei ihm und nahm über Monate die von ihm verordneten ergänzenden Präparate. Möglicherweise hatte sie auch deshalb die Chemo so gut vertragen – zumindest hatte sie dadurch das Gefühl, alle Therapiemöglichkeiten ausgenutzt zu haben. Professor Beuth weist den Frauen, die ihn aufsuchen, einen Weg durch diesen alternativen Dschungel.

Ich habe erlebt, dass Frauen viel Geld für obskure Methoden ausgegeben haben, Geld, das sie eigentlich nicht hatten, nur weil sie sich nicht haben beraten lassen. Und ich habe vor allem erlebt, wie wenig wirksam diese Therapien sind.

Der Tee hat übrigens auch nicht geholfen …

6. Zweiunddreißig Mal 1,8 Gray – das Tumorbett wird bestrahlt

Bestrahlung

Die Patientin

Die Bestrahlung. Wieder eine Mutprobe. Wieder neue Ärzte. Wieder neues Personal. Wieder neue Verhaltensregeln. Ich bin es leid und habe doch keine Alternative. Zweihundertzehn Tage Behandlung habe ich hinter mir, noch einmal fünfundvierzig vor mir. Eine lange Strecke. Das ganze Jahr geht dabei drauf.

Strahleninstitute liegen im Keller. Strahlen erfordern dicke Wände. Abgeschirmt von der Welt sitzen im Wartezimmer viele Patienten. Junge, Alte, Frauen, Männer, mit und ohne Haare, fit oder gebrechlich. Verhaltensregel: »Wenn Sie kommen, legen Sie ihren Behandlungsplan immer in diese Fächer hier an der Wand. Sie werden dann aufgerufen.«

Klar, mache ich.

Ich setze mich, lese Zeitung, warte. Eine Lautsprecherstimme schickt mich zu *Linac* 2. Mein Sprachschatz hat sich während meiner Odyssee erheblich erweitert. Linac ist der liebevolle Ausdruck für den Linearbeschleuniger, also für das Gerät, das mich bestrahlen wird. Davor befinden sich zwei Kabinen. Die eine ist für mich. »Machen Sie den Oberkörper frei. Sie sind die Nächste.« Ich stehe wieder einmal halb nackt in einer dieser kleinen Umkleidekabinen und denke ein weiteres Mal an den knappen Platz und die zu billigen Eier …

1,8 *Gray* soll ich bekommen, achtundzwanzig Mal.

Linac 2 ist frei. Eine harte Liege, ein Griff am oberen Ende, das große U – die Inneneinrichtung kenne ich schon von der Simulation. Ich werde gelagert. In der berechneten Position. Den Arm hinter den Kopf, die Hand an den roten Ring, der Tisch wird nach oben gefahren, das Bestrahlungsgerät wird auf einen Winkel von sechsundfünfzig Grad gestellt. Verhaltensregel: »Bleiben Sie ruhig liegen.«

Klar, mache ich.

Die Radiologieassistentin verlässt den Raum, die schwere Stahltür geht mit einem Surren zu. Ich bin allein. Gesteuert wird die Bestrahlung von draußen, eine Videokamera überwacht das Geschehen. Ich höre das surrende Geräusch, das der Apparat erzeugt.

1,8 Gray – das ist die dreihundertsechzigfache Dosis einer Strahlenbelastung, die sonst bei einer Mammographieaufnahme anfällt. Wie spürt man eine solche Belastung? Ich spüre nichts. Gar nichts. Millionen von Tumorzellen in meinem Körper sterben ab. Ich kann nicht begreifen, welche schweren Geschütze meinen Körper traktieren. Sechsundzwanzig Sekunden lang. Das Gerät schwenkt auf die andere Seite. Bestrahlung aus zwei Winkeln. Wieder das Surren, das Klacken. Unheimlich und unspektakulär zugleich. Diese Widersprüche gehören zur Krebstherapie wie das Salz zum Meer. Fertig. Ich springe von der Liege. Die Tür geht auf. »Sie dürfen nicht von der Liege springen. Wir fahren Sie herunter«, erklärt die Radiologieassistentin. Der Höhenunterschied beträgt zehn Zentimeter. Noch bin ich nicht gehbehindert, noch kann ich selbst entscheiden, ob ich von der Liege hüpfe. Warum machen sie einen kränker, als man sich fühlt?

Sabine Meuer, 35, medizinisch-technische Radiologieassistentin

Sie war eine junge Patientin. Die überwiegende Zahl der Brustkrebspatientinnen sind ältere Damen. Als ich vor fünfzehn Jahren als medizinisch-technische Radiologieassistentin angefangen habe, waren fast alle zu bestrahlenden Frauen zwischen sechzig und siebzig. Inzwischen aber ist mein Eindruck, die jüngeren Patientinnen nehmen zu. Und wenn die Patientinnen altersmäßig nicht weit von mir entfernt sind, dann lässt mich das nicht kalt. Ich denke dann immer daran, dass ich zur Vorsorge gehen sollte. Und obwohl ich dafür nur eine Treppe höher gehen müsste, verdränge ich es wieder und wieder.

Diese Patientin war aber nicht nur jünger als die meisten, sondern als Journalistin hatte sie auch noch einen besonderen Beruf. Dieser war für mich auch ein Anknüpfungspunkt. So habe ich mit der Patientin zum Beispiel über den Irak-Krieg diskutiert.

Ich versuche immer, auf die Patientinnen persönlich einzugehen und ein Gesprächsthema zu finden. »Ach, wie schrecklich ist das Wetter heute« – eine solche Floskel ist die letzte Rettung, wenn mir gar nichts einfällt. Mit dieser Patientin hatte ich immer ein Thema und deshalb ist sie mir in Erinnerung geblieben.

Bei der ersten Bestrahlung erklären wir den Patientinnen und Patienten, wie oft sie kommen müssen und wie die Bestrahlung abläuft. Das müssten sie alles eigentlich schon im Arztgespräch erfahren haben, aber da die Patienten nur ein Viertel der Informationen, die man ihnen gibt, behalten, erläutern wir es ihnen ein weiteres Mal. Wir bitten sie anschließend in die Kabine, die sehr eng ist. Diese Enge, ehrlich gesagt, würde mich als Patientin auch stören. Ich konnte deshalb gut verstehen, dass diese Patientin schon beim zweiten Mal nicht mehr halb nackt in der Umkleidekabine wartete, sondern sich erst im Behandlungsraum auszog. Aber andere Frauen, vor allem ältere, die etwas länger brauchen, ziehen sich lieber in der Kabine aus als im Behandlungsraum.

Wir gehen mit den Patienten in den Bestrahlungsraum und lagern sie – so heißt das in der medizinischen Fachsprache – stets in der gleichen Position. Ich stelle die Apparate ein, kontrolliere das Feld der Bestrahlung, gehe hinaus, überprüfe über die Kamera noch einmal die Position und die Bestrahlungswinkel und löse dann die Bestrahlung aus.

1,8 Gray noch einundzwanzig Mal.

Eva möchte heute zuschauen. »Es gibt wenig zu sehen«, habe ich gesagt. Linac 2. Kabine 2. Sekundenschnell ziehe ich im Bestrahlungsraum mein T-Shirt aus und lege mich eingepudert und mit meinen blauen Strichen versehen in Position. Ich bin kein Anfänger mehr. Jeden Tag betreut mich eine andere Person. Heute ist es ein Radiologieassistent. Er fragt Eva, ob sie mich bestrahlen möchte. Sie ist begeistert, geht mit hinaus, drückt den Knopf. Eine kleine Geste kurz vor ihrem Abschied.

Eva, Rudolf und ich sind wieder einmal auf dem Flughafen. Dieses Mal ist es Düsseldorf. Lebensplanungen nehmen auf Krebs keine Rücksicht. Das bekannte Ritual: Einchecken ... Auf Wiedersehen ... Mach's gut ... Umarmung ... Küsschen. Abschied für ein Jahr. Eva ist auf dem Weg nach Russland. Sie macht dort ein freiwilliges soziales Jahr. Ein Jahr ...

Sabine Meuer

Zwischen einhundertzwanzig und einhundertfünfzig Frauen und Männer bestrahlen wir täglich in unserem Institut. Das sind nicht nur Brustkrebspatientinnen, sondern auch Bronchialkarzinome, Hals-Nasen-Ohren-Tumoren, Prostata- oder Rektumkarzinome. Für jede Tumorart gibt es einen eigenen Bestrahlungsablauf; Hals-Nasen-Ohren-Tumoren sind beispielsweise von der Technik her komplizierter als Brustkrebs.

Jede Person erhält zwei bis drei ***Feldeinstellung***en, wie wir das nennen. Wir sind sieben medizinisch-technische Radiologieassistenten und eine Arzthelferin. Wir arbeiten in drei Schichten. Das hat etwas von Fließbandarbeit – eindeutig. Trotzdem finde ich meinen Beruf abwechslungsreich, denn es sind immer wieder verschiedene Erkrankungen, mit denen ich zu tun habe, immer wieder neue Patienten und Kollegen, mit denen ich zusammenarbeite.

Die meisten unserer Patienten werden ***kurativ*** behandelt, das heißt, es besteht die Chance, sie zu heilen. So war es auch bei dieser Patientin. Sie war nicht todkrank. Bei ***palliativen*** Patienten, bei denen man nur noch die Schmerzen lindern kann, ist eine Heilung nicht mehr möglich. Am Anfang meines Berufslebens war diese Konfrontation mit dem Tod schwierig für mich. Es gab und gibt auch heute keinerlei therapeutische Begleitung oder Fortbildung. Der Umgang mit Schwerstkranken und die psychische Belastung des Personals ist auch nicht Teil der Ausbildung, sollte es aber sein.

Manche Patienten sind sehr verunsichert, haben Angst oder schauen böse, wenn man ihnen das erste Mal gegenübertritt. Ich sehe dann Fragezeichen in deren Gesichtern. »Kann die das überhaupt?« Ich versuche dann immer direkt zu fragen: »Ist irgendetwas?« Und wenn es tatsächlich ein Problem gibt, versuche ich auch darauf einzugehen. Wenn sie aber einfach nur einen miesen Tag haben, lasse ich sie in Ruhe. Inzwischen arbeite ich seit vielen Jahren als Radiologieassistentin und habe gelernt, mit den Patienten und ihren Schicksalen umzugehen.

Die Patientin

Ich warte auf Übelkeit, ich warte auf Müdigkeit, ich warte auf Hautrötung – wie bei der Chemotherapie. Nichts passiert. Das ist das eigentlich Beängstigende. Ich spüre den Krebs nicht, ich spüre die Therapien nicht. Krankheit und Behandlung – sie passen zueinander.

Tagtäglich liege ich unter »meinem« Linac. Die strahlensichere Doppeltür schützt das Personal vor den gefährlichen Strahlen, die mir helfen sollen. Ich treibe Sport, gehe ins Theater, koche immer noch gern – trotz Krebs. Ich sehe gut aus. Auch wenn es mir nicht gut geht. Ich schlafe schlecht, mir ist oft heiß, ich denke viel über Leben und Sterben nach.

Ich schlucke widerstandslos Tamoxifen, die Anti-Hormone. Sind Schlaflosigkeit und Grübeleien eine Nebenwirkung der Tabletten oder eine Nebenwirkung der Krankheit? Spielt das überhaupt eine Rolle?

Der Krebs bestimmt meinen Alltag. Ich lerne duschen, ohne dass meine rechte Brust nass wird. Einpudern. Auch das wird zur Gewohnheit.

Und wieder ist es 18.25 Uhr.

1,8 Gray, das zwanzigste Mal.

Vier Wochen habe ich hinter mir. Ich komme aus dem Büro, fünf Minuten zu Fuß. Viele Patienten kommen von weit her. Sie warten wie ich. Jeden Tag. Diese Woche dauert es besonders lang. Es ist halb sieben, es wird sieben. Patienten, die sonst wortlos nebeneinander sitzen, in ihr Patientenschicksal ergeben sind, beginnen miteinander zu sprechen. »Der Babysitter muss weg«, sagt die Patientin neben mir. »Was mache ich bloß?« Der Alltag will organisiert sein, trotz und mit Krebs. »Mein Sohn wartet auf mich in der Stadt«, sagt der ältere Herr rechts von mir. »Warum dauert das diese Woche so lange?«, fragen sich alle. Viertel nach sieben. Keiner kommt. Keiner sagt, was los ist. Ob die Mitarbeiter hier glauben, das Leben der Krebskranken bestehe nur aus Warten, Hinnehmen, Mit-sich-machen-Lassen? Ob sie überhaupt einen Gedanken darauf verschwenden? Oder ist es Teil der ritualisierten Unterwerfung?

Irgendwann stehe ich auf, öffne die Tür zur Strahlungsregie. »Können Sie uns nicht sagen, warum es heute so lange dauert? Dann könnten wir einkaufen gehen, einen Kaffee trinken.« – »Das eine Gerät ist kaputt. Aber Sie kommen gleich dran.«

Ausziehen, Hinlegen, Arme hoch, Tür zu, Surren, Klacken, fertig. Ich stehe auf, will gehen, da kommt ein Mann in Weiß auf mich zu. Ein Arzt? Ich kenne ihn nicht. Er stellt sich nicht vor: »Sie haben sich beschwert?« – »Beschwert? Na ja, ich habe vielmehr darum gebeten, dass man den Patienten im Wartezimmer sagt, was los ist.« – »Vierzig Minuten Wartezeit sind normal für einen Termin beim Arzt«, rechnet er mir vor. »Einmal vierzig Minuten Wartezeit – das ist normal. Da stimme ich Ihnen zu. Aber alle diese Menschen kommen nicht einmal, sondern dreißig, vierzig Mal hierher. Und ich warte diese Woche das dritte Mal so lange. Ich habe um nichts anderes gebeten, als dass man die Patienten über den Zeitverzug informiert.« – »Dadurch geht es auch nicht schneller«, ist seine Antwort. Er blickt auf meine Zeitungen, mustert mich von oben bis unten. »Gehen Sie arbeiten?«, fragt er plötzlich. » Ja«, antworte ich lachend, »das Leben besteht nicht nur aus Krebs und Warten.« – »Wenn Sie nicht arbeiten würden, dann hätten Sie auch genügend Zeit für die Strahlentherapie. Sie gefährden dadurch sich und Ihre Gesundung«, wirft er mir nun an den Kopf. – Ich spüre ein Erdbeben in meinem Körper: »Ich glaube nicht, dass Sie beurteilen können, was gut oder schlecht für mich ist. Sie kennen mich doch gar nicht!« – »Doch, das kann ich beurteilen. Ich bin Arzt. Bei einer solchen Krankheit sollten Sie nicht zur Arbeit gehen. Sie werden die Quittung dafür bekommen.«

Ich bebe am ganzen Körper. Bin außer mir vor Wut, schlucke die Tränen hinunter. Ich habe die Botschaft verstanden: Ich sterbe schneller, weil ich arbeiten gehe. Ich habe mich nicht mehr im Griff. »Na und? Dann krepiere ich eben an dieser Scheißkrankheit. Wenigstens das ist dann doch meine Sache, oder?« Kein geglückter Abgang. Das Wochenende ist gelaufen. Ich heule, zittere, zweifele. Habe ich mich daneben benommen? Bin ich zu dünnhäutig? Hätte ich Haltung bewahren müssen? Wie? Hätte ich nicht fragen dürfen? Habe ich Grenzen überschritten, die Patienten nicht überschreiten dürfen? Hat er Recht? Gibt es einen Zusammenhang zwischen Erkrankung und Arbeiten? Sterbe ich schneller, weil ich meinem Job nachgehe? Weiß er, was gut für mich ist? Das innere Beben dauert Tage. Ich frage nie wieder, warum es lange dauert.

Ich bin voller Hass, voller Hass auf diesen Arzt, Hass auf alle, die wissen, wie ich mit dem Krebs umzugehen habe, Hass auf die Hobbypsychologen in meinem Freundes- und Bekanntenkreis, die mir Krankheit als Chance, als Weg predigen. Ich bin ungerecht. Ich weiß, diese Gefühle darf ich nicht haben und ich habe sie trotzdem.

Von dem Konflikt, den es damals gab, habe ich gehört. Ich habe ihn nicht recht nachvollziehen können, weil ich mit der Patientin kein Problem hatte. Wenn sie weg musste, hat sie gefragt, wie lange es noch dauern würde, und ich habe gesagt, ob sie bald dran ist oder nicht.

Die Bestrahlungen erfolgen bei uns im Zehn-Minuten-Takt. Wir sind ein privates Haus und die Behandlung der Patienten muss sich rechnen. Manchmal würde ich mir wünschen, dass es ein wenig ruhiger zuginge, dass wir weniger Patienten hätten, denn manchmal geht es schon sehr stressig zu.

Sicherlich sind wir besser als die Deutsche Bundesbahn, aber Verspätungen gibt es auch bei uns. Es ist schwer abzuschätzen, aber ich denke, etwa einmal im Monat fällt ein Gerät aus. Wenn die Physiker es nicht reparieren können, müssen wir die Firma anrufen und eventuell Ersatzteile bestellen. Gleichzeitig versuchen wir, die Patienten umzubestellen. Einige kommen aber von weit her, und wenn wir sie nicht mehr erreichen, ist das schon sehr unschön.

Manchmal habe ich aber den Eindruck, ein Fluch lastet auf uns: Wenn beispielsweise zwei Kollegen in Urlaub sind, werden noch zwei weitere krank, meistens auch noch für längere Zeit. Dann wissen wir häufig nicht mehr, wo oben und unten ist. Eine ehemalige Kollegin, sie studiert inzwischen, kann ab und zu einspringen. Wenn alles zusammenbricht, fragen wir in der angegliederten Schule für medizinisch-technische Radiologieassistenten nach Schülern, die uns zur Hand gehen können.

Der Patient erfährt von diesen organisatorischen oder technischen Schwierigkeiten nichts – nur wenn sich Patienten beschweren: »Mein Gott, heute dauert es aber lange. Wieso bloß?« Dann sagen wir: »Zwei Kollegen sind krank« oder »Der Apparat ist gerade ausgefallen«. Aber wir gehen nicht in den Warteraum und klären die Patienten auf. Ich glaube, damit würden wir sie zu sehr verunsichern!

Achtundzwanzig Mal ist meine Brust inzwischen mit 1,8 Gray bestrahlt worden. Jetzt wird noch weitere viermal gezielt das Tumorbett ins Visier genommen.

Dr. Heckmann, freundlich wie immer, geht mit mir in Linac 1. Ein anderer Raum, eine andere Form der Bestrahlung. Sie sagt: »Bisher haben wir die Brust unterhalb des Schlüsselbeins bis zum Rippenbogen bestrahlt, vom Brustbein bis zur Mitte der Achselhöhle. Jetzt wird eine Extra-Strahlendosis nur auf die ehemalige Tumorregion gerichtet.« Ich liege auf dem Bestrahlungstisch. Ein Rohr mit einem Durchmesser von rund sieben Zentimetern wird auf mich gerichtet. »Wissen Sie noch, wo der Tumor in etwa gesessen hat?« – »Hier irgendwo«, antworte ich, gemäß meiner Erinnerung. Experten sind am Werk. Ich lasse geschehen.

Die erste Dosis wird auf diesen von mir lokalisierten Fleck geschossen. Erst später, als ich nach Hause gehe, kommen mir Zweifel: Bei der Operation waren doch extra Titanclips gesetzt worden, die das Tumorbett kennzeichnen? Warum werden sie nicht genutzt? Weiß ich wirklich, wo der Tumor gesessen hat? Bestrahlung nach Gefühl? Kann das sein? Hochleistungsmedizin Pi mal Daumen? Sind meine Vorstellungen von der Genauigkeit von Bestrahlungen überzogen? Ich verstehe es nicht!

Ich äußere am nächsten Tag meine Skepsis gegenüber der Strahlenärztin und werde beruhigt: »Die Patientinnen wissen am besten, wo der Tumor gesessen hat, das ist unsere Erfahrung.« Bedenken bleiben.

Ich informiere mich in der Fachliteratur. Ich lese, dass Boost-Bestrahlungen keineswegs unumstritten sind. Ganz besonders dann, wenn das Brustgewebe bei einer Operation verschoben wurde. Das trifft auf mich zu. Trotzdem geht alles seinen Gang.

Die letzte Bestrahlung liegt hinter mir. 58 Gray wurden auf meine Brust geschossen. Ein Abschlussgespräch mit Dr. Heckmann. »In den Wochen nach der Strahlentherapie können Hautreaktionen auftreten. Die Haut reagiert mit einer stärkeren Pigmentierung.« Ich erhalte Salben und Pflegelotionen. »Sie sollten regelmäßig zur Mammographie und zum Kernspin kommen. Es wurde alles getan, was möglich ist. Mehr hat die Medizin nicht zu bieten. Ich empfehle Ihnen eine engmaschige Kontrolle, schließlich hat die Chemotherapie bei Ihnen nicht angeschlagen. Sie waren ein *non-responder.*« Hat sie das wirklich gesagt? Ich sitze und habe doch keinen Halt. ›Wie bitte?‹, möchte ich schreien. Höre ich richtig? Vor ein paar Wochen sah sie das doch noch ganz anders. Es ist egal. Ich bin müde. Ich diskutiere nicht mehr. Ich sage nichts. Ich weiß, dass niemand es wirklich weiß.

Niemand weiß, ob die Chemo geholfen hat, die Anti-Hormontherapie anschlägt, ob das pathologische Gutachten richtig war, ob die Bestrahlung die letzten bösartigen Zellen killte, ob die Boost-Bestrahlung das Tumorbett getroffen hat. Sicher ist in der Krebstherapie nur eines: die relative Unsicherheit.

Meine zweihundertfünfundfünfzig Tage währende Odyssee durch den deutschen Medizinbetrieb neigt sich dem Ende zu. Wie hatte meine Frauenärztin gesagt? »Was Sie brauchen ist Glück.« Genau.

Dr. Maria-Elisabeth Heckmann

Während der Bestrahlung hatte ich nicht viel mit der Patientin zu tun. Das ist ein sehr gutes Zeichen. Wir haben uns ab und an gesehen, haben uns zugewunken, Hallo gesagt; sie war nach den Bestrahlungsterminen immer schnell weg. Das ist auch gut so, man muss diesen täglich wiederkehrenden Termin in sein Leben einbauen.

Die Bestrahlung erfolgt grundsätzlich nach den Empfehlungen der Fachgesellschaften und zieht sich über viele Wochen hin. Die Strahlungsmenge wird beim Mammakarzinom in der Regel über achtundzwanzig Tage verteilt. Diese Aufteilung nennt man ***Fraktionierung***, man verspricht sich davon, möglichst viele bösartige

Zellen zu erwischen. Das Prinzip ist aber bei allen Karzinom-Arten identisch. Man möchte über einen möglichst langen Zeitraum Einfluss auf das Tumorwachstum haben und gleichzeitig die Risikoorgane – bei der Brust ist das vor allem die Lunge und das Herz – schützen.

Die bösartigen Zellen haben einen schnelleren und aktiveren Stoffwechsel und sind deshalb auch sehr viel stärker angreifbar. Die Strahlung verletzt die Zelle und verhindert eine erneute Zellteilung. Darüber hinaus haben die Tumorzellen aber einen schlechteren Reparaturmechanismus als die gesunden Zellen. Und auch das macht man sich bei der Bestrahlung zunutze, indem man die Zellfunktionen angreift.

Der Physiker und ich als behandelnde Ärztin hatten bei dieser Patientin festgelegt, wie bestrahlt wird. Das ist immer so. Die Durchführung und die pflegerische Hilfestellung lagen dann in den Händen der Radiologieassistenten.

Natürlich ist immer ein Arzt da, den der Patient jederzeit fragen kann. Die meisten Patienten haben ein ungezwungeneres Verhältnis zum Pflegepersonal als zum Arzt, das oft von Angst geprägt ist. Viele treibt die Sorge um, dass sie den Arzt verschrecken, wenn sie Dampf ablassen, was natürlich nicht der Fall sein sollte.

Einmal in den sechs Wochen habe ich bei der Patientin eine Hautkontrolle gemacht, um zu sehen, wie sie die Bestrahlung verträgt. Das ist absolut üblich. Es gab bei ihr keinen Problembefund. Sie hat die Bestrahlung gut vertragen. Ein anderes Mal wurde ich informiert, dass es wegen der Warterei Ärger mit einem Kollegen gegeben hat.

Vier Tage vor Ende der Bestrahlung habe ich bei ihr den Boost, also die gezielte Bestrahlung des Tumorbettes eingestellt. Diese Boost-Bestrahlung ist nicht unumstritten. Studien haben ergeben, dass junge Frauen, die brusterhaltend operiert worden sind, von einer solchen Bestrahlung profitieren. In dem Bereich, in dem das Karzinom gesessen hat, ist die Gefahr am höchsten, dass ein erneuter Tumor – also ein Lokalrezidiv – entsteht. Auf diese Stelle gibt man eine Extradosis an Strahlen. Die Operateure glauben immer, dass die Clips, die bei der Operation eingesetzt wurden, dem Strahlentherapeuten helfen, die Region für diese gezielte Bestrahlung zu orten. Bei der Computertomographie können sie hilfreich sein, weil man die Tiefe des Tumors genau vermessen kann, um die Bestrahlung festzulegen. Doch die Operateure überschätzen oft die Bedeutung der Clips für die Strahlentherapie. Bei einer Durchleuchtung sieht man die kleinen Clips kaum. Dieses »Millimeterchen« hilft nicht. Eigenes Fühlen und Sehen sind viel wichtiger. Ich frage die Patienten deshalb immer: »Haben Sie vor der Operation etwas getastet – und wenn ja, wo?« Ich ziehe außerdem die Beschreibungen aus dem Operationsbericht zu Rate. Ich orientiere mich an Körperstrukturen und berücksichtige die Grenzen nach oben, nach unten und zur Seite. Und außerdem spielen die Erfahrung und das Gefühl eine Rolle – beides entwickelt man mit der Zeit.

Am letzten Tag hatten die Patientin und ich noch ein Abschlussgespräch. Die gesamte Therapie war Thema. Ich fand die Entscheidung von Dr. Warm richtig, noch eine zweite Chemotherapie zu geben, diesmal mit CMF. Denn bei einer noch recht jungen Frau besteht mit diesem Mittel eine höhere Wahrscheinlichkeit, die Eierstockfunktion zu unterbinden, was bei einem hormonsensiblen Krebs erwünscht ist.

Meine Auffassung war damals, dass die erste Chemotherapie das Tumorwachstum verringert, den Krebs zumindest teilweise zerstört hat. Das ist auch heute noch meine Meinung, allerdings glaube ich nicht, dass der Krebs komplett verschwunden war, die Wachstumsgeschwindigkeit war nämlich relativ niedrig. In einem solchen Fall hat man selten Komplettremissionen. Die Frage der Wirksamkeit der ersten Chemotherapie beschäftigte die Patientin stark. Die Diskussion über Erfolg und Misserfolg ist sicher psychisch schwer zu ertragen. Damals war ich an der Entscheidung, die Patientin einer zweiten Chemotherapie zuzuführen, nicht beteiligt. Das wäre heute anders. Die Zusammenarbeit ist intensiver geworden. Die regelmäßigen Tumorsitzungen sind im Rahmen der Qualitätssicherung vorgeschrieben. Wir sprechen zusammen mit den Gynäkologen, Pathologen, Radiologen über die einzelnen Fälle, über die pathologischen Ergebnisse, das Tumorstadium, die Art der Behandlung.

Ich wüsste heute zwar nicht mehr über die Patientin, die Art der Operation und die Behandlung als damals, aber ich wäre zum Beispiel in die Entscheidung einbezogen, ob eine primäre Therapie in diesem Fall überhaupt für sinnvoll erachtet würde oder nicht. Ich wäre sicher dafür gewesen, denn zum einen vertragen die Patienten diese aggressive Therapie vor einer Operation besser als im geschwächten Zustand danach, zum anderen bietet die primäre Therapie die Möglichkeit, zu sehen, wie der Tumor auf die Chemotherapie reagiert.

Die Patientin und ich – wir hatten ein gutes, vertrauensvolles Verhältnis. Sie war sehr wissbegierig. Es ist schon erstaunlich, wie unterschiedlich die Patienten sind. Für manche ist das Wichtigste, dass sie einen Taxischein bekommen, sie wollen gar nicht wissen, wie bestrahlt wird, sondern im Vordergrund steht, ob das Taxi vor der Tür steht und sie zwischen sieben und acht morgens zur Bestrahlung kommen können. Viele bringen auch ihren Ehemann oder Partner mit. In diesen Gesprächen beobachte ich immer wieder, dass dieser dominiert, von »wir« spricht, aber allein redet und entscheidet.

Es gibt keinen Patienten, den es nicht gibt. Jeder Beruf, jede Altersgruppe, jede Körperform, jede Bewusstseinslage ist vorhanden. Das heißt: Es gibt keine spezielle Psyche, keinen bestimmten Stress, der Krebs produziert. Es gibt keine Krebspersönlichkeit. Es gibt Faktoren, insbesondere genetische Faktoren, aber auch ein hoher Östrogenanteil, frühe Menstruation, Fettleibigkeit bedeuten ein höheres Risiko. Doch es haben auch immer wieder Menschen Krebs, auf die das alles nicht zutrifft.

Viele Frauen und Männer kommen jahrzehntelang zu mir. Manche von ihnen erkranken erneut. Viele von ihnen begleite ich bis zum Tode. Das ist nicht leicht. Es gibt Phasen, wo es diesen Menschen wirklich sehr schlecht geht, und ich kann dann nichts Positives vermitteln, keinen Mut machen. In solchen Fällen wird meine Haut sehr dünn. Ich bekomme häufiger Nachricht, dass ein Patient verstorben ist. Zu Beerdigungen gehe ich aber nicht, weil ich meine Kraft den Lebenden geben möchte.

Manche Patienten und Patientinnen wachsen mir ans Herz. Das hängt davon ab, ob die Chemie stimmt, es hängt aber auch vom Schicksal und vom Umfeld der Patienten ab. Mit manchen kann ich spontan lachen, mit anderen ergibt sich ein Gespräch, das über die Krankheit und die Therapie hinausgeht. So war es auch bei dieser Patientin. Sie gab etwas aus ihrem Leben preis.

Die Patientin

Die letzte Bestrahlung ist der Beginn eines neuen Lebens. Mein Mann und ich trennen uns – in aller Freundschaft. Der Blick auf das Leben ist zu unterschiedlich geworden. Ich lebe allein.

7. Die Nächste bitte!

Ende der Therapie/Nachsorge

Die Patientin

Ich bin fertig ...

Fast.

Der letzte Termin.

Das letzte Gespräch.

Mit Dr. Warm.

Ich sitze im Wartezimmer. Mein Gegenüber ist wieder – wie bei der ersten Untersuchung – eine blonde Frau. Sie hat sehr kurze Haare. Sie hatte Krebs – wie ich. Kein Zweifel! Ich bin klüger geworden über die Monate. Meine Haare sind genauso kurz wie ihre. Meine sind lockig, schöner als früher.

Mir kommt die Kollegin in den Sinn, die ich vor ein paar Tagen seit langer Zeit wieder einmal getroffen habe und die mich mit den Worten begrüßte: »Neue Frisur? Steht dir super! Bei welchem Friseur hast du dir die Locken machen lassen?« – »Der Friseur heißt Uniklinik und die Locken sind ein Ergebnis der Chemotherapie«, habe ich lachend geantwortet. »Es war ein sehr teurer Friseur und es hat Monate gedauert ...«

Ich muss lange warten. Zeit zum Nachdenken über achteinhalb Monate Krebstherapie. Über Achterbahnfahren und die Hölle, über dekolletierte Abendkleider, über Odysseus und Flüge nach Nirgendwo. Ich habe mir diesen Tag so herbeigewünscht.

Der letzte Termin. Das letzte Gespräch.

Ich habe mich danach gesehnt, endlich aus diesem Hamsterrad von Therapien und Terminen entlassen zu werden. Ich habe mir vorgestellt, wie es wohl ist, dieses Gelände, dieses Wartezimmer, diesen Untersuchungsraum nie mehr betreten zu müssen.

Die Gebäude, die Ärzte, das Pflegepersonal – sie sind für mich untrennbar verknüpft mit Krebs, mit der Bedrohung, mit der Angst, bald sterben zu müssen. Ich möchte das alles so gerne hinter mir lassen – für immer vergessen. Es geht nicht. Der Krebs ist immer da, auch wenn er wegoperiert ist.

Das wird mir stets schmerzlich bewusst, wenn eine Nachbarin mir freudestrahlend erzählt, dass bei ihr ein Tumor gutartig war, wenn ein Freund seinen fünfzigsten Geburtstag plant oder gar den sechzigsten, wenn Bekannte Häuser kaufen, Zukunft und Karrieren planen – so, als wenn das Leben unendlich wäre. So habe ich das auch einmal empfunden. Es ist lange her …

Ich werde aufgerufen.

Der letzte Termin.

Das letzte Gespräch.

Mit Dr. Warm.

Ich bin aufgeregt.

Ich will meinen Zorn loswerden, meinen stummen Schreien, die sich über Monate angestaut haben, endlich Laut geben. Ich will abrechnen und gleichzeitig Frieden schließen. Krebs ist widersprüchlich, die Behandlung ist widersprüchlich, die Beziehung zu meinem Arzt ist es auch.

»Wie geht es Ihnen?«

»Ich lebe … mehr nicht!«

Er stutzt, er begreift.

»Ich freue mich sehr, dass Sie leben!«

Schlagfertig war er schon immer.

»Welche Fragen haben Sie?«

»Ich habe keine Fragen. Wenigstens dieses eine Mal wünsche ich mir, von Ihnen umfassend informiert zu werden, über alles, was ich wissen muss. Ohne fragen zu müssen – gleichberechtigt, partnerschaftlich.«

Er sagt nichts und ich lasse meiner monatelang aufgestauten Wut freien Lauf: »Haben Sie mich darüber informiert, welches Ziel Sie mit der zweiten Chemo verfolgten? Nein! Sie haben mich einfach hineingejagt, mir nicht gesagt, was auf mich zukommen kann. Stichwort Wechseljahre, sekundäre Amenorrhoe. Sie haben mich nicht vorbereitet, auf Wirkungen und Nebenwirkungen der Chemotherapie, von Tamoxifen, der Anti-Hormontherapie. Alles habe ich alleine herausfinden müssen. Ist das meine Aufgabe als Patientin?

Oh nein, ich bin noch nicht fertig!

Vielleicht sollten Sie das Schild ›Frauenklinik‹ austauschen lassen gegen ›Frauenreparaturwerkstatt – Brüste, Eierstöcke, Gebärmütter – rund um die Uhr. Runderneuerung und Ersatz‹. Ich habe mich oft wie in einem Industriebetrieb gefühlt, zugegeben, eher ein volkseigener Betrieb – bei der Bürokratie, bei den hierarchischen Strukturen! Ich war das Material, Sie der Meister. Die Reparatur war erstklassig und dafür bin ich Ihnen unendlich dankbar. Aber im gleichen Maße bin ich auch wütend, weil Sie mich im Unklaren gelassen haben. Immer und immer wieder.«

»Habe ich trotzdem noch einen Versuch?« Dr. Warm nimmt mir den Wind aus den Segeln, reagiert gelassen und beginnt mir die Zusammenhänge zwischen Überlebensprognose und Wechseljahren zu erklären, er schildert mir die Nebenwirkungen von Tamoxifen und erklärt mir noch einmal ausführlich, warum die neueren, besseren Mittel wie die Aromatasehemmer für mich nicht infrage kommen. Die Wirksamkeit dieser jüngsten Medikamentengeneration – eine Schlusslektion für mich – hat man bisher nur an älteren Patientinnen erforscht. Sie stellen die größte Gruppe der Brustkrebspatientinnen. Krebs ist eben auch ein Geschäft, und jüngere Frauen haben seltener Krebs.

Dr. Warm informiert mich jetzt ausführlich über alle Nachsorgeuntersuchungen: »In den ersten zwei Jahren sollten Sie zwei-, dreimal im Jahr Ihre Brust per Ultraschall untersuchen lassen. Ich empfehle zweimal im Jahr eine Mammographie der betroffenen Seite, einmal im Jahr sollte die andere Seite mammographiert werden, mindestens einmal im Jahr ist eine Kernspinaufnahme fällig ...«

Ich unterbreche ihn: »... und wann lebe ich?«

»Keine Sorge, dazwischen bleibt noch genügend Zeit« Dr. Warm grinst. »Jetzt schreiben Sie sich auf, was ich sage. Damit Sie diese Informationen von mir schwarz auf weiß haben!«

Ich lasse mir diktieren: »Alle drei Monate eine gynäkologische Untersuchung, regelmäßig das Blutbild kontrollieren lassen ...«

Ich stöhne. »Wieder so viele verschiedene Ärzte!« Ich habe all die Ärzte, Schwestern, medizinisch-technischen Assistenten und Sekretärinnen vor Augen, mit denen ich in den letzten Monaten zu tun hatte. Es waren über fünfzig. Beinahe jede medizinische Fachdisziplin war vertreten. Ich mag nicht mehr. Schon wieder werde ich weitergereicht.

»Wenn Sie wollen, können Sie meine Patientin bleiben.«

Was für ein Angebot! Ich nehme an. Erleichterung. Die Chemie stimmt – trotz allem. Es ist Vertrauen gewachsen – trotz allem. Ich stehe auf und verabschiede mich: »Ich habe nicht immer – aber doch meistens – unterscheiden können zwischen Ihrem Einsatz für mich als Patientin und den schlechten Botschaften, die Sie zu überbringen hatten. Danke! Für alles!«

Um »alles« zu erklären, bräuchte ich Zeit: Dr. Warm hat keine Rücksicht genommen, er hat Anpassung und Unterwerfung eingefordert, ohne mit der Wimper zu zucken, knallhart.

So manches Mal habe ich ihn für die schlechten Nachrichten verantwortlich gemacht. Je weniger ich mich beteiligt fühlte, desto mehr. Dennoch hat er hat mich durch alle Therapien geschleust: Ich bin fertig! Dank seiner Hilfe.

Krebs ist widersprüchlich und meine Gefühle sind es auch.

Ich hätte gerne von Beginn an gewusst, dass sein Job »nur« die Diagnose, die Entscheidung über die Therapie und die Operation ist, dass er alles andere an andere delegiert.

Ich hätte einen Ansprechpartner gebraucht, der mir den Weg durch dieses undurchschaubare Geflecht von Frauenärzten, Hausärzten, Radiologen, Onkologen, Gynäkologen, Anästhesisten, Krankenschwestern, Radiologieassistenten und Physiotherapeuten gewiesen hätte, die mir alle geholfen haben und dennoch in der Summe erst das Gefühl erzeugten, allein und verloren zu sein.

Ich hätte mir einen Arzt gewünscht, der nicht nur erkrankte Körperteile wahrnimmt, sondern den ganzen Menschen, die ganze Frau, die ganze Patientin und nicht den Fall, das Karzinom, den »Case«, wie es im Medizinerdeutsch oft heißt.

Trotzdem bin ich dankbar.

Ich bin nach bestem Wissen, nach neuesten medizinischen Qualitätsstandards behandelt worden. Und das ist – leider – in Deutschland nicht selbstverständlich.

Ich habe eine Weile gebraucht, bis ich das begriffen habe. Niemand hat es mir gesagt. Ich hätte mich sicherer gefühlt, wenn ich von Beginn an gewusst hätte, dass dieser Arzt, diese Klinik viel Erfahrung mit Brustkrebs haben und welche Bedeutung das für den Erfolg der Behandlung und mein Überleben hat!

Ich habe eine Weile gebraucht, bis ich begriffen habe, dass es bei Krebs keinen Anspruch auf Heilung gibt.

Ich habe eine Weile gebraucht, bis ich begriffen habe, was Medizin und die Mediziner leisten können und was nicht. Schulmedizin ist der gegenwärtige Zustand des Irrtums. Es gibt keine Sicherheit, keine Gewissheit, keine Unfehlbarkeit. Medizin ist unzulänglich, das Wissen begrenzt, Erfahrung alles – gerade in der schulmedizinischen Krebstherapie. Das ist schwer zu akzeptieren, sehr schwer. Aber Bachblüten, Handauflegen, Krebsdiäten wären dennoch für mich keine Alternative gewesen.

Ich bin dankbar.

Auch wenn es viel, sehr viel zu verbessern gäbe: Patienten haben ein Recht auf umfassende und verständliche Informationen. Der Körper des Patienten ist nicht Eigentum des Arztes. Patienten sind nicht nur dazu da, Beifall zu klatschen.

Ich würde mir wünschen, dass die Betroffenen zu Wort kommen, dass sie gefragt werden, wie es ihnen ergangen ist bei ihrer Odyssee durch Praxen und Kliniken.

Ich würde mir wünschen, dass man seine Behandlung nicht selbst organisieren muss, nicht zerrieben wird zwischen Kasse und Krankenhaus, zwischen privat und gesetzlich versichert. Ärzte, Politiker, Kassen – sie reden viel von Eigenverantwortung. Doch meiner Selbstbestimmung waren enge Grenzen gesetzt.

Über all das verlieren wir kein Wort. Stattdessen sage ich: »Ich hoffe, es war nicht zu anstrengend mit mir.«

»Ganz im Gegenteil. Es hat mir Spaß gemacht.«

Es ist sechzehn Uhr. Das Wartezimmer ist voll. Voll mit Patientinnen, die voller Sorge einen Knoten fühlen oder mitten in der Therapie stehen oder vor einer Operation, oder die erneut erkrankt sind.

Es ist nicht die Zeit da, über »alles« zu reden.

Wir reichen uns die Hand.

Er ruft die Nächste auf.

Dr. Mathias Warm

Puh, geschafft!! Ehrlich, ich war froh, als die Behandlung vorbei war. Was aber nicht heißt, dass ich die Patientin loswerden wollte – ganz und gar nicht. Zwischen uns, also zwischen Arzt und Patientin, gab es immer einen Draht. Ich war einfach froh, dass wir mit allen Therapien fertig waren und dass ich sie nun endlich wieder zurück ins Leben schicken konnte, so weit das mit dieser Diagnose möglich ist. Sterben und Tod war zwischen uns nie ein Thema. Warum auch? Ich bin Optimist. Ihre Heilungschancen sind wirklich gut. Über Sterben und Tod spreche ich nur dann, wenn die Krankheit weiter fortschreitet. Wenn Metastasen auftreten, kann ich das Leben nur verlängern, die Symptome lindern, aber ich kann die Krankheit nicht heilen. Es gibt Frauen, die schon bei der ersten Diagnose ihren letzten Urlaub planen oder sich fragen, ob sie noch schnell eine Gehaltserhöhung durchsetzen sollten, nach dem Motto: »Nächstes Jahr lebe ich nicht mehr.« Solche Gespräche blocke ich sofort ab, es sei denn, die Daten sind wirklich sehr, sehr schlecht. Siebzig Prozent der Frauen, die Brustkrebs haben, überleben heute. Diese Zahlen sind nicht schlechter als zum Beispiel in den Vereinigten Staaten. Neue Medikamente werden das Überleben in Zukunft weiter verlängern. Es gibt also generell erst einmal keinen Anlass, schwarz zu sehen.

Ich hoffe, dass diese Patientin durch die Therapien geheilt wurde. Ich habe mich wirklich gefreut, dass die Operation gelungen ist und die Lymphknoten frei waren; ich habe sie durch die zweite Chemo geführt, das war nicht einfach, aber ich habe es geschafft. Die Strahlentherapie hatte sie ebenfalls hinter sich. Habe ich meiner Freude nicht genügend Ausdruck verliehen?

Wahrscheinlich nicht.

In unserem letzten Gespräch war eigentlich nur noch das Kapitel Anti-Hormontherapie offen. Ich habe auf Fragen gewartet. Die kamen aber nicht! Das hat mich zuerst völlig verwirrt! Stattdessen hat sie Dampf abgelassen und manches war auch – das muss ich zugeben – nicht gut gelaufen. Ich fühlte mich gefordert und erzählte mehr als üblich zur Hormontherapie, zur Nachsorge, zu Qualitätsstandards.

Ich habe ihr verordnet, fünf Jahre Tamoxifen zu schlucken; das schmeckte ihr gar nicht. Aber ich blieb hart – das kannte sie ja schon. Dieses Anti-Hormonpräparat dockt bei einem hormonempfindlichen Krebs an den Rezeptoren der Tumorzelle an und blockiert die Aufnahme von Hormonen, die die Zellen zum Wachstum brauchen. Dieser Wirkstoff ist auch heute noch das Mittel der Wahl, auch wenn es sicherlich in Zukunft von einer neuen Medikamentengeneration – den Aromatasehemmern – abgelöst werden wird. Doch diese Präparate sind nicht nur sehr viel teurer, sondern auch die Leitlinien, nach denen wir unsere Behandlung richten, schreiben vor, sie nur bei Frauen einzusetzen, die entweder metastasiert sind oder Tamoxifen nicht vertragen. Und dass die Hormonumstellung bei dieser Patientin wirklich eingetreten war – daran hatte ich immer noch meine Zweifel. Es passte nicht zu ihr.

Zukünftig kann es sich als sinnvoll erweisen, Tamoxifen nach zwei, drei Jahren gegen Aromatasehemmer auszutauschen. Es gibt Hinweise, dass das Überleben dadurch verlängert wird. Doch damals hatten diese neuen Präparate noch keinen Stellenwert in der Therapie. Deshalb bekam die Patientin Tamoxifen. Ich bin mir allerdings sicher, dass die Aromatasehemmer in naher Zukunft an Bedeutung gewinnen werden.

Nach einer derart langen Therapie haben die behandelten Frauen alle nur einen Wunsch: Sie wollen ihre Nachsorge im Krankenhaus machen. Das ist verständlich. Aber wir sind dazu nicht in der Lage. Weder organisatorisch noch personell. Heute gebe ich die Patientinnen ab, wenn ich mit ihnen über das pathologische Gutachten gesprochen habe. Ich sehe sie danach nicht wieder. Weitere Gespräche müssen – wenn überhaupt – in der Chemoabteilung stattfinden.

Abschlussgespräche – wie damals mit der Patientin – mache ich also nicht mehr, obwohl ich den Bedarf dafür sehe. Bei rund sechzig Patientenbegegnungen pro Tag ist das zeitlich nicht mehr drin. Die Politik schreibt uns nur den stationären Auftrag zu. Fertig. Den ganzen Rest – so steht es im Disease-Management-Programm (DMP) – soll der niedergelassene Facharzt für Gynäkologie leisten. Tausende von Frauenärzten haben sich in Deutschland für diese Programme eingeschrieben. Sie nennen sich jetzt alle »Lotsen«, Lotsen, die führen und antworten, sprechen und helfen sollen – egal, ob es sich um die Haare oder die Übelkeit, die Hormontherapie oder die Rehabilitation handelt. Nur klappt das selten, und die betroffenen Frauen haben in aller Regel auch andere Bedürfnisse. Sie haben in der Klinik zu dem behandelnden Arzt Vertrauen gefasst – nicht verwunderlich bei der langen Zeit der Behandlung. Sie wünschen sich auch, dass die Nachsorge in den Brustzentren der Krankenhäuser vorgenommen wird, und das wäre auch sinnvoll. Aber typisch für Deutschland – jedes Bundesland regelt das anders. In Hessen beispielsweise ist geplant, die Nachsorge in den Brustzentren zu machen. Die Kollegen dort machen die Vorsorge, die Diagnose, die Chemo, die Operation und auch die Nachsorge. Alles liegt in einer Hand. Das macht auch Sinn. Ein Team ist für eine Patientin zuständig und einer aus diesem macht das Schlussgespräch. Dort werden die Patientinnen nicht mit fünfzig verschiedenen Personen konfrontiert, aber wie gesagt, das ist in Hessen so. Ich würde mir das überall in der Bundesrepublik wünschen. Denn dann könnten wir beispielweise die Frauen zum Herzecho, zum Ultraschall oder zur Knochenszintigraphie schicken und bekämen das auch bezahlt. Das machen wir heute alles schwarz, weil wir ja nur einen stationären Auftrag haben! Man muss sich das einmal vorstellen: Wir kriegen für alle diese Voruntersuchungen, die beim Brustkrebs absolut notwendig sind, keinen Pfennig; die Klinik macht ein Minus. Es sei denn, es handelt sich um Privatpatienten. Das ist etwas anderes. Ein anderes Beispiel: Wenn ich eine Biopsie mache, ambulant, dann bekommt die Klinik dafür alles in allem zweihundertfünfzig Euro – für das Ultraschallgerät, für die Nadel, für die Pathologie, für die Schwester, für das Behandlungszimmer, für die Sekretärin, für meine Arbeit. Das deckt gerade einmal die Kosten, vielleicht bleiben zwanzig Euro für die Klinik übrig. Vielleicht!

Es wird diskutiert, dass wir bei einem so genannten ***integrierten Versorgungsmodell*** rund fünfhundert Euro für eine solche Leistung erhalten sollen. Das wäre sehr gut! Nur wann wird dieses Modell umgesetzt?

Man muss sich – so unethisch das auch klingen mag – immer klarmachen: Medizin ist ein Geschäft. Wenn wir für die ambulante Versorgung ein angemessenes Honorar bekämen, dann könnten wir der Verwaltung gegenüber sagen: Wir brauchen eine Schwester, wir brauchen jemanden, der sich um die Patientinnen kümmert, wir brauchen ordentliche Räume in der Chemoambulanz. Heute aber finanziert sich die Klinik nur über die Operationen. Und jetzt wird es zynisch. Wenn ein Arzt sagt: »Eine ambulante Biopsie ist nicht möglich«, dann liegt die Frau trotz eines gutartigen Befundes eins, zwei, drei auf dem Operationstisch. Das kostet die Krankenkasse dann zweitausendfünfhundert Euro und nicht zweihundertfünfzig. Und siehe da: Plötzlich rechnet sich die »Sache« für das Krankenhaus. Leidtragende ist aber die »Sache« – also die Frau.

Wir haben auf jede gutartige Operation eine bösartige. Aber es gibt Krankenhäuser, die haben drei oder vier gutartige auf eine bösartige. Die Zahl der gutartigen Operationen – die kann der Operateur jedoch beeinflussen. Das ist hohe Gesundheitspolitik, aber sie wirkt sich eben aus – tagtäglich. Die kritischen Bemerkungen dieser Patientin waren absolut gerechtfertigt. Da gab es keinerlei Dissens. Trotzdem hat sich die Situation, seit sie behandelt worden ist, eher verschlechtert als verbessert. Der Aufbau von Brustzentren ist zwar eine große Chance, die Qualität der Behandlung zu verbessern. Aber bis die Brustzentren wirklich Realität sind, sind weder die räumlichen, die organisatorischen noch die personellen Gegebenheiten so, wie es erforderlich wäre. Und selbst wenn irgendwann diese Zentren eingerichtet sind, bleibt für mich die Frage, wie man mit der Masse an Patientinnen fertig werden soll, die sich dann auf diese Zentren konzentrieren. Diese politischen Aspekte waren zwischen uns Thema, obwohl es ja eigentlich um die Nachsorge ging.

Ich habe ihr detailliert erklärt, welche Untersuchungen sie machen und vor allem nicht machen sollte. Völlig überflüssig sind beispielsweise Knochenszintigraphie und Ultraschall der Organe, um frühzeitig Metastasen zu erkennen. Frauen leben nicht länger, wenn man die Metastasen früher erkennt. Außerdem verkürzt sich dadurch die Zeit, in der sie sich selbst als tumorfrei empfinden. Eine frühzeitige Erkennung der Metastasen verbessert weder die Heilungschancen noch die Lebensqualität. Also sind solche Untersuchungen erst dann angesagt, wenn Symptome auftreten. Von diesen apparativen Untersuchungen habe ich der Patientin deshalb deutlich abgeraten.

Ans Herz gelegt habe ich ihr aber, einmal im Jahr ein MRT machen zu lassen. Normalerweise ist das nicht vorgesehen. Standard ist alle drei Monate eine klinische und gynäkologische Untersuchung, alle sechs Monate eine Mammographie. Doch viele Frauen entsprechen eben nicht dem Standard. Manchmal ist eine große Brust schwer zu beurteilen. Das bedeutet, die Nachsorge muss anders ablaufen als bei einer kleinen Brust. Diese Patientin hat eine kleine Brust, die vom Gewebe her sehr dicht ist. Eine Mammographie hat in einem solchen Fall wenig Aussagekraft.

Nötig ist also eine individualisierte Nachsorge, genauso wie man Brustkrebs individuell therapieren muss. Nur genau das lässt unser Gesundheitssystem nicht zu, es sei denn, die Frauen verhandeln mit ihrer Kasse.

Das individualisierte Vorgehen fehlt nicht nur bei der Nach-, sondern auch bei der Vorsorge.

Alle Frauen werden über einen Kamm geschoren, auch wenn es viel sinnvoller wäre, der jungen Frau eine Vorsoge mit Ultraschall oder Kernspin zu bezahlen. Vor kurzem erst hatte ich eine jüngere Frau, die hatte eine Hightech-Mammographie machen lassen und alles schien super. Trotzdem hatte sie ein Karzinom, das man nur im Ultraschall erkennen konnte.

Anstatt die Vorsorge individuell abzustimmen, wird sie für jüngere Frauen überhaupt nicht mehr bezahlt – außer sie sind Privatpatientinnen.

Ganz abgesehen davon ist die Qualität der Vorsorge ein eigenes Thema: Ohne Kollegen zu nahe treten zu wollen, aber es wird in manchen Praxen mit Schallköpfen geschallt, da falle ich immer hinten herunter, wenn ich die sehe. Außerdem müsste man dafür sorgen, dass diejenigen, die den Ultraschall machen, das auch wirklich können. Bis jetzt findet keinerlei fachliche Überprüfung statt. Dabei hängt die Qualität des Ultraschalls entscheidend von der Qualität der Geräte und von dem Können des Arztes ab.

Die Frauen müssen also das Glück haben, an den richtigen Arzt zu geraten, der etwas von seinem Fach versteht. Das gilt nicht nur für die Nachsorge, sondern auch für die Diagnose, Therapie und Operation. Von Qualitätsstandards ist viel die Rede. Die Realität sieht immer noch anders aus.

Ich habe vor einiger Zeit in einer kleineren Stadt einen Vortrag über Hormonersatztherapie und Brustkrebs gehalten. Anschließend kamen Frauen zu mir und erzählten ihre Geschichten. Was ich da gehört habe, ließ mir die Haare zu Berge stehen. Die eine Frau nahm bereits seit sieben Jahren Tamoxifen, weil ihr Frauenarzt gesagt hatte, sie müsse das lebenslang nehmen. Eine andere hat nach zwei Jahren die Tabletten abgesetzt. Kommentar des behandelnden Kollegen: »Man kann die Leute auch zu Tode therapieren!« Hoffentlich hat er nicht einen Beitrag dazu geleistet! Eine dritte Frau nahm dreißig Milligramm pro Tag – eine völlig falsche Dosierung. Und so ging es in einem fort. Dabei gibt es überhaupt keine Diskussion mehr, wie diese Tabletten zu nehmen sind: fünf Jahre, zwanzig Milligramm! Nicht kürzer und nicht länger, nicht niedriger, nicht höher dosiert.

Noch ein anderes Beispiel: Ein Patientin hatte ein ausgedehntes In-situ-Karzinom, das sich fast über die ganze Brust erstreckte. Ich sagte ihr, es gebe nur die Möglichkeit, die Brust abzunehmen, eine Rekonstruktion sei später möglich. Ich schickte sie – es war kurz vor Weihnachten – mit den Worten nach Hause: »Überlegen Sie sich das gut. Es ist keine Zeit im Verzug.« Kurz darauf erfuhr ich, dass sie sich zwei Tage vor Weihnachten hat operieren lassen. Brust weg, Prothese rein. Das ließ mir keine Ruhe. Ich besorgte mir die Histologie und rief die Frauenärztin an. Die Patientin hatte weder eine Strahlentherapie noch Tamoxifen verschrieben bekommen. Beides wäre unbedingt nötig gewesen. Der Frauenärztin sagte ich, die Prothese muss raus, sie muss eine Strahlentherapie erhalten. Ich habe den Chefarzt angeschrieben, der sie operiert hat, und ihm mitgeteilt, dass ich diesen Fall in der regelmäßig stattfindenden Tumorkonferenz vorstellen werde. Das habe ich dann auch getan. Die Kollegenschaft war einer Meinung mit mir, nur von dem betroffenen Krankenhaus war niemand anwesend. Und die betroffene Frau? Sie weiß nichts davon. Ich habe zwar Recht, doch nutzt das was?

Jetzt kann man sich fragen, warum mache ich das? Geht es um Macht? Oder um Ehrgeiz? Um Abwendung persönlicher Niederlagen? Wahrscheinlich um alles ein bisschen. Ich will aber auch zeigen, dass Holterdiepolter-Operationen nicht gut sind. Ich bin mir bewusst, dass ich als Arzt, als Onkologe, relativ viel Einfluss und auch Macht habe. Eine gleichberechtigte Partnerschaft zwischen Arzt und Patient ist fast immer eine Fiktion. Schon deshalb, weil ich einen Wissensvorsprung habe. Ich gebe zu, den setze ich auch ein, zum Beispiel, als ich die Patientin mit dem Satz unter Druck gesetzt habe: »Wollen Sie eine optimale Therapie?«

Aber ich versuche, diese Machtposition nicht auszunutzen. Ich wünsche mir Patientinnen, die aufgeklärt sind und Verantwortung für sich übernehmen. Manche Patienten weisen mir aber auch mehr Macht zu, als ich haben möchte. »Ja, Herr Doktor, Sie machen das schon.« Oder, was ich auch oft höre: »Herr Doktor, versprechen Sie mir, dass die Brust dran bleibt. Dann tue ich alles, was Sie wollen.« In solchen Fällen sage ich: »Ich bemühe mich, das verspreche ich Ihnen.«

Diese Patientin aber, mit der ich an diesem Tag vorläufig zum letzten Mal zusammensaß, hatte in den vergangenen Monaten darum gerungen, mit mir auf einer Ebene zu verhandeln. Sie hat sich in das Thema eingearbeitet und alles infrage gestellt. Ich habe mich dieser Diskussion gestellt und wohl auch stellen müssen. Allerdings: Sie war immer einsichtig, hat letzten Endes auf mich gehört und gehorcht. Und das war auch gut so!

Epilog

Und das Zittern bleibt

Kernspin acht Monate danach

Die Patientin

Der Krimsekt steht kalt. Eva ist einen Tag zuvor aus Russland zurückgekommen. Heute Abend wollen wir feiern. Krebs ade! Ich bin mir sicher, dass die Ärzte bei der heutigen ersten Kernspin-Nachuntersuchung nichts finden werden. Ich bin topfit.

Ich liege bäuchlings auf der Liege. Hinein in die Röhre, Rhythmisches Klopfen, Kontrastmittel ... Die Radiologin ruft mich anschließend in ihr Sprechzimmer. Wir kennen uns noch nicht. Auch Dr. Heckmann ist da. Hat das etwas zu bedeuten? Sie beginnt mit einem gedehnten: »Ja ...« Mein Körper ist schon im Alarmzustand, bevor mein Verstand begreift: »Es gibt einen kleinen unklaren Befund. Ungefähr drei Millimeter groß. Vielleicht ist es eine Zyste, vielleicht ist es bösartig. Eine eindeutige Diagnose ist nicht möglich. Am besten, Sie vergessen diesen Befund und kommen in drei Monaten wieder. Dann wird man sehen. Nur wenn er wächst, ist es Krebs.«

Vergessen? Wie soll das gehen?

Die Sektflasche bleibt zu. Ich schicke Dr. Warm eine E-Mail: »Kernspin – unklarer Befund, drei Millimeter. Krebs? Stimmung im Keller«, und bekomme Antwort: »Ich glaube nicht, dass es bösartig ist. Kommen Sie vorbei!« Mein Hiobsbote macht mir Mut!

Das Leben ist gar nicht so. Es ist ganz anders.

Nachwort Sibylle Herbert

Der Anlass

Abends in einer Reha-Einrichtung: Ein Gespräch zwischen Krebspatienten: »Ich wusste nicht, wo ich mich behandeln lassen sollte.« – »Niemand hat mir gesagt, dass sie die Lymphknoten entfernen.« – »Man wird immer so schnell abgefertigt« – »Ob die Therapie, die mein Arzt vorschlägt, die richtige ist?«

Ich höre zu. Die Sorgen dieser Patienten sind die meinen. Nicht nur ihnen, auch mir stellten sich Hunderte von Fragen, als ich die verschiedenen Stationen des Medizinbetriebs zu durchlaufen hatte.

Über zehn Millionen Menschen sind chronisch krank, haben Rheuma, Diabetes oder Herz-Kreislauf-Erkrankungen.

Rund vierhunderttausend erkranken jährlich neu an Krebs. Sie alle sind bei der Diagnose erst einmal geschockt, hilflos, verunsichert. Sie stehen am Beginn eines langen Weges durch die Institution Krankenhaus und wissen nicht, was mit ihnen und wie ihnen geschieht.

Ich habe mir in dieser Situation Hilfe und Unterstützung gewünscht – und zwar genau von denen, die die Diagnose stellten und die medizinische Behandlung festlegten. Gerade von ihnen fühlte ich mich im Stich gelassen. Ich fragte mich: Warum ist das so? Wofür sind, wofür fühlen sich Schwestern, medizinisch-technische Assistenten, Ärzte zuständig? Machen sie sich Gedanken über die Abläufe, Anweisungen und Anordnungen? Beziehen sie die Gefühle und Gedanken der Patienten in ihr Handeln, ihre Behandlung mit ein?

Als meine akute Behandlung zu Ende war, entstand die Idee, diesen Fragen auf den Grund zu gehen. Die eine Seite des Systems hatte ich als Patientin – zur Genüge – kennen gelernt, die andere Seite aber war für mich ein Buch mit sieben Siegeln geblieben. Ich wollte durch die Brille der Menschen im weißen Kittel schauen und verstehen, warum die Abläufe so sind, wie ich sie erlebt habe, warum Ärzte sich so verhalten, wie ich es erfahren musste, warum ich nicht nur den Kampf gegen die Erkrankung, sondern parallel auch noch die eigene Behandlung zu managen hatte und mich im Dickicht der Vorschriften und Regelungen des Gesundheitssystems zurechtfinden musste. Ich wollte aus verschiedenen Perspektiven ein und dieselbe Behandlung von allen Beteiligten geschildert bekommen – mit all den Gegensätzen und Widersprüchen. Mein Ziel war es durch den Wechsel der Seiten zu erkennen, nach welchen Regeln das Spiel »Arzt-Patient« im deutschen Gesundheitssystem abläuft, und ich hoffte, dass die Ärzte ebenso neugierig wären wie ich, dasselbe in umgekehrter Richtung zu tun.

Die Umsetzung

Ich hatte Herzklopfen, als ich die Ärzte ansprach und ihnen von meinem Projekt erzählte. Schließlich ging es nicht »nur« um ein Buchprojekt, sondern auch um meine Person und meine Erkrankung.

Ich habe mich sehr darüber gefreut, dass alle (bis auf die Schwestern der Station) bereit waren, bei diesem Abenteuer mitzumachen. Geradezu überrascht hat mich, dass auch die Ärzte zusagten, die in diesem Buch nicht besonders gut weggekommen sind.

Viele meiner Schilderungen sind übertragbar – auf andere Personen, auf andere Krankheiten, auf andere Städte. Meine Geschichte dient nur als Beispiel. Es war nicht meine Absicht, eine persönliche Abrechnung zu schreiben, Menschen oder Krankenhäuser anzuprangern oder ihnen wirtschaftlichen Schaden zuzufügen. Aus diesen Gründen war bei manchen Personen eine Anonymisierung unumgänglich. Andere wollten nicht ins Rampenlicht gerückt werden und baten von sich aus um einen anderen Namen.

Die Kapitel sind immer auf die gleiche Art und Weise entstanden. Zuerst habe ich anhand meiner damaligen sehr umfangreichen Aufzeichnungen, anhand von vielen E-Mails und Interviews mit Freundinnen und Familienangehörigen die Geschichte der »Patientin« geschrieben. Erst wenn »ihre« Sicht zu Papier gebracht worden war, habe ich mit dem jeweiligen Gegenüber ein langes Erinnerungsinterview geführt, ohne dass diese Person den Text der »Patientin« kannte. Ich wollte die gegenseitige Beeinflussung so gering wie möglich halten.

Dieses Gespräch habe ich wortgetreu abgeschrieben und daraus einen Text formuliert, der sich sehr eng an dem gesprochenen Wort orientierte.

Ich schrieb also über mich als »die Patientin« und war gleichzeitig der Ghostwriter der Ärzte und des medizinischen Pflegepersonals. Es war mir wichtig, den Inhalt – so weit es eben möglich war – wörtlich wiederzugeben, auch wenn manche Aussagen meine Person betrafen. Allen Beteiligten wurden die fertigen Texte vorgelegt – die aus Patientinnensicht und ihre eigenen. Sie konnten und sollten auf diese Weise überprüfen, ob der geschriebene Text dem entsprach, was sie mitteilen wollten, auch fachlich richtig war. Änderungen waren selbstverständlich möglich. Alle Beteiligten der anderen Seite akzeptierten den Text anschließend als den ihren.

Personen, die häufiger im Buch vorkommen, bekamen die Texte erst zu lesen, als alle Interviews mit ihnen erfolgt waren.

Dieses Vorgehen habe ich konsequent durchgehalten. Ich habe meinen Text nicht ein einziges Mal nach den Gesprächen geändert. Widersprüche, verschiedene Erinnerungen an Diagnosen, Abläufe und Gespräche blieben erhalten.

Das Ergebnis

Erstaunt hat mich, dass viele Ärzte mit den Abläufen im Medizinbetrieb genauso unglücklich sind wie die Patienten und den Eindruck haben, wenig ausrichten können. In den schwerfälligen Apparaten – Krankenhäuser, Krankenkassen, Standesorganisationen – scheint der Mensch verloren gegangen zu sein. Die Allmacht der Ärzte ist begrenzt – oder begrenzter, als es in Arztfilmen immer wieder dargestellt wird und als der Patient es so gerne glauben möchte.

Die Ärzte thematisierten häufig die Defizite des Studiums, den geringen Austausch untereinander, den zeitlichen Druck, die Angst, etwas zu übersehen, die Undurchschaubarkeit des Medizinbetriebs, die vielen Regelungen und Vorschriften des Gesundheitssystems, die individuelles ärztliches Handeln fast unmöglich machen.

Ärzte sind aber nicht nur Opfer, sondern auch Täter: Sie genießen einerseits die Aura der Allmacht und beklagen sich gleichzeitig darüber. Sie kritisieren die hierarchischen Verhältnisse und halten – einmal aufgestiegen – vehement daran fest. Sie wünschen sich mündige Patienten und unterlassen es, sie umfassend zu informieren, »um die Patienten nicht zu verunsichern«. Sie fordern den Kranken auf, Verantwortung zu übernehmen und unterbinden gleichzeitig durch ihre »Führungsrolle« ein gleichberechtigtes Verhältnis. Häufig erleben sie den Patienten als störenden Faktor ihres stressigen Alltags und behandeln ihn auch so. Sie schlüpfen nicht in dessen Rolle, spielen nicht Patient. Deshalb bleiben die Abläufe, die sie selbst verordnen, in ihrer Wirkung für sie unbekannt.

Und weil Krankheit ein Geschäft ist, haben manche mehr die Kasse im Blick als die Kranken, mehr die Euros, als den einzelnen Patienten.

Ich habe nicht nur viel über den ärztlichen Alltag, über hierarchische Strukturen, über das Gesundheitssystem, über die Politiker, die Standesvertreter und deren Einfluss gelernt, sondern auch über mich als Patient. Dieses Hineinversetzen in die andere Rolle war weniger schizophren als man vermuten mag. Die Auseinandersetzung mit dem Medizinbetrieb, die Gespräche mit den Ärzten ermöglichten mir, die »Sache« auch noch aus einer anderen Perspektive zu sehen. Das war von Beginn an gewollt und heilsam. Obwohl ich über mich und meine Krankheit schrieb, bekam ich mit jeder Buchseite mehr Distanz zu der »Patientin«. So paradox es klingen mag, selten habe ich die Krankheit so vergessen können, wie während der Recherche und des Schreibens. Mit jedem

Gespräch, das ich mit den »Weißkitteln« geführt habe, trat deren Funktion in den Hintergrund, die Person kam zum Vorschein und der (ehemalige) Zorn auf die Person in ihrer jeweiligen Funktion schwand.

Ein Beispiel: die Verhältnisse in der Chemotherapie. Ich fand und finde die Zustände dort immer noch äußerst problematisch und nehme auch jetzt im Nachwort kein Wort von dem zurück, was ich geschrieben habe! Während der Erkrankung habe ich aber zum Beispiel Frau Dr. Kleine – bar jeder Kenntnis der genauen Umstände – dafür eine große Portion an Verantwortung zugeschrieben. Als ich mit ihr nun im Nachhinein gesprochen habe, wurde mir bewusst, wie wenig sie dafür konnte. Das entschuldigt nicht das Erlebte, rückt aber die Verantwortlichkeiten in meinem Kopf gerade.

Immer mehr Patienten möchten mitreden, mitdenken, mitentscheiden, sie möchten aus der Opferrolle heraus, sie möchten beteiligt sein an Qualitätssicherung und Therapieentscheidungen. Das geht aber nur, wenn Ärzte und Patienten nicht über-, sondern miteinander reden – über das rein Medizinische hinaus. Zwanzig Ärzte und medizinische Mitarbeiter und eine Patientin haben diesen Versuch gewagt und den Dialog aufgenommen.

Mir hat der andere Blick in vielerlei Hinsicht Durchblick verschafft. Vor allem habe ich jetzt den Eindruck, es mit Menschen zu tun zu haben.

Aber ehrlich – muss man dafür ein Buch schreiben?

Sibylle Herbert

Nachwort Dr. Mathias Warm

Sie hatte einen Eisbecher bestellt, und ich trank einen Espresso, als sie mir das erste Mal ihre Idee beichtete. Ich war einen kurzen Moment ziemlich perplex. Natürlich gibt es immer mal wieder Frauen, die über die Zeit und die Behandlung etwas schreiben, aber dass eine Patientin ein solches Projekt vorschlägt und dann auch noch mit einer solchen Konzeption, das fand ich im ersten Augenblick ziemlich erschreckend. Was macht sie jetzt mit uns? Was kommt dabei heraus?, dachte ich. Manches war ja während der langen Zeit der Behandlung nicht so gelaufen, wie ich es mir gewünscht hatte – und jetzt sollten diese Abläufe auch noch alle veröffentlicht werden?

Ich habe kurz überlegt und fand die Idee dann zunehmend reizvoller: Mir wurde bewusst, dass die Abläufe in unserer Klinik beispielhaft sind für das Unternehmen Krankenhaus, für das gesamte Gesundheitswesen. Es gibt viele politische Stichworte – Eigenverantwortung, Selbstbeteiligung, mündiger Patient, Qualitätsstandards –, die jeden Tag in den Schlagzeilen stehen, aber der Alltag der Versorgung, mit seinen finanziellen und zeitlichen Begrenzungen, wird selten geschildert. Wann und wo kommen Ärzte in Büchern einmal zu Wort?

Diese Aspekte einmal von allen Seiten aufzuarbeiten – das konnte ich mir spannend, reizvoll und aufschlussreich vorstellen.

Ich war aber auch neugierig: Wann habe ich als Arzt schon einmal Gelegenheit zu erfahren, was die andere Seite empfindet, wie ich wirke, wie die Entscheidungen ankommen, die ich treffe? Wann habe ich die Chance, mich intensiver mit einer Geschichte, mit einer Patientin auseinander zu setzen?

Mein Gefühl sagte mir, dass sie das ordentlich umsetzen würde. Ich kannte sie ja nicht erst seit gestern. Ehrlicherweise muss ich zugeben, dass auch ihr Job eine Rolle spielte, mich an diesem Projekt zu beteiligen. Die vorgeschlagene Vorgehensweise war die einzig mögliche, denn die beteiligten Ärzte hätten sicherlich nicht mitgemacht, wenn sie selbst hätten schreiben sollen. Ich hatte den Eindruck, sie wusste, was sie tat, und war mir sicher, dass sie das, was man sagt, auch seriös wiedergeben würde. Das war für mich die Grundlage für eine Zusammenarbeit. Ich glaube, dass alle diese Gründe auch bei meinen Kollegen eine Rolle gespielt haben, sich diesem Dialog zu stellen.

Erst als das Buch komplett geschrieben war, habe ich es gelesen, und viele Schilderungen der Patientin haben mich berührt, erschreckt, erstaunt: die Erlebnisse in der Chemoambulanz, die Schilderung der Knochenszintigraphie, die ständige Suche nach der Akte oder auch die Erlebnisse im Aufwachraum. Noch nie hat mir eine Patientin erzählt, wie sie die Gespräche dort empfindet.

Das Buch hat schon vor seinem Erscheinen Konsequenzen bezüglich meiner alltäglichen Arbeit: Mir sind durch diesen Dialog Abläufe bewusster geworden, die ich seitdem im Hinterkopf habe: Ich achte stärker als früher auf die Intimsphäre der Patientinnen, ich bemühe mich, die Gespräche, in denen ich die Diagnose »Krebs« mitteilen muss, in aller Ruhe zu führen. Ich thematisiere inzwischen das Thema Wechseljahre behutsam und trotzdem klar und deutlich.

Wir haben jetzt einen standardisierten Fragebogen entwickelt, der helfen soll, dass bestimmte Abläufe wie die stationäre Aufnahme reibungsloser vonstatten gehen, und die Frauen bekommen jetzt alle einen speziellen Aktenordner ausgehändigt – mit ihren kopierten Histologie- und OP-Berichten!

Die geschilderten Erfahrungen und Schlussfolgerungen von Ärzten und Patientin in diesem Buch könnten ein Faden, ja eine Behandlungsstrategie sein, an die man die Diagnostik und die Therapie anlehnen könnte – nicht nur für die Erkrankung Brustkrebs und sicherlich nicht nur in unserer Klinik.

Denn die Missstände, unter denen Patienten und Ärzte gleichermaßen leiden, haben mit unserem System zu tun und gelten für den gesamten Medizinbetrieb.

»Was kommt dabei heraus?«, habe ich mich damals in der Eisdiele gefragt.

Für mich ist es ein spannender, hilfreicher Dialog gewesen, den ich nicht missen möchte.

Mathias Warm

Danke!

Am Anfang war nur eine Idee.

Peter Josef Bock machte mir Mut, diese Idee zu realisieren, und begleitete den langen Weg bis zur endgültigen Fassung.

Hildegard Mogge unterstützte mich zu jeder Tages- und Nachtzeit und war bereit, auch jeden – noch so halbgaren – Text zu lesen.

Alle Ärzte, alle Schwestern und alle medizinisch-technischen Assistenten, die an diesem Buch mitgewirkt haben, brachten mir großes Vertrauen entgegen. Ohne dieses Vertrauen und die Bereitschaft, mir ihre Einschätzungen und Erinnerungen, Eindrücke und Erfahrungen mitzuteilen, wäre dieser Dialog zwischen Patientin und Ärzten nicht zustande gekommen. Die Uniklinik hatte ein offenes Ohr für das Projekt und stellte sich der Auseinandersetzung.

Ohne den medizinischen Rat und die freundschaftliche Begleitung von Dr. Andrea Knipp-Selke wäre diese Geschichte eine andere geworden.

Irgendwann hat dann das Schicksal die Sache in die Hand genommen: Barbara Wenner machte die Tür zur Welt der Verlage auf und brachte die Professionalität ein, über die ich nicht verfügte.

Dr. Dörthe Binkert hat die Idee, die diesem Buch zugrunde liegt, überzeugt. Sie hat mir Mut gemacht, wenn mich der Mut verließ. Unsere Gespräche und Diskussionen waren für mich immer bereichernd und eine Quelle für neue Ideen.

Die Betreuung von beiden vor, während und nach dem Schreiben dieses Buches werde ich nicht vergessen.

Regina Carstensen lektorierte kompetent und einfühlsam die vielen Seiten und hatte dabei all die Fehler im Blick, die ich nicht mehr sah.

Dr. Eva Maria Kalbheim hat das Projekt schon unterstützt, als nur fünf Seiten davon existierten. Ihr, Stefanie Kasper und Marion

Schröder sei außerdem für den fachkundigen Rat und die vielen wertvollen Tipps gedankt.

Den Blick über die Grenzen, nach Österreich und in die Schweiz, ermöglichten Prof. Dr. Michael Gnant, Dr. Ines Mader, Dr. Christoph Rageth, Prof. Dr. Susanne Taucher.

Dr. Regina Ammicht-Quinn, Inga Klees, Anette Morcineck, Jörg Neumann haben das Manuskript oder Teile davon gelesen und mir mit wohlwollenden Tipps, aber auch kritischen und hilfreichen Bemerkungen zur Seite gestanden.

Danken möchte ich auch Christian Jacobs für seine bibliographische Hilfe, Maren Wintersberg für den Gedankenaustausch, Thomas Scharf für die vielen Anregungen in unseren zahlreichen Gesprächen, Dagmar Brühning und Godelieb Holzhauer für das Korrekturlesen, Hildegard Belardi für die lang andauernde Unterstützung in schwierigen Momenten, Jan Bücher und seinem Team für Ruhe und Entspannung in der Schlussphase, aber auch allen Freunden, die nicht müde wurden, mit mir zu diskutieren, und mir dadurch wertvolle Ideen lieferten.

Meine Kollegen und Vorgesetzten haben die Realisierung dieses Buches erst möglich gemacht. Sie haben mir den Rücken freigehalten und mir die Zeit zur Verfügung gestellt, die ich für die Umsetzung des Projektes benötigte.

Mein innigster Dank gilt meinen beiden Töchtern, die mich nicht nur liebevoll unterstützten, sondern auch viel Geduld für ihre schreibende Mutter aufbrachten, deren Denken monatelang nur um ein Thema kreiste …

Im Buch vorkommende Personen

Mit Stern gekennzeichnete Personen wurden anonymisiert

	Familie
Die Patientin	
Eva*	ihre 19-jährige Tochter
Johanna*	ihre 16-jährige Tochter
Rudolf*	ihr Ehemann
Freundinnen	
Andrea Knipp-Selke	ihre Freundin und Ärztin, Wegbegleiterin in der ersten Phase
Sarah*	ihre Freundin, vermittelt den Kontakt zur Segelfreundin, die Radiologin ist
Stefanie Hesdahl*	Bettnachbarin der Patientin im Krankenhaus
Regina	eine Freundin, mit der viele E-Mails ausgetauscht werden
Lena Wendeler	Maskenbildnerin und Freundin
	Behandelnde Personen
Prof. Josef Beuth	Direktor eines Instituts für naturheilkundliche Verfahren an der Uniklinik
Prof. Hans-Dieter Dienes	Direktor des pathologischen Instituts der Uniklinik
Dr. Bettina Hanke*	Frauenärztin der Patientin
Dr. Maria-Elisabeth Heckmann	Strahlentherapeutin, Radiologin im Strahleninstitut
Dr. Monika Heffinger	Radiologin und Segelfreundin von Sarah, in ihrer Gemeinschaftspraxis wurde die MRT durchgeführt
Dr. Lisa Kleine*	AIP, Ärztin in der Chemoabteilung der Uniklinik, inzwischen Ärztin in der pharmazeutischen Industrie

Dr. Karsten Krüger	Radiologe, Oberarzt in der Uniklinik, zuständig für den Ultraschall der Organe.
Prof. Dr. Peter Mallmann	Ärztlicher Direktor der Unifrauenklinik
Josef Meller	Hausarzt und Freund der Patientin
Sabine Meuer*	Radiologieassistentin im Strahleninstitut
Dr. Werner Oehler*	Nuklearmediziner, Oberarzt in der Uniklinik, zuständig für das Knochenszintigramm
Thomas Reuter	Internist, Oberarzt im Vinzenz-Hospital, machte »unter der Hand« das Herzecho
Dr. Ursula Stier	Assistenzärztin in der Chemoambulanz der Unifrauenklinik, inzwischen Oberärztin in einem anderen Krankenhaus
Dr. Marie Stricker*	Oberärztin in einem Brustzentrum, Henrietten-Krankenhaus
Christina von Lom	Physiotherapeutin in der Unifrauenklinik, inzwischen freiberuflich tätig
Anna Wald	Krankenschwester auf einer normalen gynäkologischen Station
Stefan Wirtz*	Medizinphysiker im Strahleninstitut
Dr. Mathias Warm	behandelnder Oberarzt, Gynäkologe, inzwischen Chef des Brustzentrums in der Unifrauenklinik

Sonstige Personen:

Prof. Jensen*	Chef einer gynäkologischen Abteilung in einem Krankenhaus, Experte für Behandlung und Operation von Mamma-Ca
Dr. Kerber*	langjähriger Radiologe der Patientin bis zur Diagnose
Frau Dr. Rothe*	Assistenzärztin in der Unifrauenklinik

Glossar

In diesem Glossar werden Begriffe erklärt, aber durchaus auch persönliche Einschätzungen abgegeben, die von Medizinern und Sozialversicherungsexperten auf ihre Vertretbarkeit hin überprüft worden sind. Medizin und erst recht die medizinische Behandlung gründet sich nicht allein auf wissenschaftliche Wahrheiten, sondern wird häufig beeinflusst von Erfahrungen, von persönlichen Einschätzungen und nicht zuletzt von politischen Entscheidungen. Die hier gemachten Aussagen erheben deshalb gar nicht erst den Anspruch, einer scheinbaren Objektivität zu genügen. Sie mögen den Leser und die Leserin anregen, selbst aktiv zu werden und die für sie gültigen Wahrheiten zu finden.

Abbedingungserklärung Rechtsverbindliche Vereinbarung zwischen Arzt und Patient. Sie erlaubt dem Arzt, Honorare für die medizinische Behandlung in Rechnung zu stellen, die höher sind als die von den Krankenversicherungen gezahlten Erstattungen. In der Schweiz sind separate Honorarvereinbarungen gelegentlich in Privatkliniken üblich, in Österreich gibt es sie nicht.

Abdomen Lat.: Bauch, Ober-/Unterleib

Ablatio mammae Operative Entfernung der Brust → siehe Mastektomie

Adjuvant(e Therapie) (Lat. adjuvare: unterstützen, helfen.) Begleitende, zusätzliche Therapie, z. B. adjuvante Chemotherapie, bei der nach der Operation Zellgifte verabreicht werden, um (verborgene) Krebszellen zu vernichten → Chemotherapie (primäre).

Ambulant In der Krankenversorgung wird damit die Behandlung von Patienten bezeichnet, die im Gegensatz zu einem → stationären Aufenthalt im Krankenhaus in Arztpraxen, Klinik oder Krankenhaus ausgeführt wird.

Amenorrhoe, sekundäre Ausbleiben der Menstruationsblutung und zwar länger als drei Monate. In der Brustkrebstherapie ist das ein erwünschter Nebeneffekt bei hormonabhängigen Tumoren. Frauen, bei denen durch die Chemotherapie die Eierstöcke ihre Funktion einstellen, haben eine bessere Prognose. Bei anthracyclinhaltigen Schemata liegt die Amenorrhoerate bei zirka 35 – 45 Prozent, bei CMF-Schemata bei 53 – 85 Prozent.

Anschlussheilbehandlung (AHB), Anschlussrehabilitation Drei- bis vierwöchiger stationärer Aufenthalt in einer onkologischen Rehabilitationsklinik (in Österreich und in der Schweiz Kuraufenthalt genannt). Die AHB schließt sich meist unmittelbar an die Krankenhausbehandlung und/oder ambulante Therapien an. Tipp: Onkologische Patienten haben in Deutschland ein Anrecht auf eine AHB. Häufig vergisst aber der behandelnde Arzt oder das Krankenhaus, eine entsprechende Maßnahme in die Wege zu leiten! Ganz besonders dann, wenn nach dem stationären Aufenthalt noch weitere Therapien folgen. In der Schweiz wird ein Kuraufenthalt nur selten und unter besonderen Umständen von der Kasse bezahlt.

Anthracycline Chemotherapeutische Wirkstoffe wie zum Beispiel Epirubicin und Doxorubicin, die den Aufbau der DNA und der Zellwand schädigen. Die Zelle kann sich nicht mehr teilen. Anthracycline können u.a. das Herz schädigen, deshalb ist vor Beginn der Therapie eine Überprüfung der Herzfunktion (Herzecho) erforderlich.

Anti-Hormontherapie Medikamentöse Behandlung, um die Geschlechtshormone zu unterdrücken oder auszuschalten. Diese Therapie ist angesagt, wenn die Tumorzellen spezielle Bindungsstellen (Rezeptoren) für Hormone (→ Östrogene, → Progesteron bei Brustkrebs) aufweisen und damit ein wachstumsfördernder Effekt auf den Brustkrebs vorliegt. Ob die Krebszellen rezeptorpositiv sind, wird in der feingeweblichen Untersuchung überprüft → Untersuchung, feingewebliche.

Antiemetika Sammelbegriff für Medikamente gegen Erbrechen

Anti-Östrogene Substanzen wie beispielsweise → Tamoxifen oder Toremifen, die die Wirkung der natürlichen → Östrogene hemmen und damit hormonrezeptor-positiven Tumorzellen den »Nährstoff« entziehen.

Antioxidantien Wirkstoffe, die im menschlichen Körper so genannte freie Radikale unschädlich machen können. Diese freien Radikale sind äußerst reaktionsfreudige und gefährliche Stoffwechselprodukte. Man vermutet, dass sie Krebs mitverursachen können. Antioxidantien scheinen schützend zu wirken. Dazu gehören Vitamin E, Beta-Karotin, Vitamin C; aber auch Spurenelemente wie Selen, Kupfer, Zink, Mangan entfalten in Enzymsystemen antioxidative Wirkung, die jedoch in der (Schul)Medizin umstritten ist.

Aromatase Enzym, das im Fettgewebe für die Produktion von → Östrogenen erforderlich ist. Nach den Wechseljahren, wenn die Eierstöcke ihre Produktion von → Östrogenen eingestellt haben, wird mit der Aromatase eine Mindestmenge an → Östrogenen erzeugt.

Aromatasehemmer Krebsmedikamente, die die → Aromatase hemmen und dadurch die körpereigene → Östrogenbildung blockieren. Sie werden bei hormonabhängigen Brusttumoren eingesetzt. Medikamente dieser neuen Generation sind zum Beispiel Arimidex (Anastrozole), Femara (Letrozole) und Aromasin (Exemestane). In der → ATAC-Studie wurde belegt, dass diese neuen Medikamente dem Östrogen-Klassiker → Tamoxifen in der Erstbehandlung von (postmenopausalen) Frauen mit rezeptorpositivem Brustkrebs stark überlegen sind. Tipp: Frauen, die in den Wechseljahren sind, sollten mit ihrem Arzt nach zwei bis drei Jahren über einen Wechsel auf einen Aromatasehemmer sprechen. Viele Onkologen favorisieren auch einen Wechsel auf diese neuen Medikamente nach fünf Jahren → Tamoxifen. Die Langzeitnebenwirkungen und die richtigen

Vorgehensweisen sind unter Medizinern umstritten.

Arzneimittelbudget In Deutschland gibt es zwischen Kassenärztlicher Vereinigung und Kassenärzten eine vereinbarte Obergrenze für Arzneimittelausgaben. Ärzte dürfen nur bis zu dieser festgelegten Grenze (so genanntes Richtgrößenvolumen) Medikamente verschreiben. Für alle verschriebenen Arzneimittel, die über diesem Volumen liegen, werden die Ärzte persönlich in Haftung genommen. Tipp: Für chronische Erkrankungen wie z. B. Krebs können so genannte Budgetausnahmen oder Praxisbesonderheiten in Anspruch genommen werden. Das bedeutet: Die Medikamente werden nicht zum festgelegten Budget gerechnet. Verhandeln kann sich deshalb lohnen. In Österreich und in der Schweiz existieren solche Budgets (noch) nicht.

AIP Arzt/Ärztin im Praktikum (AIP) – Alle Studenten/innen mussten in den vergangenen Jahren in Deutschland nach dem Examen 18 Monate als Arzt im Praktikum arbeiten. Von Standesorganisationen wurde das AIP als Ausbeutungsphase kritisiert, weil das Gehalt nur etwa ein Drittel des Gehaltes von Assistenzärzten betrug. Ab dem 1. Oktober 2004 gibt es in Deutschland keine Ärzte im Praktikum mehr. Die AIP-ler sind in Österreich vergleichbar mit sog. Turnusärzten – auch sie verdienen zwischen 10 und 20 Prozent weniger als Assistenzärzte. In der Schweiz ist seit 1996 eine Assistenzarzt-Zeit obligatorisch – den Begriff AIP gibt es nicht.

ATAC-Studie »Arimidex, Tamoxifen Alone or in Combination Study«. In dieser Studie wurden 9366 postmenopausale Frauen mit invasivem Mammakarzinom parallel in drei Gruppen behandelt. Die vergleichende Studie bestätigt die Überlegenheit des Aromatasehemmers Anastrozol gegenüber → Tamoxifen (längeres krankheitsfreies Überleben, höhere Rezidivfreiheit) → Aromatasehemmer.

ATP-Test Sehr umstrittenes Verfahren, um das Ansprechen eines Tumors auf eine bestimmte Chemotherapie vorherzusagen. ATP (Adenosintriphosphat) ist so etwas wie der »Energiespeicher« einer lebenden Zelle. Versetzt man frisches Tumorgewebe mit einem Zellgift, kann man am Verschwinden oder Verbleiben von ATP erkennen, ob die Krebszellen auf die Chemotherapie reagieren oder nicht. Die Krankenkassen in Deutschland zahlen den ATP-Test nicht. Auch in Österreich ist dieser Test nicht etabliert.

Ausdauertraining Studien haben ergeben, dass Erwachsene, die viel Ausdauertraining betreiben (etwa dreimal die Woche eine Stunde), ihr Risiko, an Krebs zu erkranken, deutlich senken können.

Aut-idem-Regelung Bei dieser Regelung wird nicht ein Medikament, sondern ein Wirkstoff verschrieben. In der gesetzlichen Krankenversicherung in Deutschland wird dieses Verfahren benutzt, um die Kosten für Arzneimittel zu senken. So wird z. B. der Wirkstoff → Tamoxifen verschrieben, nicht aber ein bestimmtes Präparat mit dieser Wirkung. Kassenpatienten ist es nicht möglich, (teurere) Originalpräparate zu nehmen – auch wenn sie bereit sind zuzuzahlen. In Österreich und in der Schweiz gibt es zwar solche Nachahmerpräparate (Generika), aber keinen Zwang sie zu verschreiben.

Autosuggestion Ein Prozess, durch den eine Person ihr Unterbewusstsein trainiert, an etwas fest zu glauben. Man wiederholt im Geist immer und immer wieder denselben Gedanken, bis er »akzeptiert« worden ist. Der Erfolg kann durch mentale Visualisierungen noch verstärkt werden. Diese Lehre der Autosuggestion wurde von Emil Coué (1857–1926) entwickelt.

Axilla Achselhöhle, in der sich Lymphknoten befinden

Axilladissektion Fachausdruck für die operative Entfernung von Achsellymphknoten

Balint-Gruppe Berufsbezogene Selbsthilfegruppe nicht psychotherapeutisch tätiger Ärzte und Angehöriger medizinischer Hilfsberufe, die unter Anleitung Fälle aus der eigenen Praxis diskutieren. Im Mittelpunkt steht die Beziehung (behandelnder) Arzt–Patient. Geht zurück auf den Psychoanalytiker Michael Balint.

Befund, farbdopplerischer, echokardiographischer Ergebnis einer Ultraschalluntersuchung des Herzens und der Herzfunktion → Herzecho

Beratung, komplementär-medizinische →Komplementärmedizin

Biopsie Entnahme einer Gewebe- oder Zellprobe mit einer Nadel oder einer »Stanze« zur Diagnosestellung oder Diagnoseabsicherung. Die Probe wird anschließend zytologisch und histologisch untersucht, die Ergebnisse in einem pathologischen Gutachten festgehalten. Die offene Biopsie (Gewebsentnahme unter Narkose) ist heute kaum noch nötig, da mittels Stanzbiopsie und gegebenenfalls Vakuumbiopsie die Diagnose ohne OP geklärt werden kann.

Blutarmut Auch Anämie genannt: Verminderung der roten Blutkörperchen unter eine bestimmte Grenze. Rund 40 Prozent der Frauen entwickeln unter der Chemotherapie eine Anämie.

Blutbild Qualitative und quantitative Zusammensetzung des Blutes. Für das Blutbild werden alle Bestandteile (u.a. Leukozyten, Erythrozyten, Thrombozyten, Hämatokritwert) ausgezählt und errechnet. Zytostatika können die Blutplättchen sowie die roten und weißen Blutkörperchen verringern. Aus diesem Grund muss das Blutbild regelmäßig kontrolliert werden.

Boost(-Bestrahlung) (Engl. to boost, verstärken). Begriff aus der Strahlentherapie für eine zusätzlich verabreichte (stärkere) Strahlendosis im Bereich des ursprünglichen Tumorherdes.

Brustaufbau Operativer Wiederaufbau der Brust → Rekonstruktion

Brusterhaltende Operation Entfernung des Karzinoms im gesunden Bereich unter Erhaltung der Brust → Brusterhaltende Therapie (BET)

Brusterhaltende Therapie (BET) Entfernung des Mammakarzinoms im gesunden Bereich und Erhalt der Brust. Bei rund 70 Prozent der Frauen möglich, de facto aber wird noch bei 60 Prozent der Frauen in Deutschland die Brust entfernt. In Österreich liegt die BET-Rate bei Frauen, die an Studien teilnehmen, zwischen 75 und 80 Prozent. In der Schweiz fordern die Richtlinien eine BET-Rate von zirka 70 Prozent.

Brustkrebsschwerpunkt → Brustzentren

Brustrekonstruktion Operativer Wiederaufbau der Brust nach Amputation oder Teilentfernung. Die primäre Rekonstruktion wird schon bei der Brustentfernung oder -teilentfernung vorgenommen.

Brustzentren Auf Brusterkrankungen spezialisierte Behandlungszentren (Kliniken, Krankenhäuser), in denen alle an der Diagnostik und Therapie beteiligten Fachgruppen interdisziplinär zusammenarbeiten. In Deutschland werden solche Zentren momentan eingerichtet, in Österreich gibt es derzeit ein zertifiziertes Zentrum, generell setzt man dort mehr auf die Teilnahme der Frauen an so genannten Studienprotokollen. Damit ist eine hohe Qualität der Versorgung, ein standardisiertes Vorgehen und die Dokumentation der Behandlungsabläufe gesichert. In der Schweiz gibt es (noch) keine Brustzentren, welche den hohen Anforderungen der European Society of Mastology (EUSOMA) genügen. Ob solche Brustzentren den Patientinnen das Einholen von Informationen und von Zweitmeinungen ersparen sowie die Sicherheit qualifizierter Behandlungen garantieren können, ist unter Experten umstritten.

Budgetausnahmen (Richtgrößenaus- Arzneimittel und Behandlungen für chronisch Kranke oder Schwerkranke, die von den gesetzli-

nahmen)	chen Krankenkassen nicht auf das festgelegte Budget angerechnet werden.
Budgetierung	Deckelung der Kosten in der gesetzlichen Krankenversicherung in Deutschland
Carcinoma-in-situ	Bösartig veränderte Zellen, die noch nicht in das umliegende Gewebe eingedrungen sind und daher keine Metastasen verursachen können. Frühes Stadium eines Karzinoms (→ In-situ-Karzinom); streng genommen noch nicht wirklicher Krebs.
Chemosensitivitätsprüfung	Direkter Test am entnommenen Tumorgewebe. Dabei wird festgestellt, auf welche Zellgifte die Krebszellen ansprechen → ATP-Test
Chemotherapie	Behandlung mit Medikamenten, die Zellen abtöten oder die Zellteilung unterbinden. Die Chemotherapie ist eine systemische Behandlung, die den gesamten Organismus mit einbezieht, also auch gesunde Zellen in Mitleidenschaft zieht. Da die Chemotherapie nur die Zellen vernichten kann, die sich gerade teilen, bietet eine Chemotherapie keine Garantie für eine Heilung.
Chemotherapie, primäre	Eine Chemotherapie, die vor einer Operation verabreicht wird, um den Tumor zu verkleinern. Sie wird auch neoadjuvante oder präoperative Chemotherapie genannt. Bei diesen Chemotherapien kann in der Regel eine Aussage über das Ansprechen des Tumors auf die Therapie gemacht werden. Studien lassen vermuten, dass nach einer primären Therapie weniger Fernmetastasen auftreten, da die Krebszellen bereits vor der Operation geschädigt sind. Insbesondere kann mit dieser Therapieform eine höhere Rate an brusterhaltenden Operationen erreicht werden.
CMF (Cyclophosphamid-Methotrexat-5-Fluorouracil)	Ein seit vielen Jahren erprobtes und bekanntes chemotherapeutisches Schema
Computertomographie	Computergestütztes Röntgenverfahren, bei dem optische Schnittbilder des menschlichen Körpers

entstehen. Mithilfe der CT können auch kleine Tumoren und Metastasen sichtbar werden.

CT Abk. von Computertomographie (o. Computertomogramm)

Deckelung Begrenzung der Ausgaben in der gesetzlichen Krankenversicherung für bestimmte Bereiche. Jede Arztpraxis, jedes Krankenhaus bekommt zum Beispiel einen bestimmten Betrag für Arzneimittel zugewiesen, der nicht überschritten werden darf. Eine solche Deckelung gibt es nicht nur in Deutschland, sondern auch in Österreich. In der Schweiz hingegen (noch) nicht eingeführt.

Diagnosis Related Group (DRG) (Engl.: Vergleichende Diagnose-Gruppe.) Abrechnungssystem für Krankenhäuser. Für bestimmte Erkrankungen und Behandlungen gibt es eine pauschale Kostenerstattung, die so genannte Fallpauschale. Die Fallpauschale ist unabhängig von dem tatsächlich notwendigen stationären Aufenthalt. Das Gegenteil ist die Abrechnung nach Liegezeiten (gibt es nicht nur in Deutschland, sondern auch in Österreich).

Disease-Management-Programme (DMP) (Engl.: Management von Krankheiten.) In Deutschland koordinierte Behandlungs- und Betreuungsprogramme für Patienten mit chronischen Erkrankungen, etwa Diabetes oder auch Brustkrebs. In Vorbereitung sind zur Zeit Programme für koronare Herzerkrankungen und Asthma. DMP werden von Krankenkassen angeboten, die mit bestimmten Ärzten oder Krankenhäusern Verträge abschließen. Patienten, die an einem solchen Programm teilnehmen, können sich dann nur von diesen Vertragsärzten behandeln lassen. Das DMP bedeutet letztlich Einschränkung der freien Arztwahl. Ziel ist, die Versorgung der Patienten zu verbessern, indem die Qualität der Behandlung durch so genannte Standards sichergestellt wird. Ziel ist aber auch, Kosten zu sparen. Kritiker fürchten, dass statt einer auf den einzelnen Patienten abgestimmten Therapie eine Therapie von der Stange eingeführt wird – oder auch eine Massenabfertigung in speziellen Zentren. Die Überprüfung der tatsächlichen Kompetenz der Ärzte ist dabei auch noch offen.

Dokumentation Über sechzig Formulare müssen Kassenärzte inzwischen für ihre Patienten ausfüllen. Ein Chirurg sitzt – das ergaben Untersuchungen – im Durchschnitt über zwei Stunden pro Tag am Schreibtisch, um Formulare auszufüllen, Rückfragen von Krankenkassen und medizinischen Diensten zu beantworten. Als ganz besonders zeitaufwändig gelten bei Ärzten die → Disease-Management-Programme und die → DRGs. Kein rein deutsches Problem – auch die österreichischen und Schweizer Ärzte leiden darunter.

Doppler-Sonographie Generell: eine spezielle medizinische Ultraschalluntersuchung, mit der die Geschwindigkeit des Blutes in den Gefäßen (Arterien und Venen) gemessen wird. Krebsdiagnostik: Bösartige Tumoren zeichnen sich durch eine hohe Gefäßaktivität aus → Hypervaskularisation.

Dorsales Nachresektat Ein kleines, später herausgeschnittenes Gewebestück aus der Brust, das im Körper in Richtung Rücken lokalisiert war.

Drainage Ableitung von Wundsekreten und Blut aus Operationswunden und Körperhöhlen über entsprechende Röhrchen oder Schläuche zur Vermeidung von Infektionen

DRG Abk. von Diagnosis Related Group

Duktales Karzinom Bösartiger Tumor, der von den Milchgängen ausgeht (lat.: ductus). Etwa 70 Prozent aller Brustkarzinome sind duktal.

Eigengewebe Wiederaufbau der Brust mithilfe von körpereigenem Gewebe, z. B. Latissimus-dorsi-(Muskel) oder TRAM-Lappen-Plastik.

Epirubicin Chemotherapeutisches Medikament aus der Familie der Anthracycline. Es zerstört den Zellaufbau und macht die Zelle teilungsunfähig.

Ergebnis, pathologisches Umfasst die makroskopische und mikroskopische Untersuchung eines Gewebestücks → pathologisches Gutachten.

Erkrankung, systemische Eine Erkrankung, die nicht lokal begrenzbar ist, sondern den gesamten Organismus betrifft. Invasive Krebserkrankungen sind dann systemische Erkrankungen, wenn zumindest einige Tumorzellen sich von ihrem Ursprungsort entfernt haben und damit die Voraussetzung für eine Metastasierung gegeben ist.

Erythrozyten Medizinischer Fachbegriff für rote Blutkörperchen

Erythropoetin Wird als Hormon zu 90 Prozent in der Niere gebildet. Es findet seine Verwendung als gentechnisch hergestelltes Medikament, das die Bildung und Entwicklung von roten Blutkörperchen anregt. Es wird in der Onkologie häufig nach oder während der Chemotherapie bei Blutarmut (Anämie) eingesetzt und ist sehr teuer.

ET-Schema Chemotherapie, die aus den beiden Substanzen Epirubicin und Taxan besteht

Ex-vivo Lat.: außerhalb des Körpers → in-vivo und → in-vitro

Faktoren, tumorbiologische → Prognosefaktoren

Fallpauschalen Darunter versteht man in Deutschland eine pauschale Vergütung für bestimmte Behandlungen im Krankenhaus. Eine Blinddarmoperation wird danach z. B. pauschal vergütet, egal, wie hoch der individuelle Aufwand ist. In der Fallpauschale ist die komplette Krankenhausleistung enthalten, einschließlich medizinischer Behandlung, Operation, Unterkunft und Verpflegung → DRG.

Fatigue-Syndrom (Frz. fatigue: Müdigkeit.) Tiefe Erschöpfung, lähmende Müdigkeit, Konzentrationsschwäche, die bis zu 50 Prozent aller Patienten während und nach der Chemotherapie befällt und manchmal auch nach ausreichender Erholungszeit nicht vergeht. Sie steht oft in Zusammenhang mit einem therapiebedingten Abfallen des roten Blutfarbstoffs (Hämoglobin).

Feldeinstellung Genaue Berechnung und Einstellung des Gebietes, das bei der Strahlentherapie bestrahlt werden soll.

Fettgewebe, subkutanes (Lat. cutis: Haut). Unter der Haut liegendes Fettgewebe

Fighting-spirit (Engl.: Kampfgeist). Haben Patienten mit einer guten Krisenbewältigungsstrategie (Optimismus, Informationssuche, Selbstmotivation, Heranziehen von Erfahrungen aus früheren Krisen). Sollen laut Studien – statistisch gesehen – eine um bis zu 20 Prozent höhere Überlebenschance haben. Solche Zahlen sollte man immer kritisch hinterfragen!

Filiae (Lat.: Töchter). Medizinischer Fachausdruck für Absiedlungen des Primärtumors in andere Organe

Fixierungszeit Zeitspanne, die benötigt wird, um Gewebe zu konservieren und die Struktur so zu verfestigen, dass das Präparat histologisch (feingeweblich) vom Pathologen untersucht werden kann.

Fraktionierung Begriff der Strahlentherapie: Aufteilung der Gesamtdosis auf mehrere Einzelbehandlungen pro Woche

Freie Radikale In der Natur vorkommende sowie im normalen Stoffwechsel entstehende, äußerst aggressive Stoffe, die zu Zellschädigungen führen können und die dadurch anfällig für die Wirkung von Karzinogenen (krebsfördernden Stoffen) machen. Ursachen für die Bildung von freien Radikalen sind z. B. Strahlenbelastung, Chemikalien, Luftverschmutzung, Zytostatika, Zigarettenrauch. Schutz gegen freie Radikale sollen → Antioxidantien bieten.

Freiwillig versichert Sozialversicherungspflichtig Beschäftigte, deren Bruttoeinkommen über einer bestimmten Grenze liegt. Sie haben in Deutschland das Recht, sich privat zu versichern oder freiwillig in der gesetzlichen Krankenversicherung zu bleiben. Um die Abwanderung von Beziehern höherer Einkommen in die private Krankenversicherung zu stoppen, gab es für sie lange Zeit Sonderregelungen, z.B die Möglichkeit, die Kostenerstattung für bestimmte Fachärzte zu wählen. Inzwischen ist das nur noch für den gesamten ambulanten Bereich möglich, außerdem ist man ein Jahr daran gebunden. Vorsicht Kosten! In Österreich sind – bis auf wenige Ausnahmen – alle Menschen pflichtversichert und können dies durch eine private Zusatzversicherung ergänzen. In der Schweiz gilt die obligatorische Grundversicherung für alle, Zusatzversicherungen können abgeschlossen werden.

Gegenstandskatalog der Ausbildung für Mediziner Lehrpläne für Studenten an den medizinischen Fakultäten. In dem Gegenstandskatalog ist festgelegt, welche Lehr- und Prüfungsinhalte bis zum Staatsexamen zu absolvieren sind.

GNRH-Analoga Abk. für Gonadotropin Releasing Hormone. Medikamente, die in der Anti-Hormontherapie bei Frauen vor den Wechseljahren eingesetzt werden, um die Eierstöcke künstlich stillzulegen.

Grading Beurteilung des Differenzierungsgrades von Tumoren nach bestimmten Bewertungskriterien (z. B. Ähnlichkeit mit den gesunden Zellen). Das Grading ist zusammen mit dem → Staging und der Tumorart für eine stadiengerechte Therapie von Bedeutung. Grading 1 = gut differenziert, Grading 2 = mittelgradig differenziert, Grading 3 = schlecht differenziert. Je differenzierter die Zellen, desto geringer die Zellteilungsrate, desto besser die – statistische – Prognose.

Gray (gy) Einheit der Strahlendosis (Energiedosis radioaktiver Strahlung). Benannt nach dem Physiker Louis Gray (1905–1965).

Gutachten, pathologisches oder histologisches Zusammenfassung der makroskopischen und mikroskopischen Untersuchungsbefunde des Gewebes. Das pathologische Gutachten macht eine Aussage über die Größe und Beschaffenheit des entnommenen Gewebes, aber auch über die Tumoreigenschaften, die im histologischen Teil zusammengefasst sind.

Haarverlust (Lat.: Alopezie.) Häufig eine Folge von Chemotherapien. Das Haarwachstum setzt ein bis zwei Monate nach Therapieende wieder ein. Betroffene haben Anspruch auf eine Perücke.

Hämatokritwert Anteil der Blutzellen am Gesamtblut in Prozent

HER-2/neu-Faktor Abk. für Human epidermal growth factor receptor2: Gewebeeigenschaft von rund 30 Prozent der Brusttumoren, die in großer Menge den dazugehörigen Eiweißstoff (HER-2/neu-Antigen) im Tumor ausbilden; gilt als neuer Prognosefaktor. Die Ausprägung von HER-2 wird im histologischen Gutachten mit Score 1–3 bezeichnet. HER-2/neu-positive Tumoren haben ein höheres Rückfallrisiko. Um das Wiedererkrankungsrisiko zu verringern, setzt man die Antikörpertherapie Trastuzumab (Handelsname: Herceptin) ein.

Herceptin Das Medikament Herceptin kann bei → HER-2-positivem (Score 3) Brustkrebs eingesetzt werden und ermöglicht eine Wachstumsblockade der Tumorzellen. Diese kostenintensive Therapie wird zurzeit (noch) nur bei metastasiertem Krebs oder im Rahmen von Studien verabreicht. Tipp: Kassenpatienten mit positivem HER-2/neu-Status sollten über die Gabe von Herceptin mit dem behandelnden Arzt bzw. ihrer Krankenkasse verhandeln.

Herzecho Auch Herzultraschall oder Echokardiographie genannt. Ein Herzecho funktioniert wie ein Ultraschall beim U-Boot: Hochfrequente Schallwellen werden in die Brust gesendet und von verschiedenen Organen reflektiert. Mit dem Herzecho können Herzerkrankungen erkannt werden, deshalb hat es große diagnostische Bedeutung. Bei der Gabe von → antracyclinhaltigen Chemotherapien wird vorab ein Herzecho empfohlen.

Hirnmetastasen Absiedlungen von Krebszellen, die aus anderen Tumoren über Blutgefäße in das Gehirn gelangen und sich dort weiter vermehren

Histologischer Befund Das Ergebnis der pathologischen Untersuchung. Der histologische Befund macht eine Aussage über den Feinbau des biologischen Gewebes. Die mikroskopische Beurteilung eines Gewebeschnittes erlaubt die Unterscheidung in gut- und bösartig und exakte Aussagen über das biologische Profil des Tumors (z.B. → Grading, → Hormonabhängigkeit, → Wachstumsfaktoren).

Hormonabhängigkeit Tumoren, die von Hormonen zum Wachstum angeregt werden → Hormonrezeptoren

Hormontherapie Behandlung hormonsensibler Krebszellen mit verschiedenen Medikamenten → Anti-Östrogene, → Aromatasehemmer, → Anti-Hormonbehandlung

Hormonersatzbehandlung Therapie mit Hormonen (z.B. → Östrogenen, Gestagenen), um Beschwerden der Wechseljahre zu mindern. Die → Hormonersatztherapie erhöht das Brustkrebsrisiko. Außerdem wird durch die Dichtezunahme der Brust die Erkennbarkeit von Tumoren durch bildgebende Verfahren deutlich erschwert.

Hormonrezeptoren Beispielsweise Empfangsstellen für Hormone an der Zellmembran, Hormone docken dort an und leiten Signale ins Zellinnere weiter. Es gibt die Unterscheidung in Östrogen- und Progesteron-Rezeptoren beim Mammakarzinom. Auch andere Tumorarten (z.B. Prostatakarzinom) sind häufig hormonabhängig. Wenn Hormonrezeptoren vorhanden sind, können → Anti-Hormontherapien zur Anwendung kommen. Durch Hormonentzug oder -blockierung kann das Wachstum der Tumoren/Metastasen gehemmt werden. Der Verlauf der Erkrankung wird bei rezeptorpositiven Tumoren günstiger eingeschätzt als bei rezeptornegativen.

Hormonrezeptor – negativ Krebszellen, die keine Empfangsstellen für Hormone besitzen

Hormonrezeptor – positiv	Krebszellen, die von Hormonen zum Wachstum angeregt werden können
Hypervaskularisation	Erhöhte Durchblutung und Gefäßaktivität, die bei der → Doppler-Sonographie von Tumoren sichtbar gemacht werden kann und ein Hinweis für aktive Tumorzellen ist.
Igel-Leistungen	Abk. für individuelle Gesundheitsleistungen. Darunter versteht man in Deutschland spezielle Gesundheitsleistungen, die von der gesetzlichen Krankenversicherung nicht (mehr) bezahlt werden, aber für den Patienten trotzdem sinnvoll sind, z. B. gynäkologische Ultraschalluntersuchungen. Absurd wird die Igel-Leistung dann, wenn etwa nach einem Mammakarzinom die erforderliche Brust-Ultraschalluntersuchung als Vorsorge deklariert wird und damit von der Patientin selbst bezahlt werden muss. Wird die Ultraschalluntersuchung hingegen als Nachsorge nach einem Mammakarzinom deklariert, zahlt die gesetzliche Krankenversicherung die Untersuchung. In Österreich und in der Schweiz gibt es eine solche Liste nicht.
Im Gesunden (entfernt)	Medizinischer Ausdruck für einen genügend großen Sicherheitssaum zwischen dem Tumorrand und dem Schnittrand bei der Operation. Wenn das Karzinom im Gesunden entfernt wurde, sind an den Rändern keine Krebszellen vorhanden.
Immunstatus	Ergebnis einer Untersuchung zur Erfassung der persönlichen Immunabwehrleistung
Individualisierte Therapie	Therapie, die sich nach den spezifischen persönlichen (z. B. tumorbiologischen) Daten richtet
In-situ-Karzinom	Krebsvorstufe, in der die Zellwucherung noch auf das Ursprungsgewebe beschränkt ist; in manchen Fällen entwickelt sich daraus invasiver Krebs. → Carcinoma-in-situ.
Institutionsermächtigung	Die kassenärztliche Vereinigung »ermächtigt« in Deutschland bestimmte Institutionen (z. B. Krankenhäuser), Versicherte der gesetzlichen Kranken-

versicherung zu behandeln. Vertragspartner ist die Institution, nicht der einzelne Arzt. (Auch wenn man dort immer von Menschen behandelt wird!) Das bedeutet de facto einen Schutz der niedergelassenen Ärzte und die Einschränkung der (ambulanten) Behandlung im Krankenhaus. Krebspatienten ist es aus diesem Grunde oft nicht möglich, die Nachsorge im Krankenhaus bei dem behandelnden Arzt machen zu lassen, da das Krankenhaus als Institution nur einen stationären Versorgungsauftrag hat. In Österreich sind einzelne Krankenhäuser nicht für die ambulante Nachbetreuung ausgerichtet oder führen diese aus Kostengründen auch nicht aus. Ebenso wird in der Schweiz nicht in allen Krankenhäusern ambulant behandelt. Eine strikte Aufgabentrennung zwischen niedergelassenen Ärzten und Krankenhäusern gibt es jedoch nicht.

Interleukintherapie Behandlung mit einem Botenstoff des Immunsystems; bisher nur in Studien bei fortgeschrittenem Krebs angewandt. Die Interleukintherapie steht nicht im Leistungskatalog der Krankenkassen.

Invasiv In das umliegende Gewebe hineinwachsend, wuchernd

In-vitro (Lat.: im Reagenzglas): außerhalb des lebenden Organismus

In-vivo (Lat.: am Lebendigen): in einem lebenden Organismus

Immune Reactive Score (IRS) Der immunhistochemische Score gibt bei einem immunhistochemischen Test Auskunft über den Anteil der hormonrezeptor-positiven Krebszellen sowie die Dichte, mit der diese Empfangsantennen vorkommen. → Östrogen und → Progesteron werden bei Brustkrebs getrennt bestimmt.

Kardiologie Teilgebiet der Inneren Medizin, die sich mit den Erkrankungen und Veränderungen des Herzens sowie deren Behandlung befasst

Karzinom bösartiger Tumor (Brust, Dickdarm, Prostata, Gebärmutter, Lunge usw.). Ausbreitung erfolgt über infiltrierendes Wachstum in benachbarte Gewebe oder in andere Organe und Organsysteme durch Metastasierung.

Karzinom, invasiv duktales → Mammakarzinom, invasiv duktales

Kassenleistung Alle medizinischen Leistungen und Behandlungen, die im so genannten Leistungskatalog der gesetzlichen Krankenkassen festgelegt sind → Leistungskatalog

Kassenpatienten Alle abhängig Beschäftigten, die unterhalb der so genannten Bemessungsgrenze liegen, sind in Deutschland zwangsweise Mitglieder der gesetzlichen Krankenversicherung. Beamte, Selbstständige und Bezieher höherer Einkommen unterliegen dieser Pflicht nicht. In Österreich besteht eine Pflichtversicherung für alle, in der Schweiz müssen alle Einwohner eine Grundversicherung bei einer Krankenkasse haben.

Kassenzulassung Verwaltungsakt in Deutschland, der die Voraussetzung für die Behandlung von gesetzlich Krankenversicherten durch einen Arzt oder Psychotherapeuten bildet. Über die Zulassung entscheidet ein gemeinsamer Ausschuss von Ärzten und Krankenkassen. Auch in Österreich gibt es niedergelassene Ärzte mit Kassenvertrag, die von den Krankenkassen laut Tarif bezahlt werden. Bei den so genannten Wahlärzten muss zugezahlt werden. In der Schweiz sind zurzeit noch alle Ärzte zugelassen.

Kernspintomographie → Magnetresonanztomographie MRT

KI-67 Neuer Prognosefaktor für die Bestimmung von Brustkrebsgewebe. Zelluläres Protein, das Hinweise auf das Wachstumsverhalten der Krebszellen gibt. Hohe Werte lassen auf ein schnelles Wachstum und ein hohes Risiko schließen. Als hoch gelten Werte über 20, als niedrig Werte unter 10.

Klinische Untersuchung Die klinische Untersuchung der Brust und der Achselhöhe umfasst die Tastuntersuchung, die Betrachtung mit bloßem Auge und den Vergleich mit der Gegenseite.

Knochenmetastasen Absiedlungen von Tumorzellen im Knochen, verursacht durch eine Verschleppung über die Blutgefäßbahn, ausgehend von bösartigen Erkrankungen der Brust, der Prostata, der Lunge etc.

Knochenszintigraphie Bildgebendes Untersuchungsverfahren, bei dem schwach radioaktiv markierte Substanzen gespritzt werden, die sich in Knochen einlagern und dadurch krankhafte Veränderungen erkennbar machen.

Knochenszintigramm Bilder der → Knochenszintigraphie

Kodieren Um mit den Kassenärztlichen Vereinigungen und Krankenkassen die erbrachten medizinischen Leistungen abrechnen zu können, müssen in Deutschland die Daten des Patienten, die Krankheiten und die erbrachten Leistungen standardisiert und verschlüsselt werden → Dokumentation

Komplementärmedizin Ergänzung bzw. Erweiterung der Schulmedizin um Methoden der Naturheilkunde, der antroposophischen und homöopathischen Medizin und/oder der Psychotherapie. Insbesondere bei chronischen Erkrankungen wie z. B. Krebs können komplementäre Therapien die klassische Medizin ergänzen. Zur komplementären Krebsbehandlung zählen Immuntherapien, Hyperthermie, Enzymtherapie, → Misteltherapie, Ernährungsumstellung, Homöopathie etc.

Komplementäronkologie Ergänzung bzw. Erweiterung der Krebsmedizin um Methoden der Naturheilkunde → Komplementärmedizin

Konsens, wissenschaftlicher Konsensusrichtlinien → Konsensusrichtlinien und → St. Gallener Konsensus

Konsensusrichtlinien In diesen von den Fachgesellschaften festgelegten Richtlinien steht, wie bestimmte Erkrankungen nach dem derzeitigen medizinischen Wissenstand zu behandeln sind.

Kostenerstattung Alle gesetzlich Versicherten können sich privat von den Vertragsärzten behandeln lassen und erhalten von ihrer Krankenkasse eine Erstattung in Höhe der Kassensätze. Bis 2004 gab es diese Möglichkeit nur für freiwillig Versicherte. Ab 2004 wurde diese Möglichkeit erweitert auf alle Versicherten, allerdings nur noch für den gesamten ambulanten Bereich, nicht mehr für bestimmte Fachärzte! Tipp: Kostenerstattung kann jetzt ein sehr teures Vergnügen werden. Falls der Mediziner aber nur privat behandelt, sollte man mit der eigenen Krankenkasse sprechen – und zwar nicht nur mit den zuständigen Sachbearbeitern. In Österreich erstatten die Kassen nur die offiziell festgelegten Tarife. Bei Privatrechnungen macht die Kostenerstattung nur einen Bruchteil aus. In der Schweiz gibt es nur vereinzelt Ärzte, die sich nicht an die verbindlich festgelegten Tarife für die ambulante und stationäre Behandlung halten. Solche Ärzte müssen dies den Patienten vor der Behandlung mitteilen.

Kostenübernahme Erklärung der Krankenkassen, die Kosten für eine Behandlung zu übernehmen

Kurativ (Lat.: curare: heilen): heilend, auf Heilung ausgerichtet; im Gegensatz zu → palliativ

Lappenverschiebung Verschiebung körpereigenen Gewebes zur Defektdeckung

Latissimus-dorsi-Plastik → Latissimus-dorsi-Lappen

Latissimus-dorsi-(Schwenk-)Lappen Operationstechnik für einen Wiederaufbau der Brust mit Eigengewebe nach Amputation. Dazu wird der Rückenmuskel Latissimus dorsi mit dem darüber liegenden Haut- und Fettgewebe nach vorne gezogen und daraus eine neue Brust geformt.

Latissimuslappen → Latissimus-dorsi-Lappen

Lebermetastase Absiedlungen von Krebszellen, die aus anderen Tumoren über Blutgefäße in die Leber gelangen und sich dort weiter vermehren

Leistung, ambulante Medizinische Behandlungen, die ohne Krankenhausaufenthalt erfolgen können. Der Patient geht nach der Behandlung wieder nach Hause.

Leistungskatalog (der gesetzlichen Krankenversicherung) Zusammenstellung aller medizinischen Leistungen (Arznei-, Heil- und Hilfsmittelmittel, Behandlungen), die von der Krankenkasse übernommen werden. Der Leistungskatalog richtet sich auch – aber nicht nur – nach dem medizinisch Möglichen und Erforderlichem. So wurden im Zuge der Spardiskussion bestimmte Leistungen z. B. Brillen, Zahnersatz, aus dem Leistungskatalog gestrichen. Aber auch Medikamente in der Krebstherapie wie → Aromatasehemmer oder → Herceptin dürfen gemäß dem Leistungskatalog der gesetzlichen Krankenversicherungen nur bei bestimmten Indikationen verschrieben werden. In Österreich sind die Aromatasehemmer ebenfalls nicht generell zugelassen. Tipp: Wer sichergehen will, dass er nach neuester wissenschaftlicher Erkenntnis behandelt wird – unabhängig von der Frage der Kostenerstattung –, sollte die Aussagen der Ärzte hinterfragen und sich selbst kundig machen, eventuell auch an Studien teilnehmen. Ärzte verweisen häufig darauf, dass die gewünschte Behandlung noch nicht wissenschaftlicher Standard sei. Oft werden diese speziellen Medikamente bisher nur unter Studienbedingungen verabreicht. Das gilt auch für Österreich und die Schweiz.

Leitlinien Von den medizinischen Fachgesellschaften erstellte Vorschriften, um mitzuteilen, welche diagnostischen und medizinischen Maßnahmen bei bestimmten Erkrankungen angemessen sind und ergriffen werden sollen. Leitlinien sind Ausdruck des aktuellen Wissenstandes und nicht rechtsverbindlich.

Leukos Abk. für Leukozyten

Leukozyten Weiße Blutkörperchen, die sich in drei Hauptgruppen unterteilen.: Granulozyten, Lymphozyten und Monozyten. Sie spielen eine wichtige Rolle im Immunsystem.

Liegezeiten Durchschnittliche Aufenthaltsdauer im Krankenhaus, die die Grundlage für die Bezahlung durch die Krankenkasse bildet bzw. bildete. Dieses Abrechnungssystem wird in Deutschland abgelöst durch die so genannten → Fallpauschalen oder auch → DRGs.

Linac Gerät zur Strahlentherapie

Linearbeschleuniger Gerät zur geradlinigen Beschleunigung

Lobulär (Lat. lobulus: Läppchen.) In Bezug auf die weibliche Brust weist lobulär auf die Milchdrüsenläppchen hin.

Lobuläres Karzinom Krebs, der von den Drüsenläppchen in der Brust ausgeht; Anteil an den Brustkrebserkrankungen etwa 15 Prozent

Lokalrezidiv Erneutes Auftreten eines Tumors an gleicher Stelle nach Entfernung des Ersttumors in der Brust oder der Brustwand

Lungenmetastasen Absiedlungen von Krebszellen, die aus anderen Tumoren über Blut- oder Lymphgefäße in die Lunge gelangen und sich dort weiter vermehren

Lymphangiosis carcinomatosa Einbruch bösartiger Zellen in Lymphgefäße in der Umgebung des Tumors

Lymphknotenentfernung Auch Lymphknotenresektion genannt: operative Entfernung von Lymphknoten, bei Brustkrebs aus der Achselhöhle

Lymphknoten Lymphknoten sind linsen- bis bohnengroß. Sie dienen als Filter für Gewebeflüssigkeit und sind an zahlreichen Stellen des Körpers vorhanden. Lymphknoten spielen eine wichtige Rolle im Immunsystem.

Lymphödeme Stauung von Gewebeflüssigkeit in Armen oder Beinen als Folge von Entzündungen oder Behandlungen, die zu einer teilweisen Zerstörung des Lymphgefäßes geführt haben. Betroffene Gliedmaßen schwellen an und schmerzen. Durch moderne Operationstechniken ist die Gefahr solcher Ödeme deutlich gesunken. Tipp: Lymphdrainagen können die Beschwerden deutlich lindern, allerdings muss ausgeschlossen sein, dass ein Tumorrezidiv zu dem Lymphödem geführt hat.

Magnetresonanztomographie (MRT) Untersuchungsverfahren ohne Strahlenbelastung. Ein von außen um den Körper herum erzeugtes starkes Magnetfeld veranlasst körpereigene Wasserstoffatome dazu, Signale zurückzusenden. Diese werden von einem Computer zu einem Schichtbild zusammengesetzt, dem Magnetresonanztomogramm. Tipp: Das MRT der Brust ist in Deutschland keine Kassenleistung mehr, obwohl erwiesen ist, dass besonders bei Frauen zwischen 40 und 50 oft nur mit MRT oder mit einer Biopsie eine Aussage über die Gut- oder Bösartigkeit eines Herdbefunds gemacht werden kann. Allerdings: Das MRT der Brust zeigt häufig falsch positive Ergebnisse. Trotzdem: Antrag stellen und bei Ablehnung eine »Etage höher« verhandeln. In Österreich wird ein MRT von der Kasse bezahlt, wenn der Chefarzt eine entsprechende Notwendigkeit formuliert, ebenso in der Schweiz.

Malignom, das Bösartige Geschwulst

Mamma (Lat. Mammae; Brüste); weibliche Brust

Mammakarzinom, invasiv duktales Krebsgeschwulst in den Milchgängen der Brust, das bereits in umliegendes Gewebe hineingewachsen ist. 75 Prozent aller bösartigen Tumoren sind → invasiv duktale Karzinome

Mammakarzinom Brustkrebs

Mammographie Röntgenuntersuchung der Brust, die als sehr aussagekräftig gilt, weil häufig auch nicht tastbare Knoten in der Brust zu erkennen sind. Die Mammographie ist ein bildgebendes Verfahren und stößt bei jungen Frauen oder Frauen mit dichtem Gewebe oft an Grenzen. Tipp: Bei Frauen mit dichtem Gewebe, die jünger als fünfzig sind, sollte zusätzlich eine Ultraschalluntersuchung oder auch ein MRT erfolgen.

Mammasegmentresektat Operationspräparat bei Entfernung eines Teils der weiblichen Brust

Mammographieaufnahmen Bilder, die bei einer Mammographie gemacht werden

Makroskopisch Mit bloßem Auge erkennbar

Mastektomie (Ablatio mammae) Operative Entfernung der weiblichen Brust. Die früher radikale Operation kann heute häufig durch brusterhaltende Verfahren ersetzt werden, z. B. durch → Quadrant- oder → Segmentresektion.

Mastopathie Gutartige Veränderung (kleine Zysten) im Brustdrüsengewebe, die durch Einwirkung weiblicher Hormone (→ Östrogene) beeinflusst wird und vor allem zwischen dem 35. und 50. Lebensjahr auftritt. Durch vermehrte Bindegewebsbildung wird die Brust härter und knotig. Erschwert die Beurteilbarkeit von Mammographien und beeinträchtigt die Tastuntersuchung. Ein bösartiger Befund kann dadurch leicht verschleiert werden.

Menopause Endgültiges Ausbleiben der Monatsblutung

Metastase Tochtergeschwulst, Absiedlung und Streuung von Krebszellen des ursprünglichen (Primär-)Tumors in bestimmte Organe auf dem Blut- oder Lymphweg

metastasieren Ausstreuen von Krebszellen (Tochtergeschwulsten). Bei Brustkrebs sind Metastasen am häufigsten in Leber, Lunge, Knochen und Gehirn zu finden.

Mikrometastasen Nur mikroskopisch nachweisbare Streuung einzelner Tumorzellen. Eine Mikrometastase in einem Lymphknoten ist kleiner als 2 mm.

Mikroskopisch Nur unter dem Mikroskop erkennbar

Misteltherapie Verabreichung von Mistel-Lektinen; wirksamer Bestandteil in Mistelextrakten zur Stimulation des Immunsystems und Hemmung des Tumorwachstums → Komplementäre Krebstherapie. Bei (Schul-)Medizinern umstritten.

MRT Abk. von Magnetresonanztomographie/Magnetresonanztomogramm

Müdigkeitssyndrom → Fatigue-Syndrom

Nachsorge Diagnostische und therapeutische Maßnahmen im Anschluss an eine Primärbehandlung. Nachsorge sollte auf die individuelle Gefährdung abgestimmt werden.

Naturheilkunde (Naturheilkundliche Verfahren) Lehre von der Behandlung und Vorbeugung von Krankheiten unter Einsatz der natürlichen Umwelt und naturbelassener Heilmittel. Naturheilkunde ist der Überbegriff für verschiedene Behandlungsmethoden, die auf natürliche Ressourcen zurückgreifen → Komplementärmedizin.

Nekrosen Gewebsuntergang, Verflüssigung von abgestorbenem Gewebe

Nodal-negativ Freie regionäre Lymphknoten

Nodal-positiv Befallene regionäre Lymphknoten

Nuklearmedizin Anwendung radioaktiver Substanzen im menschlichen Körper für diagnostische und therapeutische Zwecke

Ödeme Ansammlung von Wasser, schmerzlose Schwellungen.

Onkologe Krebsspezialist

Onkologie Medizinische Disziplin, die sich mit der Entstehung und Behandlung von Tumoren befasst

Operationsränder → Resektionsränder

Östrogen Weibliches Geschlechtshormon, das auf die Fortpflanzungsorgane und die Brustdrüse einwirkt

Ovarien Eierstöcke

Ovarektomie Chirurgische Entfernung der Eierstöcke

Paclitaxel Chemotherapeutischer Wirkstoff, der zur Familie der → Taxane gehört. Wird aus den Blättern der kalifornischen Eibe gewonnen. Diese Mittel verhindern die Zellteilung.

palliativ Mit diesem Begriff werden Behandlungsmaßnahmen bezeichnet, die darauf ausgerichtet sind, die Lebensqualität zu erhalten oder zu verbessern, wenn die Heilung des Krebspatienten nicht mehr möglich ist. Intensive Schmerztherapie und Kontrolle anderer krankheitsbedingter Symptome stehen im Vordergrund.

Paravasate Versehentlicher Austritt von chemotherapeutischen Medikamenten aus der Vene in das umliegende

Gewebe (Häufigkeit 2–5 Prozent). Schwellungen, Reizungen oder Gewebezerstörungen können die Folge sein.

Pathologie Lehre von den abnormen und krankhaften Veränderungen im menschlichen Organismus, insbesondere von Ursache sowie Entstehung und Entwicklung von Krankheiten und den durch sie verursachten organischen Veränderungen und funktionellen Auswirkungen.

Pflichtversichert Alle in Deutschland sozialversicherungspflichtig abhängig Beschäftigten, deren Bruttoeinkommen unterhalb einer bestimmten Grenze liegt. In Österreich sind die Menschen pflichtversichert. In der Schweiz unterliegen alle Einwohner einer obligatorischen Grundversicherung.

Polyneuropathie Schädigung der Nerven, vor allem in den Extremitäten. Die Polyneuropathie tritt häufig bei taxanhaltigen Chemotherapien auf und ist in der Regel reversibel.

Port Ein Katheter mit einem Reservoir, der in der Nähe des Schlüsselbeins unter die Haut implantiert wird, so dass die Chemotherapie über eine »sichere« Vene verabreicht werden kann.

Postmenopausal Lebensabschnitt nach den Wechseljahren

Prämenopausal Hormonaktiver Abschnitt vor den Wechseljahren

Praxisbesonderheiten Teure, neu entwickelte Medikamente oder auch aufwendige Behandlungsmethoden können bei bestimmten schweren Erkrankungen als Praxisbesonderheiten deklariert werden und fallen somit nicht unter das → Arzneimittelbudget (Richtgrößenvolumen). Dazu zählen u.a. auch Bisphosphonate zur Behandlung von Osteoporose oder auch → Erythropoetin, das die Bildung roter Blutkörperchen anregt. Falls es in Deutschland Schwierigkeiten bei der Verschreibung solcher Medikamente gibt, sollte man die Ärzte auf die Möglichkeit der Deklaration von Praxisbesonderheiten hinweisen. In

Österreich müssen besonders teure Medikamente (bis jetzt noch) vom Chefarzt verschrieben werden. Dieses System ist zurzeit in der Diskussion. In der Schweiz können bestimmte noch nicht im Leistungskatalog enthaltene Medikamente auch außerhalb von Studien angewendet werden. Die Medikamente werden in solchen Fällen von den Firmen in der Regel gratis zur Verfügung gestellt.

Privat liquidieren Abrechnung nach der Gebührenverordnung für Ärzte (GOÄ). Dabei wird in Deutschland jede medizinische Leistung gesondert in Rechnung gestellt und nicht nach einem pauschalierten System vorgegangen wie bei den Kassenpatienten üblich. Für Ärzte ist die private Liquidation finanziell erheblich attraktiver. Gleiches gilt für Österreich. In der Schweiz gibt es festgelegte Tarife für die ambulante und stationäre Behandlung.

Privatpatient Bei einer privaten Krankenversicherung können sich in Deutschland grundsätzlich Beamte und Selbständige versichern, aber auch abhängig Beschäftigte, deren Verdienst oberhalb eines gewissen Bruttoeinkommens liegt. Gesetzlich Versicherte können sich zusätzlich für den stationären Bereich privat versichern. In der Schweiz gibt es ebenfalls Zusatzversicherungen (halbprivat/privat), was bedeutet, dass die stationäre Behandlung in speziellen Krankenhäusern/Abteilungen stattfinden kann. Auf die ambulante Behandlung hat dieser freiwillige Versicherungszusatz keinen Einfluss. Gleiches gilt für Österreich. Der größte Vorteil solcher Zusatzversicherungen ist die freie Arztwahl.

Primärtumor Der ursprüngliche Tumor, von dem Metastasen ausgehen können

Progesteron Auch Gelbkörperhormon oder Gestagen genannt, das zusammen mit dem → Östrogen an der Regulation nahezu aller weiblichen Fortpflanzungsorgane beteiligt ist

Prognose Ärztliche Vorhersage über den Krankheitsverlauf und die Heilungsaussichten aufgrund einer kritischen Beurteilung der vorliegenden Untersuchungsergebnisse

Prognosefaktor Gewebeeigenschaft eines bösartigen Tumors, die eine Aussage über die Aggressivität und den wahrscheinlichen Krankheitsverlauf ermöglicht. Dazu gehören → TNM-Status, → Grading, → Hormonrezeptoren, → HER-2/neu oder → KI 67.

Prognosefaktoren, neue Werden mit molekularen Analysen ermittelt und geben Auskunft über die Beschaffenheit des Tumors. Von Bedeutung sind jene Faktoren, die Hinweise zur individuellen Heilungschance geben. Dazu zählen z.B. → HER-2/neu, → KI-67, → uPA/PA1. Über 130 solcher neuen Prognosefaktoren sind zurzeit bekannt. Viele gelten als experimentell, nur wenige haben Eingang in die Routinediagnostik gefunden.

Proliferation(-sgrad) Wachstum der Zellen

Proliferationsfaktor Wachstumsaktivität eines Tumorgewebes angegeben als rechnerischer Faktor: z.B. → KI-67

Proteolytische Enzyme Enzyme, die eine Protein »auflösende« Wirkung haben. Tipp: Die Einnahme von proteolytischen Enzymen soll während einer chemotherapeutischen Behandlung die Nebenwirkungen mildern und die Wirkung der Chemotherapie erhöhen. Über die Wirksamkeit herrscht in der Medizin keine Einigkeit. In der gesetzlichen Krankenversicherung sind diese Mittel nicht immer Standard → Komplementärmedizin.

Psychoonkologie Psychische Betreuung Krebskranker durch speziell geschulte Ärzte, Psychologen, Psychotherapeuten

Quadrant Region der Brust, die jeweils einem Viertel entspricht. Die Brust wird längs und quer durch die Brustmitte in vier Quadranten aufgeteilt. Die Aufteilung ermöglicht eine genaue Lokalisation des Tumors.

Quadrantenresektion Entfernung des gesamten Brustdrüsengewebes eines Quadranten, in dem Brustkrebs gefunden wurde

Qualitätsstandard Die medizinische Behandlung läuft nach dem derzeit gesicherten Wissensstand ab. Qualitätsstandards der medizinischen Behandlung von bestimmten Erkrankungen sind in den Leitlinien der medizinischen Fachgesellschaften zusammengefasst. So gibt es beispielsweise Qualitätsstandards für die Behandlung von Brustkrebs → Leitlinien, → Konsensusrichtlinien. Tipp: Krebskranke sollten sich darüber informieren, dass ihre Behandlungen nach solchen gesicherten Standards ablaufen.

Ränder → Resektionsränder

Rehabilitation (Reha) Gesundheitsfördernde Maßnahmen zur Wiederherstellung der Leistungsfähigkeit im Alltag und Beruf. Eine Reha kann ambulant oder stationär durchgeführt werden → Anschlussheilbehandlung oder auch Anschlussrehabilitation. In Deutschland und in Österreich wird die Gewährung solcher Reha-Maßnahmen immer restriktiver gehandhabt. Tipp: Hilfen für die berufliche Wiedereingliederung werden vom Rentenversicherungsträger bezahlt, Hilfen für die Wiederherstellung der Brust durch Neuformung werden von der Krankenkasse bezahlt. In der Schweiz werden diese Kosten von der Invalidenversicherung oder auch von der Alters- und Hinterbliebenenversicherung übernommen.

Rekonstruktion Kosmetisch-plastischer Wiederaufbau der Brust. Durch einen chirurgischen Eingriff wird eine Brustform neu geschaffen, sei es durch Silikon-Implantate oder durch Eigengewebe (→ TRAM-Lappen oder → Latissimus-dorsi-Plastik).

Remission Generell bedeutet es den Rückgang von Krankheitserscheinungen. Bei Krebs bezeichnet es die Rückbildung des Tumors.

Remission, komplette Auch Vollremission genannt: völliges Verschwinden des Tumors; in bildgebenden Verfahren nicht mehr zu erkennen.

Remission, partielle Teilremission; Schrumpfen des Tumors um mehr als 50 Prozent

Resektionsränder Bezeichnung für die Schnittflächen des herausoperierten Gewebes. Wenn sie frei von Krebszellen sind und ein Sicherheitssaum vorhanden ist, spricht man von einer Entfernung im → Gesunden. Mediziner verwenden dafür das Kürzel R0.

Resistenz 1. Widerstandsfähigkeit gegen Krankheiten oder Medikamente. 2. Allgemeine Verhärtung/Verdichtung im Gewebe. Sagt nichts über die Gut- oder Bösartigkeit des Herdes aus.

Rezidiv Rückfall; Wiederauftreten der Erkrankung

Rezidivfrei Kein erneutes Auftreten der Erkrankung

Risikofaktoren für Brustkrebs Als Risikofaktoren versteht man Einflüsse, die die Entwicklung von Krebs begünstigen können. Dazu gehören z.B. bei Brustkrebs familiäre Belastung, späte oder keine Schwangerschaften, kein Stillen, frühe erste Monatsblutung, später Eintritt in die Wechseljahre, Übergewicht, Hormonersatztherapie, proliferative → Mastopathie.

S3-Leitlinien der Deutschen Gesellschaft für Senologie Zusammen mit der Deutschen Krebsgesellschaft und anderen onkologischen Fachgesellschaften legt die Fachgesellschaft für Brusterkrankungen (Senologie) fest, wie man Brustkrebs so behandelt, dass die Sterberate auf Dauer gesenkt werden kann. Dazu einigten sich die Experten auf ein Gesamtkonzept, in dem die Früherkennung, die Diagnostik, die Therapie und die Nachbetreuung geregelt sind → St. Gallener Konsensus. Auch für andere Krebserkrankungen gibt es entsprechende (qualitätsgesicherte) Leitlinien. Vergleichbare Leitlinien gelten auch in den Nachbarländern Österreich und Schweiz.

Schmerztherapien Alle Maßnahmen, die ergriffen werden können, um akute oder chronische Schmerzzustände zu lindern.

Schnellschnitt, intraoperativer Histologische (mikroskopische) Untersuchung von Gewebeproben während einer Operation, um erste

Aussagen über das mögliche Vorliegen einer bösartigen Geschwulst treffen zu könne. Das Verfahren verliert an Bedeutung, wird durch Stanzbiopsie ersetzt.

Schnittführungen Verschiedene Hautschnitte, die abhängig sind von der Art des Tumors und dem gewählten Operationsverfahren

Segment(resektion) Operative Entfernung von Gewebeabschnitten; bei einer Brust entlang den Milchgängen

Selbstzahler Patient, der die Behandlung aus eigener Tasche bezahlt. Sei es, weil er weder gesetzlich noch privat krankenversichert ist, oder weil der Arzt keine Kassenzulassung hat bzw. nur Privatpatienten behandelt. Tipp: Wenn man von Ärzten behandelt werden möchte, die keine Kassenpatienten mehr wollen, sollte man keinerlei Scheu haben, vor der Behandlung mit ihnen über die Kosten zu sprechen. Das erspart böse Überraschungen.

Selen Spurenelement, dessen Wert bei Krebskranken häufig sehr niedrig ist. Bei einer komplementärmedizinischen Behandlung wird gelegentlich auch Selen gegeben, weil man weiß, dass Selen → freie Radikale einfängt. Tipp: Bei einer Chemotherapie kann eine Selengabe empfehlenswert sein, denn es soll die Nebenwirkungen mildern und die Wirkung der Chemotherapie erhöhen. In der gesetzlichen Krankenversicherung sind diese Mittel kein Standard, werden in Deutschland aber auf Antrag von den Kassen oft genehmigt.

Senologe Mediziner, der sich auf die Senologie, die Behandlung von Erkrankungen der weiblichen Brust spezialisiert hat

Senologie Lehre von den Krankheiten der weiblichen und männlichen Brust, Spezialgebiet der Gynäkologie. Während in Deutschland und in der Schweiz die meisten Brustkrebsspezialisten Gynäkologen sind, sind es in Österreich häufiger Chirurgen.

Sentinel node (Engl.: Wächterlymphknoten.) Der erste Lymphknoten im Lymphabflussgebiet eines Tumors → Wächterlymphknoten

Sentineltechnik Technik zur Entfernung des → Wächterlymphknotens. Dafür wird in der Nähe des Tumors eine Farblösung und/oder eine schwach radioaktive Substanz gespritzt. Bei der Operation wird das markierte Gebiet mit bloßem Auge oder mit einem Geigerzähler aufgesucht und operativ entfernt. Schonende Form der Lymphknotenentfernung. Das Risiko, ein Lymphödem zu bekommen, sinkt stark. Wenn der entfernte Lymphknoten aber befallen ist, ist die Entfernung weiterer Lymphknoten zwingend vorgeschrieben.

Sicherheitsabstand Gesundes Gewebe zwischen Tumorrand und Schnittrand

Simonton Von dem amerikanischen Arzt O. Carl Simonton entwickelte Methode, die in der → Psychoonkologie zur Entspannung, Angstminderung und Anregung körpereigener Abwehrkräfte verwendet wird. Im Zustand tiefer Entspannung sollen sich Krebspatienten den Tumor bildlich vorstellen, Abwehrkräfte aktivieren und die Tumorzellen in ihrer Vorstellung psychisch angreifen und besiegen.

Simulation Teil der Bestrahlungsplanung und -vorbereitung, bei der alle für die Bestrahlung notwendigen Einstellungen und Markierungen vorgenommen werden

Sklerosierung Verhärtung von Gewebe oder Organen als Folge von entzündlichen oder anderen Prozessen

Sonographie Auch Ultraschall genannt. Diagnosemethode mittels eines bildgebenden Verfahrens, bei dem energiereiche Schallwellen durch Gewebe, Tumoren, Gefäße oder Knochen in unterschiedlicher Weise reflektiert werden und dadurch ein typisches Bild erzeugen. Keine Strahlenbelastung.

Sonographie der Leber Gehört zum so genannten → Staging bei Krebspatienten, um → Metastasen in der Leber auszuschließen.

Sport Sportliche Betätigung kann dazu beitragen, das Wachstum von Tumoren und die Absiedlungen von Tochtergeschwülsten zu reduzieren. Insbesondere werden mit sportlicher Betätigung (→ Ausdauertraining) die Zellen des Immunsystems angeregt, die für die Bekämpfung von Krebszellen verantwortlich sind.

St. Gallener Konsensus-Richtlinien Im Schweizer St. Gallen treffen sich in zweijährigem Abstand Ärzte zum Erfahrungsaustausch und versuchen, die weltweiten Entwicklungen in Empfehlungen zur Behandlung von Patientinnen mit (primärem) Brustkrebs umzusetzen. Aufgrund der internationalen Beteiligung wird meist nur ein Minimalkonsens erreicht, so dass die nationalen Organisationen aufgefordert sind, diesen Konsens als Grundlage ihrer eigenen Empfehlungen zu nehmen. Die → S3-Richtlinien der Deutschen Gesellschaft für Senologie sind so gesehen umfassender als die St. Gallener Konsensus-Richtlinien. Patienten sollten sich erkundigen, ob sie nach diesen wissenschaftlichen Standards behandelt werden.

Stadium Stadieneinteilung eines Brustkrebses in vier Stadien

Staging Einteilung und Einschätzung des Krankheitsstadiums. Dazu gehören die Ausdehnung des Tumors, der Befall der Lymphknoten und die → Metastasierung. Das Ergebnis des Staging wird in der Tumorformel TNM zusammengefasst. T = Tumor, N = Nodal =Lymphknoten, M = Metastasen =Tochtergeschwülste.

Standard, wissenschaftlicher Leitlinien der Diagnostik, Behandlung und Nachsorge, die von verschiedenen Fachgesellschaften erarbeitet wurden → S3-Leitlinien, → St. Gallener Konsensus.

Stanze Hochgeschwindigkeitsstanze: (Beinah) schmerzlose → Biopsiemethode zur Entnahme von Gewebe mit Hilfe eines Gewebezylinders → Vakuum-Saugbiopsie

Strahlentherapie Anwendung von energiereicher Strahlung zu Heilungszwecken. Die Patienten werden über einen längeren Zeitraum täglich in einer bestimmten festgelegten Körperregion bestrahlt → Feldeinstellung. Bei brusterhaltender Therapie ist die Bestrahlung unbedingt erforderlich. Die Strahlentherapie unterliegt strengen Sicherheitsauflagen, die die Gefährdung der Patienten minimieren.

Studie, klinische Systematische wissenschaftliche Untersuchung der Wirkungen von neuen Behandlungsmaterialien und Therapiemethoden (meist Arzneimittel oder neue Kombinationen) entsprechend einem formalen Untersuchungsplan (Studienprotokoll). Krebspatienten, die an solchen Studien teilnehmen, sollen eine höhere Überlebenschance haben, weil sie nach neuesten wissenschaftlichen Erkenntnissen behandelt werden und die Betreuung besonders gründlich ist.

Studienprotokolle Untersuchungsplan, nach dem neue Behandlungen oder Therapiemethoden getestet werden.

Studientherapien Therapien, die noch nicht zur Standardbehandlung gehören → Studie, klinische. Ihre Ergebnisse werden mit Standardtherapien verglichen.

Supervision Ausgebildete Supervisoren (häufig Psychotherapeuten) erarbeiten mit medizinisch-psychologischem Fachpersonal Fragestellungen, mit denen diese im Berufsalltag konfrontiert werden → Balint-Gruppen

TNM-System Klassifikation des Tumors nach Tumorgröße (T), Lymphknotenstatus (N) und Metastasen (M). Siehe auch → Staging.

Tamoxifen Wirkstoff in der → Anti-Hormontherapie bei Brustkrebs. Tamoxifen ist ein → Anti-Östrogen. Es besetzt die → Hormonrezeptoren und blockiert auf diese Weise das → Östrogen. Das Hormon kann nicht mehr an den »Antennen« (Rezeptoren) der Krebszellen andocken. Standard ist die Gabe von 20 mg Tamoxifen über fünf Jahre.

Taxane Zellgifte aus der Eibe, die als chemotherapeutisches Mittel eingesetzt werden, z.B. Paclitaxel, Docetaxel.

Taxol Wirkstoffe, die halbsynthetisch hergestellt und als chemotherapeutisches Mittel eingesetzt werden, wie Paclitaxel oder Taxotere (Docetaxel).

Therapie, systemische Therapieform, die ihre Wirkung im gesamten Organismus und nicht nur lokal begrenzt entfaltet.

Therapieschema Behandlungsplan. So erfolgt beispielsweise die Gabe jeder Chemotherapie in einer bestimmten medikamentösen Kombination – einschließlich der Begleitmedikamente (Vorlauf) –, in einer bestimmten zeitlichen Abfolge und in einer bestimmten Dosierung.

Therapiezyklen Bei Chemotherapien ist damit die Abfolge der einzelnen Behandlungsphasen gemeint. Die meisten Chemotherapien werden im Abstand von drei Wochen gegeben.

Thrombozyten Blutplättchen

Titanclips Kleine Metallclips, die man im ehemaligen Tumorgebiet verankert, um bei der Nachsorge das Tumorbett gut kontrollieren zu können.

Totalremission Vollständiger Rückgang eines Karzinoms

TRAM-Lappen Operative Methode zum Brustaufbau aus körpereigenem Gewebe, das aus der Bauchregion entnommen wird.

Tumor Geschwulst, kann gut- oder bösartig sein

Tumorbett Gebiet, in dem der Tumor vor der operativen Entfernung gelegen hat

Tumorboard → Tumorkonferenz

Tumor-Brust-Verhältnis Verhältnis zwischen Brustgröße und Tumorgröße. Je kleiner die Brust und je größer der Tumor, desto ungünstiger ist das Tumor-Brust-Verhältnis – und desto weniger ist eine brusterhaltende Operation möglich.

Tumorgröße Die Größe des Tumors ist ein Faktor, um das Risiko von (Brustkrebs-)Erkrankungen abschätzen zu können. Es wird unterschieden in T0 = kein Anhalt für Primärtumor, Tis = → Carcinoma-in-situ, T1 = bis zwei Zentimeter Durchmesser, T2 = zwei bis fünf Zentimeter Durchmesser, T3 = über fünf Zentimeter, T4 = Tumor jeder Größe mit Hautbeteiligung oder direkter Ausdehnung auf die Brustwand.

Tumorkonferenz Bei dieser Konferenz kommen in Deutschland auf regionaler Ebene Ärzte aller beteiligten Fachdisziplinen zusammen, die an der Behandlung eines Krebspatienten beteiligt sind, um die richtige Therapie, das richtige Vorgehen zu besprechen. Für Brustzentren sind solche Tumorkonferenzen oder auch → Tumorboards verpflichtend. In Österreich nennt man diese Tumorkonferenzen interdisziplinäre Sitzungen, auch in der Schweiz sind sie die Regel.

Tumorrand Schnittfläche des herausoperierten Gewebestücks → Resektionsränder

Tumorzellen Mehr oder weniger differenzierte Zelle eines Tumors

Typing Charakterisierung des histologischen Tumortyps, z. B. → duktales oder → lobuläres Karzinom.

Überlebensprognose Statistische Berechnung der verbleibenden Lebenszeit

Überleben, rückfallfreies Zeitintervall vom Beginn der Therapie bis zum erneuten Auftreten der Erkrankung

Überlebenswahrscheinlichkeit → Prognose

Ultraschall → Sonographie. Diagnosemethode, bei der Ultraschallwellen durch die Haut in den Körper eingestrahlt werden. Die zurückgeworfenen Schallwellen werden aufgenommen und mithilfe eines Computers in Kurven und Schattenbilder verwandelt. Es tritt keine Strahlenbelastung auf.

Ultraschallaufnahmen Bildliche Darstellung der Ultraschalluntersuchung

Untersuchung, feingewebliche → Histologisches Gutachten

uPA/PA1 Neuer Prognosefaktor, der ein Tumorzellmerkmal quantifiziert. Ein hoher Wert ist mit einem erhöhten Rückfallrisiko für Brustkrebspatientinnen verknüpft. Nicht als Standard etabliert.

Vakuum-Saugbiopsie Bei der Vakuum-Saugbiopsie wird eine Spezialnadel in das zuvor örtlich betäubte Gebiet eingeführt und damit werden Gewebeproben entnommen. Der Eingriff erfolgt meist unter Ultraschallkontrolle.

Verschiebeplastiken Operationstechnik, bei der der entstandene Defekt mit verschobenem Brustgewebe gedeckt wird.

Versorgungsmodell, integriertes Darunter versteht man den ständigen Austausch aller Fach- und Hausärzte, die an der Behandlung eines Patienten beteiligt sind. Ziel des integrierten Versorgungsmodells ist höchstmögliche Effizienz und Wirtschaftlichkeit.

Versorgung(sauftrag), stationäre(r) Die Krankenkassen beauftragen in Deutschland die Krankenhäuser, Versicherte der gesetzlichen Krankenversicherung medizinisch zu behandeln und zu pflegen. Hingegen ist die ambulante Versorgung Aufgabe der niedergelassenen Ärzte. Diese Trennung der Aufgaben ist für Krebspatienten, was die Nach- bzw. Vorsorge betrifft, nicht unbedingt von Vorteil. In Österreich gibt es für Krebspatienten eine ambulante Betreuung in den Krankenhäusern. Versorgungsaufträge werden in der Schweiz durch die politischen Behörden (kantonale Sanitätsdirektionen) festgelegt.

Vorlauf Chemotherapeutika können die Niere schädigen. Aus diesem Grunde führt man der Niere viel Flüssigkeit zu, damit sie gut durchgespült wird und das Chemotherapeutikum ausgeschieden werden kann.

Vorsorge Maßnahmen zur Gesundheitssicherung oder Verhinderung von Krankheiten. Dazu zählen z.B. Ultraschalluntersuchungen der Brust oder/und Gebärmutter, um Krebs frühzeitig zu erkennen. Sie sind in Deutschland häufig keine Kassenleistung mehr → Igel-Leistungen. In Österreich und in der Schweiz werden Vorsorgeleistungen bezahlt.

Wachstumsfaktoren Körpereigene Stoffe, die das Wachstum von normalen, aber auch Krebszellen anregen können.

Wächterlymphknoten Medizinischer Fachausdruck für den ersten Lymphknoten im Lymphabflussgebiet eines Tumors. Zahlreiche Studien lassen die (gesicherte) Annahme zu, dass die übrigen Lymphknoten frei sind, wenn der Wächterlymphknoten nicht von Krebszellen befallen ist. Ist er befallen, werden wie bisher auch die anderen Lymphknoten entfernt → Sentinel node, → Axilladissektion.

Zofran Mittel gegen Übelkeit

Zusatzversicherung, private Die private Zusatzversicherung ist in Deutschland eine Möglichkeit für freiwillig und pflichtversicherte Mitglieder einer gesetzlichen Krankenversicherung, einzelne Risiken zusätzlich privat abzusichern. Dazu zählen z.B. der stationäre Aufenthalt im Zwei- oder Einbettzimmer, die Behandlung durch Chef-/Oberarzt, Krankentagegeld, Zahnersatz. Auch in Österreich gibt es private Zusatzversicherungen, die etwa die Behandlung durch den Chefarzt abdecken. Ähnliches gilt für die Schweiz.

Zytokine Eine von einer Vielzahl von Zellarten gebildete Substanz, die zur Aktivierung der Zellen beiträgt, indem sie den einzelnen Teilen des Immunsystems ermöglicht, eine Verständigung untereinander aufzubauen.

Zytostatika Medikamente, die das Tumorwachstum hemmen und die Zellteilung funktionell aktiver Zellen unterbinden oder erheblich verzögern

Literatur

Ammicht-Quinn, Regina: »Krankheit und Heilung im esoterischen Kontext«, in: Müller, S./Keller, A: *Esoterik als neue Volksreligion. Hat das Christentum ausgedient,* S. 138–147, Wißner-Verlag, Augsburg 1998.

Arbeitsgemeinschaft Bevölkerungsbezogener Krebsregister in Deutschland und Robert Koch Institut (Hrsg.): *Krebs in Deutschland. Häufigkeit und Trends,* Berlin 2002.

Berg, Lilo: *Brustkrebs. Wissen gegen Angst. Das Handbuch,* Goldmann, München 2000

Beuth, Josef: *Krebs ganzheitlich behandeln, TRIAS,* Stuttgart 2003.

Bischof, Karen/Senn, Hans-Jörg: *Krebs-Gang! Zwei Schritte vor, einer zurück – Brustkrebs: Der lange Weg ins Leben,* Econ, München 2001

Blech, Jörg: *Die Krankheitserfinder. Wie wir zu Patienten gemacht werden,* S. Fischer, Frankfurt am Main 2003.

Brucker, Sarah/Krainick, Ute/Bamberg, Michael/Aydeniz, Barbür/Wagner, Uwe/Du Bois, Andrea/Claussen Claus/Kraienberg, Rolf/Wallwiener, Diethelm: *Brustzentren – rationales, funktionelles Konzept, Definition und Zertifizierung,* Springer Verlag, Wien/New York 10/, S. 862–877, 2003.

Coué, Emil/Amann, Paul: *Die Selbstbemeisterung durch bewusste Autosuggestion,* Schwabe Verlag, Basel 1977.

Geraedts, Max/Neumann, Monika: »Qualitätssicherung: Mindestmenge als alleiniger Qualitätsindikator unzureichend«, in: Deutsches Ärzteblatt Jg.100, Köln 2003, A 381–384.

Gerber, Bernd/Friese, Klaus: »Therapie von Brustkrebs – Ist die Konsensuskonferenz von St. Gallen noch zeitgemäß?« in: Deutsches Ärzteblatt, Jg. 101, Köln 2004, A 189 (Heft 4)

Gigerenzer, Gerd: *Das Einmaleins der Skepsis. Über den richtigen Umgang mit Zahlen und Risiken,* Berlin Verlag, Berlin, 2002.

Gigerenzer, Gerd: *Der unmündige Patient,* in: Kursbuch 145, Berlin 2001, S. 132–144.

Goldmann-Posch, Ursula: *Der Knoten über meinem Herzen. Brustkrebs darf kein Todesurteil sein. Therapien und andere Hilfen,* Goldmann, München 2000.

Goldmann-Posch, Ursula/Martin, Rita Rosa: *Über-Lebensbuch Brustkrebs,* Schattauer Verlag, Stuttgart 2003.

Grönemeyer, Dietrich: *Mensch bleiben. Hightech und Herz – eine liebevolle Medizin ist keine Utopie,* Herder, Freiburg 2003.

Gros, Rainer: *Gynäkologie für Frauen,* TRIAS, Stuttgart 2001.

Dethlefsen, Thorwald/Dahlke, Rüdiger: *Krankheit als Weg. Deutung und Be-Deutung der Krankheitsbilder,* Goldmann, München 1989.

Deutsche Krebshilfe (Hrsg.): Die Blauen Ratgeber Nr. 2, *Brustkrebs – Früherkennung, Behandlung, Nachsorge,* Bonn 1999.

Deutsche Krebshilfe (Hrsg.): Die Blauen Ratgeber Nr. 26, *Strahlentherapie – ein Ratgeber für Betroffene, Angehörige und Interessierte,* Bonn 2001.

Deutsche Krebshilfe/Deutsche Krebsgesellschaft (Hrsg.): Die blauen Ratgeber Nr. 31, *Teamwork – Krebspatienten und Ärzte als Partner,* Bonn, 2002.

Deutsche Krebshilfe (Hrsg.): Die Blauen Ratgeber Nr. 34, *Fatigue. Chronische Müdigkeit bei Krebs. Ein Ratgeber für Betroffene, Angehörige und Interessierte,* Bonn 2003.

Deutsche Krebshilfe (Hrsg.): *Die an Brustkrebs erkrankte Frau im Medizinbetrieb,* Bonn 2003.

Forbriger, Anja: *Leben ist, wenn man trotzdem lacht. Diagnose Krebs – Wie ich im Internet Hilfe und Hoffnung fand, Heyne,* München 2001.

Füller, Ingrid/Bastian, Till: *Wie behandele ich meinen Arzt? Ein Leitfaden für mündige Patienten,* Kiepenheuer & Witsch, Köln 2002.

Hasse, Angela: *Neun Frauen und ich. Ein Buch über Brustkrebs, Heilung, Hoffnung und Erotik,* Mikado, Hamburg 2000.

Janosch: *Ich mach Dich gesund, sagte der Bär,* Diogenes Kinderbuch Zürich 1985.

Kaufmann, Manfred/von Minckwitz, Gunter/Eiermann, Wolfgang, u.a.: »Therapie primärer Mammakarzinome. Ergebnisse der Konferenz in St. Gallen 2003, in: Deutsches Ärzteblatt Jg. 101, Köln 2004, C 162–165.

Lötzerich, Helmut/Peters, Christiane/Schulz, Thorsten, Michna, Horst: »Moderates Training beeinflusst Cancerogenese«, in: Forum Deutsche Krebsgesellschaft, Frankfurt am Main, (02/01) 2001, S. 27–30.

Lohmann Michael/Jox, Andrea: *Das Jahr, in dem ich nur spazieren ging,* Econ, München 2000.

Love, Susan/Lindsey, Karen: *Das Brustbuch. Was Frauen wissen wollen,* dtv, München 2000.

Manual Tumorzentrum München (Hrsg.): *Empfehlungen zur Diagnostik,*

Therapie und Nachsorge Mammakarzinome, Zuckerschwerdt Verlag, München 2003.

Michaeli, Daniela: *Ich habe nur dieses eine Leben. Tagebuch einer Heilung,* Lübbe, Bergisch Gladbach 1997.

Picardie, Ruth, u.a.: *Es wird mir fehlen, das Leben,* Rowohlt Verlag, Reinbek 2000.

Pilger, Verena: »Medizin ist Show«, in: Süddeutsche Zeitung Nr. 178, 2003, S. 15.

Rabbata, Samir: »Der GKV-Leistungskatalog. Streichlisten statt Staatsgarantien, in: Deutsches Ärzteblatt, Köln, Jg. 101, Heft 10, A 613–614.

Rexrodt von Fircks, Annette: *... und flüstere mir vom Leben. Wie ich den Krebs überwand,* Ullstein, München 2001.

Richter-Kuhlmann, Eva A.: »Arzt im Praktikum – Totalabschaffung wahrscheinlich, in: Deutsches Ärzteblatt, Köln, Jg. 101, Heft 15, A 998.

Richter-Kuhlmann, Eva. A.: 107. Deutscher Ärztetag: TOP VI – Tätigkeitsbericht. Entbürokratisierung ärztlicher Tätigkeit. Zurück zum Normalmaß, in: Deutsches Ärzteblatt, Köln, Jg. 101, Heft 22, A1560-1561.

Schmidt-Matthiesen, Heinrich/Bastert, Gunther/Wallwiener, Diethelm: *Gynäkologische Onkologie. Diagnostik, Therapie und Nachsorge auf der Basis der AGO-Leitlinien,* Schattauer Verlag, Stuttgart 2002.

Schulz, Thorsten/Lötzerich, Helmut/Peters, Christiane/Michna, Horst: »Neue Konzepte in der Krebstherapie: Die Kombination von klassischen Hormontherapien und Ausdauersport«, in: F.I.T., Wissenschaftsmagazin der Deutschen Sporthochschule Köln 1(7), Köln 2002, S. 15–20.

Schulz, Thorsten/Lötzerich, Helmut/Peters, Christiane/Uhlenbruck, Gerhard/Michna, Horst: »Prävention von Krebserkrankungen durch Sport«, in: Der Kassenarzt 5, Neu-Isenburg 1999, S. 36–38.

Schwarz, Reinhold: *Die Krebspersönlichkeit. Mythos und klinische Realität,* Schattauer Verlag, Stuttgart 1994

Simonton, O. Carl/Simonton Matthews, Stephanie/Creighton, James: *Wieder gesund werden. Eine Anleitung zur Aktivierung der Selbstheilungskräfte für Krebspatienten und ihre Angehörigen; mit CD,* Rowohlt, Reinbek 1982.

Sontag, Susan: *Krankheit als Metapher,* S. Fischer, Frankfurt am Main 1989.

Stockinger, Günther: »Katastrophe für die Frauen«, in: Der Spiegel, 15/2002, S. 202–210.

Untch, Michael/Sittek, Harald/Bauernfeind, Ingo/Konecny, Gottfried/Reiser, Maximilian/Hepp, Hermann (Hrsg.): *Diagnostik und Therapie des*

Mammakarzinoms. State of Art 2002, Zuckerschwerdt Verlag, München 2002.

Wallwiener Diethelm/Diel, Ingo J./Solomayer Erich u.a.: »Neoadjuvante Chemotherapie bei lokal fortgeschrittenen Mammakarzinomen; Tumorregression und perioperative Komplikationen«, in: Geburtshilfe, Frauenheilkunde, 1998, S. 44–50.

Wander, Maxie: *Leben wär' eine prima Alternative. Tagebücher und Briefe,* dtv, München 1994.

Web-Adressen

Es gibt Hunderte von Internet-Adressen zum Thema Krebs. Hier nur eine kleine Auswahl von Adressen, die in aller Regel über Links zu weiteren Web-Adressen leiten:

Allgemeine Informationen
www.aerztezeitung.de
www.brustkrebs.de
www.dkfz-heidelberg.de
www.krebsgesellschaft.de
www.krebs-kompass.de
www.krebs-webweiser.de
www.netdoktor.de
www.onkologie.de
www.senologie.org

Österreich/Schweiz
www.abcsg.at
www.swisscancer.de

Selbsthilfegrupppen
www.europadonna.de
www.inkanet.de
www.krebshilfe.de
www.krebsinformation.de
www.mamazone.de

Fachbegriffe
www.brustkrebslexikon.de

Geleitwort Deutsche Krebshilfe

Liebe Leserinnen, liebe Leser,

jährlich erkranken 400 000 Menschen in Deutschland an Krebs, und auch heute wirft die Diagnose »Krebs« immer noch viele Menschen aus der Bahn. Dies gilt auch für die 48 000 Frauen, die jährlich neu an Brustkrebs erkranken. Dank großer Fortschritte in der Krebsmedizin kann heute zwar weit mehr als die Hälfte aller Brustkrebs-Patientinnen dauerhaft geheilt werden. Doch jede betroffene Frau fühlt sich zunächst in ihrer körperlichen Unversehrtheit erschüttert, in ihrer Weiblichkeit verletzt. Brustkrebs-Patientinnen sind daher in ganz besonderem Maße auf psychosoziale Unterstützung, auf das vertrauensvolle Gespräch mit ihrem Arzt oder einem Psychologen sowie auf den Austausch mit Betroffenen angewiesen. Nicht selten belasten jedoch Kommunikationsprobleme, Missverständnisse oder Missstände des Medizinbetriebs diese Gespräche.

Hier einerseits eine deutliche, subjektive Bestandsaufnahme zu geben und andererseits alle Beteiligten aufzurütteln ist Anliegen des Buches »Überleben Glücksache«.

Als Präsidentin der Deutschen Krebshilfe empfehle ich interessierten und betroffenen Frauen, aber auch Ärzten, Psycho-Onkologen und Pflegenden das vorliegende Buch und hoffe, dass es dazu beiträgt, Missstände zu beheben. Allen Patientinnen gebe ich den Rat: Nehmen Sie Ihr Schicksal selbst in die Hand!

Kämpfen Sie und akzeptieren Sie jede Hilfe! Fragen Sie nach und informieren Sie sich!

Wenn Sie Fragen zu Ihrer Krebserkrankung haben, wenden Sie sich an den Informations- und Beratungsdienst der Deutschen Krebshilfe in Bonn. Wir sind für Sie da.

Professor Dr. Dagmar Schipanski
Präsidentin der Deutschen Krebshilfe

Geleitwort Deutsche Krebsgesellschaft

Liebe Leserinnen, liebe Leser,

hinter jeder Zahl in einer medizinischen Statistik steht ein einzelner Patient. Und jeder dieser Patienten hat seine eigene Lebens- und Leidensgeschichte, die in besonderem Maße von den Erfahrungen mit der Behandlung in der Klinik und Praxis geprägt wird.

Das vorliegende Buch von Sibylle Herbert schildert nicht nur nüchtern und schonungslos die Art und Weise des Umgangs im Medizinbetrieb und die Grenzen unseres Gesundheitswesens, sondern macht darüber hinaus deutlich, dass die Versorgungssituation von Krebskranken, insbesondere von brustkrebskranken Frauen in Deutschland, noch stark verbesserungsbedürftig ist.

Der Deutschen Krebsgesellschaft sind diese Defizite bekannt. Seit Jahren setzt sich unsere Organisation dafür ein, Mängel in den einzelnen Gliedern der Versorgungskette von Diagnostik über Therapie bis zur Rehabilitation und psychosozialen Versorgung zu beheben und Prävention und Früherkennung zu fördern.

Diese Anstrengungen können aber nur von Erfolg gekrönt sein, wenn alle notwendigen Informationen die Betroffenen auch erreichen. Das ist ein Anliegen der Deutschen Krebsgesellschaft, die sich als politische Kraft und Lobby für die Patienten und Patientinnen einsetzt.

»Verantwortung übernehmen« gemeinsam mit den Patienten – das ist unser Motto. Sibylle Herberts Buch hat dieses Motto in beeindruckender Weise umgesetzt und gleichzeitig einen Dialog zwischen Ärzten und Patienten eröffnet – über die Versorgung und Behandlung von Kranken und Krebskranken in Deutschland, denen wir uns in unserer Arbeit verpflichtet fühlen.

Prof. Dr. Michael Bamberg
Präsident der Deutschen Krebsgesellschaft